社区护理

杨雅　顾丽华　张娴　主编

中国出版集团有限公司
世界图书出版公司
上海　西安　北京　广州

图书在版编目（CIP）数据

社区护理/杨雅，顾丽华，张娴主编. —上海：
上海世界图书出版公司，2023.8
ISBN 978-7-5232-0480-1

Ⅰ. ①社… Ⅱ. ①杨… ②顾… ③张… Ⅲ. ①社区—
护理学 Ⅳ. ①R473.2

中国国家版本馆CIP数据核字（2023）第127022号

书　　名　社区护理
　　　　　Shequ Huli
主　　编　杨　雅　顾丽华　张　娴
责任编辑　芮晴舟
装帧设计　汤　梅　郁　悦
出版发行　上海世界图书出版公司
地　　址　上海市广中路88号9—10楼
邮　　编　200083
网　　址　http://www.wpcsh.com
经　　销　新华书店
印　　刷　江阴金马印刷有限公司
开　　本　787 mm×1092 mm　1/16
印　　张　16.5
字　　数　360千字
版　　次　2023年8月第1版　2023年8月第1次印刷
书　　号　ISBN 978-7-5232-0480-1/R·679
定　　价　68.00元

《社区护理》编写委员会

主　编：杨　雅　顾丽华　张　娴

副主编：吴颖华　李典双　郭海燕

秘　书：王红玉

编　者：

杨　雅　上海市徐汇区大华医院

顾丽华　上海中侨职业技术大学

张　娴　上海市徐汇区漕河泾街道社区卫生服务中心

吴颖华　复旦大学上海医学院枫林街道社区卫生服务中心

李典双　昆明卫生职业学院

郭海燕　同济大学附属东方医院

王红玉　上海市徐汇区大华医院

曾　洁　上海市徐汇区大华医院

李红莉　上海市徐汇区大华医院

陈　露　上海中侨职业技术大学

胡　玥　上海中侨职业技术大学

苏　婷　重庆医药高等专科学校

贺　琼　上海市东方医院

殷　颖　上海市徐汇区漕河泾街道社区卫生服务中心

郭金丽　昆明卫生职业学院

金爱萍　上海市闵行区吴泾社区卫生服务中心

上智云图

使 用 说 明

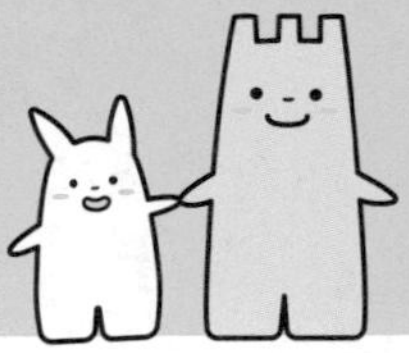

一册教材 = 海量教学资源 = 开放式学堂

微课视频

知识要点
名师示范
扫码即看
备课无忧

教学课件

教学课件
精美呈现
下载编辑
预习复习

在线案例

具体案例
实践分析
加深理解
拓展应用

拓展学习

课外拓展
知识延伸
强化认知
激发创造

素材文件

多样化素材
深度学习
共建共享

“上智云图”为学生个性化定制课程，让教学更简单。

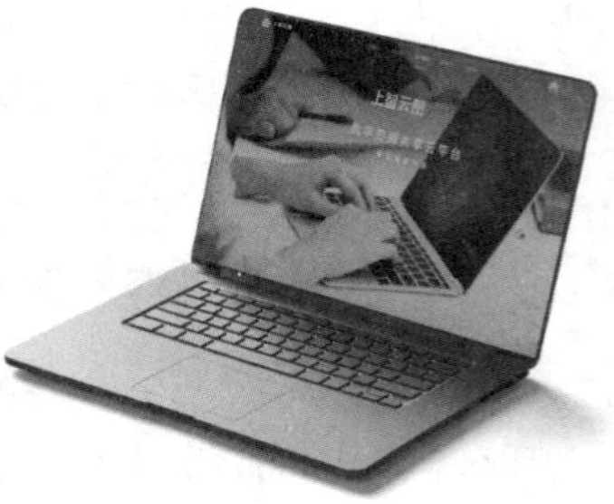

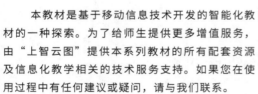

PC 端登录方式： www.szytu.com

详细使用说明请参见网站首页
《教师指南》《学生指南》

本教材是基于移动信息技术开发的智能化教材的一种探索。为了给师生提供更多增值服务，由“上智云图”提供本系列教材的所有配套资源及信息化教学相关的技术服务支持。如果您在使用过程中有任何建议或疑问，请与我们联系。

教材课件获取方式：

1. 课件下载 www.hedubook.com;
2. 上智云图 www.szytu.com;
3. 编辑邮箱 1626182826@qq.com;
4. 电话 （021）52718669。

课程兑换码

微信二维码

总序

Prologue

医学教育是卫生健康事业发展的重要基石，作为我国医学教育的重要组成部分，护理高职高专教育为我国医疗卫生行业输送了大批实用技能型人才。本人在国内外医学教育领域学习工作50年，从事护理高职高专教育20年，深感当前编写一套适应现代化、国际化人才培养需求的教材的重要性和迫切性。

2020年9月，国务院办公厅印发《关于加快医学教育创新发展的指导意见》，提出以新理念谋划医学发展、以新定位推进医学教育发展、以新内涵强化医学生培养、以新医科统领医学教育创新，同时强调要“大力发展高职护理专业教育，加大护理专业人才供给”。

为更好地适应新时期医学教育改革发展的要求，培养更多能够满足人民健康需求的高素质、实用型护理人才，上海市高职高专医药健康类专业教学指导委员会规划了护理专业“互联网+”融合型教材共26个品种，旨在更好地为护理教育事业服务，向各级医疗机构输送更多的护理专业人才。

护理专业“互联网+”融合型教材的开发背景及其特色主要表现在以下几个方面：

一、社会对护理人员素质的要求日益提高，护理专业课程备受关注。随着医疗行业的不断发展和升级，对护理人员素质的要求也越来越高，要求具备丰富的专业知识和实践技能，同时具备更高的职业素养。因此，护理专业“互联网+”融合型教材的开发是顺应时代要求的必然选择。

二、护理课程的理论与实际操作相结合，重视实践技能培养。传统的护理教育注重护理知识的掌握，但往往在实践技能培养手段方面有所不足。而护理专业“互联网+”融合型教材强调理论与实践同步，重视实践技能的培养，且教材融入了丰富的“互联网+”教学手段，使学生能够获得更加全面的护理知识和技能。

三、护理课程的国际化发展趋势，力求与国际接轨。随着国际化进程的不断推进，护理课程的国际化发展趋势也越来越明显。护理专业“互联网+”融合型教材融入了国际化教育理念，使学生的知识和技能具有更加广阔的国际视野和竞争力。

四、护理课程的多元化发展趋势，需要满足不同角色和层次的需求。新型护理类高校教材针对不同层次的学生需求，设置了不同难度和深度的知识点，更能满足学生的不同需求。

综上所述，新型护理类高校教材具备理论联系实践、国际化、多元化等特点，对于适应时代要求、提高护理人员素质、满足社会发展需求具有重要意义和价值。

总主编　沈小平

2023年6月于上海

前言

Foreword

随着现代医学日新月异的发展和人民生活水平的提高，人类寿命不断增长，人们对社区卫生服务的需求越来越高，为实现人人享有卫生保健，社区卫生服务已经成为我国卫生工作的重要组成部分。我国的社区卫生服务包括社区护理服务，从20世纪90年代中期兴起到现在，已经历了20余年的发展，并在机构建设、服务内容和模式、覆盖范围等方面取得了显著的成绩。社区护理是社区卫生服务的重要组成部分，社区护士在社区卫生服务中发挥着重要作用，与全科医生共同承担“六位一体”工作，为社区居民提供连续、全面的照护，并帮助社区居民树立正确的健康意识，预防疾病，促进、维持健康。我国社区护士的数量较少，全国130余万注册护士中，仅有约8万护士从事社区护理工作。为加强我国社区护理队伍建设，卫生部出台了《社区护理管理指导意见》等一系列文件。近年来，社区护理教育、实践发展较快，社区护士的素质有了提高，社会也对社区护理从业人员提出了更高的职业技术和素质要求。

本教材的编写根据《国务院关于印发国家职业教育改革实施方案的通知》（国发〔2019〕4号），《教育部财政部关于实施中国特色高水平高职学校和专业建设计划的意见》（教职成〔2019〕5号），《教育部等九部门关于印发〈职业教育提质培优行动计划（2020—2023年）〉的通知》（教职成〔2020〕7号）等通知要求，传统的图书教材已不能适应当代教学的需求与发展。为此，我们组织全国高等院校，综合医院、社区卫生服务中心护理专业骨干编写了这本具有权威性、引领性、指导性的符合时代要求的新型多媒体护理专业精品教材。全书共7章，包括社区护理概论、以家庭为中心的护理、社区重点人群保健护理、社区慢性病患者的护理与管理、社区伤残患者的康复与护理、社区突发公共卫生事件的管理与护理、社区安宁疗护与管理。所有内容的编排突出了社区护士理论与护理实践相结合，注重内容的科学性、先进性和实用性，实现文化融合、思政融合、课程融合、专业融合、学科融合、学段融合、产教融合、作者融合、专业认证融合、媒介融合十大融合，体现融合型教材的优势。本教材作为上海高职高专医药健康类专业教学指导委员会“十四五”规划教材，适用于社区护士的资格认证培训和岗位规范化培训，可供社区护理人员在临床工作中参照使用，也可作为其他护理人员认识社区护理的参考书，以及医学、护理院校的辅导用书。鉴于社区护理学科的不断发展，书中难免存在不足或疏漏之处，热忱欢迎教材的使用者和护理同仁提出宝贵意见和建议，以共同促进我国社区护理培训和教学工作的发展，我们在此深表谢意！

杨　雅

2023年6月

目录
Contents

第一章 概论

章前引言

随着我国经济社会不断发展，在我国医疗服务体系大环境的变化、人口老龄化的加剧、新型城镇化加速推进等多重因素作用下，国家提出了“大健康”理念。这一理念给社区卫生服务及社区护理（community health nursing）研究提供了新的发展机遇和发展空间。

社区护理一词源于英文，也可称为社区卫生护理或社区保健护理。社区护理以健康为中心，以社区居民为对象，以促进和维护社区居民健康为目标。

近20年来，我国政府不断推动社区卫生服务的发展，从伊始定位界定和国外经验介绍迅速发展成为一门独立的二级学科。无论是从理论研究，还是临床实践方面，我国的社区卫生服务近年来都有了长足的发展。

学习目标

1. 理解社区的概念、特点与功能；
2. 理解健康社区及社区护理的发展，社区卫生服务机构设置要求；
3. 识记社区卫生服务的内容；
4. 识记社区护理人员的角色及能力要求；
5. 掌握社区卫生服务和社区护理的概念、对象及特点；
6. 掌握社区护理工作范畴及特点。

思政目标

通过本书学习，能够正确认识社区护理，能够将“以疾病为中心”的院内服务转变为“以患者为中心”的社区家庭护理；能够培养与社区居民进行良好沟通的能力；能够初步具有扎根基层，具有为我国社区卫生服务发展的责任意识。

案例导入

××医院在一个居民比较密集的社区建立了社区卫生服务站。可是，在站点周边已经有2家一级医院和1家二级医院，还有8家国家部委的医务室。建站之初虽考虑居民人口密集，却忽略了全面的调研，导致建站快1个月，到服务站就诊和咨询的人数不足百人。

在这种情况下，医院要求站点工作人员发放宣传单和上门做健康档案。可是这里的居民几乎全部都到离得较远的大医院去看病。一个小小的社区卫生服务站怎么能够竞争过二级医院呢？又怎么能让原本已经习惯去大医院看病的老百姓转变观念来社区卫生服务站呢？

思考题

如果你是这个社区卫生服务站的工作人员，你有什么好办法吗？

第一节　社区卫生服务

一、概述

（一）社区

社区（community）是指若干社会群体或社会组织聚集在某个领域里所形成的一个生活上相互关联的大集体，是社会有机体最基本的内容，也是宏观社会的缩影。

世界卫生组织（World Health Organization，WHO）于1974年集合社区卫生护理界的专家，共同界定适用于社区卫生作用的社区定义："社区是指一固定的地理区域范围内的社会团体，其成员有着共同的兴趣，彼此认识且互相来往，行使社会功能，创造社会规范，形成特有的价值体系和社会福利事业。每个成员均经由家庭、近邻、社区而融入更大的社区。"因此，形成社区以下5个要素。

1.人群要素　社区由人所组成，不论何种类型的社区，因人聚集与互动，方能满足彼此的需求。WHO在1994年指出，一个有代表性的社区，人口数10万～30万，人口过多或过少都不利于社区的正常分工和协作。

2.地域要素　WHO认为一个代表性的社区面积在5 000～50 000km^2。在我国，城市社区一般按街道办事处管辖范围划分，以街道和居委会为基本单位；农村社区一般以乡、镇和村划分。

3.互动要素　社区经由不同的社会系统发挥功能，满足居民生活必需，包括生活（住房、社区卫生服务网点）、生产（工厂、库房）、学校、医疗机构、娱乐场所、商业网点、交通通信等，并且建立社区规范。

4.同质要素　同一社区的成员一般具有相似的文化背景、行为背景和价值观念，比较容易产生相同的社会意识、行为规范、生活方式和文化氛围等，有一定的同质性。同时，这种同质性会影响社区人群，居民容易形成一种社区凝聚力和防卫系统，居民产生明确"归属感"及"社区情结"。

5.管理要素　我国社区的基层管理机构为居委会和派出所，两者联合管理户籍、治安、计划生育、环境卫生、生活福利等，以规范社区人群的行为，协调人际关系，帮助解决问题，满足社区居民的需要。

（二）社区卫生服务

社区卫生服务（community health services）是社区服务中的一种基本的、普遍的卫生服务。1999年十部委联合发布的《发展城市社区卫生服务的若干意见》中，将社区卫生服务定义为"在政府领导、社会参与、上级卫生机构指导下，以基层卫生机构为主体、全科医生为骨干，合理使用卫生资源和适宜技术，以人的健康为中心，以家庭为单位，以社区为范围，以需求为导向，以妇女、儿童、老年人、慢性病患者、残疾人为重点，以解决社区主要卫生问题、满足基本医疗卫生服务需求为目的，融预防、医疗、保健、康复、健康教育和计划生育技术服务等为一体的，有效的、经济的、方便的、综合的、连续的基层卫生服务”。

1.社区卫生服务功能　根据《城市社区卫生服务机构设置和编制标准指导意见》（中央颁发〔2006〕96号）中的相关规定，社区卫生服务的服务对象是社区、家庭以及居民，主要承担疾病预防等公共卫生服务和一般常见病、多发病的基本医疗服务，而对严重或者危险疾病以及一些疑难杂症应该交由综合性医院或者专科医院进行治疗。

2015年国家卫生和计划生育委员会（简称国家卫生计生委）出台的《国家基本公共卫生服务规范》指出：健康教育、计划免疫、儿童保健、孕产妇保健、慢性病管理、传染病预防、精神病患者管理、60岁以上老年人管理以及建立健康档案、卫生监督管理、中医药健康管理服务、结核病患者健康管理等12类46项具体的服务目标。社区卫生服务目标将随着国家对卫生医疗事业的促进可进行进一步的发展和延伸。

2.社区卫生服务特点　社区卫生服务以满足基本医疗卫生服务需求，解决社区主要健康问题，以此提高社区全体居民的健康水平和生活质量为目标，具有以下6个方面特点。

（1）公益性：社区卫生服务机构有义务向居民提供公共卫生服务和基本医疗服务，不以营利为目的；并以“人人享有初级卫生保健”为目标，构建“主动服务、上门服务”为主的卫生服务体系。

（2）广泛性：社区卫生服务的对象，包括个人、家庭、群体和社区，其重点服务对象为健康人群、亚健康人群、高危人群、重点保健人群、患者。

（3）综合性：社区卫生服务是多位一体的服务，常包括基本公共卫生服务、基本医疗服务，为社区居民提供预防、医疗、保健、康复、健康教育、计划生育技术服务等“优质、价廉、方便”的综合卫生服务。

（4）连续性：社区卫生服务不因某一个健康问题的解决而终止，而是贯穿服务对象生命的各个周期以及疾病发生、发展的全过程。根据生命各周期及疾病各阶段的特点和需求，提供针对性的健康服务。

（5）可及性：社区卫生服务要考虑社区服务对象的卫生服务的可及性，如卫生服务内容、价格、开设时间和地点等。因此，在时间安排、服务内容及地点、收费标准等方面更加贴近当地社区居民的需求。

（6）协调性：社区卫生服务是社区服务系统的一部分，需要整合、协调和利用社区内外资源来实现，也需要社区卫生服务各学科、部门间的协调合作。

二、社区卫生服务体系与发展

（一）社区卫生服务的体系

社区卫生服务组织构成我国社区卫生服务的组织包括行政管理组织、业务指导组织和服务机构3个部分。

1.行政管理组织　指社区卫生服务的行业主管部门，主要负责社区机构方案和规划的制定、建立社区卫生服务的基本标准和考核办法以及对各部分卫生服务的管理和组织等。

2.业务指导组织　各级卫生行政部门是社区卫生服务行业的行业主管部门，主要负责通过一系列的管理来加强社区卫生服务的标准化、规范化和科学化管理；专项技术指导组织，负责各项业务技术的指导、人员培训和考核工作；服务指导中心，根据规范化培训大纲的要求，建立培训计划、授课和实施考核等。

3.社区卫生服务机构　根据我国社区卫生服务机构的建设要求，各级政府建立以社区卫生服务中心为主体，社区卫生服务站和其他专业服务机构，如诊所、老人院、保健所等为补充的社区卫生服务网络体系。

（二）社区卫生服务机构设置

1.原则　遵循以下5个原则。

（1）坚持社区卫生服务的公益性质，注重卫生服务的公平性、效率性和可及性。

（2）坚持政府主导，鼓励社会参与，多渠道发展社区卫生服务。

（3）坚持实行区域卫生规划，立足于调整现有卫生资源、辅以改扩建和新建，健全社区卫生服务网络。

（4）坚持公共卫生和基本医疗并重，中西医并重，防治结合。

（5）坚持以地方为主，因地制宜，探索创新，积极推进。

2.标准

（1）服务范围：社区卫生服务机构由省管辖、市政府统一规划设置，原则上按照城市每个街道办事处所辖范围或者按要求每3万～10万居民人口设置一个社区卫生服务中心，农村以乡（镇）为单位设置一所乡（镇）卫生院。

（2）床位：要根据服务范围和人口分布，至少设观察床5张；根据医疗机构设置规划，可设一定数量的以护理康复为主要功能的病床，但不得超过50张。

（3）科室：至少有临床科室（全科诊疗、中医、康复治疗、抢救室、预检分诊室）、预防保健、医技、信息资料处理及其他科室。

（4）人员：社区卫生服务中心每万民居民配备2名全科医生、1名公共卫生医生，护士应按照与全科医生1∶1的比例配备。设病床的，每5张病床至少增加配备1名执业医师、1名注册护士。每个社区卫生服务中心应在核定的医生总数内配备一定比例的中医类别执业医师，根据实际工作的需要，可配备药剂、检验、B超和放射人员各1名。

（5）房屋：建筑面积不少于1 000m^2，布局合理，充分体现保护患者隐私、无障碍设施设计要求，并符合国家卫生学标准。设病床的，每设一张床位至少增加30m^2建筑面积。

（6）设备：诊疗设备、辅助检查设备、预防保健设备、健康教育设备及其他。

（三）社区卫生服务的发展

1925年，我国最早的以社区形式开展的公共卫生服务出现，是协和医院与当时的北平市政府京师警察厅共同创办的北平市第一卫生事务所。主要开展疫病诊疗、预防保健、卫生服务等多方面活动。

1968年，新中国成立后北京最早建立的社区卫生服务中心成立——朝阳门社区卫生服务中心，这也是首次我国使用了社区卫生服务中心这个名称。

1997年，中共中央国务院颁布《关于卫生改革与发展的决定》，可称为我国社区卫生服务的标志性文件。《决定》中提出：改革城市卫生服务体系，积极发展社区卫生服务，逐步形成功能合理、方便群众的卫生服务网络。

1999年，十部委联合在《发展城市社区卫生服务的若干意见》中提出发展社区卫生服务的总体目标，并规范了社区卫生服务的定义。

2006年，国务院下发《关于发展城市社区卫生服务的指导意见》，明确了社区卫生发展的指导思想、基本原则和工作目标，提出了社区卫生服务六大功能，明确了各部门的职责，主题鲜明，可操作性强，对我国社区卫生服务的发展影响很大。

2009年，卫生部发布《国家基本公共卫生服务规范（2009年版）》，进一步明确提出了健康教育、计划免疫、儿童保健、孕产妇保健、慢性病管理、传染病预防、精神病患者管理、60岁以上老年人管理以及建立健康档案的9类21项社区卫生服务项目，通过多年的修改和完善，2017年提出12类46项社区卫生服务项目。

2015年，国家卫生计生委发布的《国务院办公厅关于推进分级诊疗制度建设的指导意见》和《关于进一步规范社区卫生服务管理和提升服务质量的指导意见》，切实促进了基本医疗卫生服务的公平可及，提出了规范社区卫生服务机构设置与管理、加强社区卫生服务能力建设、转变服务模式、加强社区卫生服务保障与监督管理等各方面17条具体措施。

2016年，《中华人民共和国国民经济和社会发展第十三个五年规划纲要》从全面深化医药卫生体制改革，健全全民医疗保障体系，加强重大疾病防治和基本公共卫生服务，加强妇幼卫生保健及生育服务完善医疗服务体系，促进中医药传承与发展，广泛开展全民健身运动，保障食品安全等8个方面对健康中国建设提出了具体要求。

2021年，《中华人民共和国国民经济和社会发展第十四个五年规划目标纲要》中第四十四章全面推进健康中国建设中明确指出，把保障人民健康放在优先发展的战略位置，坚持预防为主的方针，深入实施健康中国行动，完善国民健康促进政策，织牢国家公共卫生防护网，为人民提供全方位全生命期健康服务。

国家的一系列卫生服务改革举措，使全国社区卫生服务体系基本健全，服务功能逐步完善，在促进基本公共卫生服务均等化、维护居民健康等方面发挥了重要作用。

第二节 社区护理

一、概述

社区护理（community health nursing）来源于公共卫生护理，有其特定的理论、概念、工作范围及工作方法，是护理学科中的重要分支。美国护士协会定义为“社区护理学是将护理学与公共卫生学理论相结合，用以促进和维护社区人群健康的一门综合学科”。在我国，根据现阶段我国的社区卫生服务情况，社区护理可定义为“是综合应用护理学和公共卫生学的理论与技术，以社区为基础、以人群为对象、以服务为中心，将医疗、预防、保健、康复、健康教育、计划生育等融于护理学中，并以促进和维护人群健康为最终目的，提供连续性的、动态性的和综合性的护理服务”。

社区护理是医院护理的延伸，不仅为患病的个体提供服务，而且为家庭、群体和整个社区提供健康服务。社区护理在我国目前不断发展完善的医疗卫生事业上发挥着举足轻重的作用；同时，也是社会医疗卫生事业发展的必然趋势。

二、社区护理的目标、原则和特点

（一）社区护理的目标

1.增加个体、家庭、团体的抗病能力　每个个体、每个家庭、每个团体或社区，其健康需求和问题不尽相同，社区护士必须先行判断，确立问题，然后再研究解决其问题。如缺乏孕育经验的孕妇，须让其尽快了解有关孕期及产后护理的知识。社区护士不仅要发现及评估个人、家庭、社区的卫生问题，而且要让社区所有居民都认识到健康问题的存在及其构成的危害性，并采取行动以解决问题。

2.提供各类人群所需要的护理服务　需依照居民个人的特殊情况，提供适当的护理、转诊，或社会资源。如给予长期卧床的心血管患者家属基本的护理知识指导（擦浴、翻身、测血压等），以及提供患者舒适、安全的护理。

3.控制（或尽量消除）威胁健康或降低生活兴趣的社会环境　社区护士应协助有关部门做好环境安全工作，去除威胁健康的因素，如意外事件、传染病疫源、药物成瘾、水源污染、噪声、空气及土壤污染、居民生活垃圾的处理等。

4.协助居民早期发现健康问题，早期治疗　社区护士通过借助各种健康筛检和对居民的健康评估，早期发现个体疾病，早期治疗，并劝导每一位社区居民戒除不良卫生习惯。

（二）社区护理的原则

WHO曾经提出社区护理工作必须遵循下列三大原则。

1.社区护士必须要有满足社区内卫生服务需求的责任感。社区护士应运用社区内可利用的资源，发挥护理功能，以满足社区内居民的健康需求。

2.社区内的弱势团体（老弱残障）应列为优先的服务对象。社区护理关心全人类的幸福，其对象是不分种族、宗教、年龄、性别或其他任何特征的。

3.社区护理的服务对象必须参与卫生服务的计划与评估。评估是指对个体及其家属在心理、生理、社会和环境方面的评价，了解每个个体、家庭、团体以及整个社区健康的需求，以保证社区护理计划的落实。

（三）社区护理的特点

社区护理从属于社区卫生服务，除具有公共卫生学和护理学的特点外，还具有以下几个方面的特点。

1.以健康为中心　社区护理更侧重积极主动的预防性健康服务，促进和维护人群的健康与医疗护理性服务在社区护理中同等重要，是社区护理的工作重点，目的是促进社区健康、提高整个人群的健康水平。

2.以群体为对象　社区护理的基本对象是社区全体人群。社区护理的工作除了要收集和分析人群的健康状况，也要掌握群体的生活方式、工作环境、文化程度，然后解决这个人群中主要的健康问题。

3.以预防保健为主　社区护理的服务宗旨是提高社区人群的健康水平，以预防疾病、促进健康为主。按照我国传统医学的“未病先防、已病防变、病后防复”的预防思想，相对医院护理工作特点而言，社区护理工作应该通过三级预防的途径做好社区预防保健工作。

4.具有独立性与自主性　社区护士工作范围广，涉及内容多，要运用流行病学方法找出容易出现健康问题的高危人群，采取预防保健措施，促进人群健康，因而其工作更自主。往往是一个人到个人或家庭中做访问护理，应具备一定的辨认问题和解决问题的能力，以及处理突发事件的能力，因而独立性较强。

5.多学科多部门协调　社区中影响居民健康的因素可能涉及多个部门才能解决，除了与团队内的其他护士、全科医生、理疗师等医务人员密切配合外，还要与社区的行政、企业、福利、教育等有关部门的相关人员密切合作，以协调、利用社会资源。

6.具有长期性、连续性和可及性　长期性和连续性是指在不同的时间、空间范围提供连续的、一系列的整体护理，是从生命孕育到生命终结的连续性服务。可及性服务是社区护理的显著特点，因社区护理服务站就设在居民区内，社区人群需要时就能得到相应的服务，强调以社区人群为服务对象。

（三）社区护理的任务及工作内容

1.社区护理的任务

（1）社区传染性疾病的预防与感染控制：虽然随着医学的发展，我国的传染病的发病率得到一定控制，但对社区人群进行传染病和感染性疾病的预防还是社区护理的主要任务之一，特别是对特殊人群和地区，如婴幼儿、儿童、传染病流行或高发区域，社区护士的工作任务是落实预防措施。社区护理的主要任务包括人群的预防、接种、环境卫生保护、隔离传染源、切断传播途径以及健康教育等。

（2）特殊人群的护理：在社区中，残疾人、老年人、妇女、儿童由于生理或年龄特点，存在健康方面问题，属于特殊人群，特殊的护理和健康保健是必不可少的。除此之外，特殊人群还包括如未接种麻疹疫苗有可能患麻疹危险的患者、有患前列腺癌倾向的老年男性、吸烟有可能患有肺癌倾向的个体等，护理和健康保健特殊人群是社区护理工作的重点之一。

（3）提高人群的健康水平，延长寿命，改善生活质量：通过对人群特点进行评估，针对不同服务对象的个体需要，社区护士人员应对人群及个人指导科学、合理的体育锻炼，例如，慢性病患者、青少年、老年人的生理特点不同，锻炼的强度和内容也各异。同时，护士人员通过评估人群、家庭、个体营养状态，才能对潜在的或已存在的相关营养健康问题做出确认和分析，良好的膳食对预防慢性病有着重要的作用；并且通过咨询和健康教育等，对人群、家庭、个人的改善方案的制定起到指导和帮助的作用。

（4）通过健康促进，使个人家庭有良好的生活方式和行为习惯，创建健康社区：社区护理的重要职责就在于增强家庭、个人健康自理能力，树立人群自我健康保护意识，帮助人们建立和养成健康生活方式。通过调查和研究社区人群不良生活方式，分析问题原因，并对护理干预内容进行确认，最终制定并有效实施措施。例如，健康自理能力、健康咨询、健康教育的培训等。

（5）物质依赖护理干预：物质依赖会对健康产生关键影响，社区护士应充分理解这一点。物质依赖包括了大麻、幻觉剂、麻醉药、巴比妥类药物、尼古丁、咖啡因、可卡因、化学刺激品、乙醇（酒精）等。例如，酗酒除了酗酒者以外，也会影响到其他人；而毒品和化学药品对社会健康和人体健康都造成了极其严重的影响。社区护士人员与其他相关医务人员一起，通过护理程序，帮助患者解决物质依赖等健康问题。

（6）危机干预：危机干预指在面临突发事件时，社区护士在保护人群健康中所承担的义务和责任，其中包括饮水，饮食环境等卫生条件检测和保护疫情监测人员的防疫、保健和安全防护，患者或伤员的护理或进行隔离等。

2.社区护理的工作内容　根据社区卫生服务的目标和功能，将社区护理服务内容主要概括为：①提供社区健康护理服务；②提供个体及家庭健康护理；③进行社区预防保健；④实施健康教育；⑤开展计划免疫与预防接种；⑥开展定期健康检查；⑦开展慢性病患者管理；⑧提供急重症患者转诊服务；⑨临终护理服务；⑩参与社区卫生监督管理工作等方面。

三、社区护士的职责与角色

（一）社区护理人员的岗位职责

1.服从社区护士长及社区站领导，承担社区卫生服务工作中临床护理工作。

（1）掌握人群不同生命周期的预防保健。

（2）掌握常见病（慢性病、传染病）三级预防与康复护理技术。

（3）掌握常用基础护理技术及操作。

（4）独立完成各项家庭访视与护理工作。

（5）完成危重、临终患者的家庭护理工作。

（6）配合医生完成双向转诊、药品管理、健康档案、资料录入等各项工作。

（7）根据季节及常见病发病规律，对居民定期进行健康教育讲座。

（8）严格执行各项规章制度、操作规程，严防差错事故发生。

（9）做好消毒隔离，避免交叉感染发生。

（10）开展家庭护理及家庭临终关怀等服务。

2.承担社区卫生服务护理管理工作，协助做好社区站各种物品管理及请领工作。

3.参与社区居民健康档案建立和社区诊断、康复、精神卫生、慢病防治、传染病预防与控制、居民生殖保健服务等项工作。

4.完成社区护理科研工作，并参与其他社区卫生服务科研工作。

5.承担护理教育临床实习指导及带教进修生。

6.运用护理程序开展社区护理工作，并书写相关社区护理文书。

（二）社区护士的角色

社区卫生保健工作范畴的广泛性及社区护理服务对象的复杂性决定了社区护士角色的多重性。社区护理范围和内容因不同社区人群而发生变化，促使社区护士的角色随之发生变化。

社区护士在提供护理服务时要正确判断服务对象的卫生服务需求；要在社区护理工作中，通过各种途径和措施大力发展潜在的卫生服务需求，即服务对象尚未认识到、无兴趣或没有能力的而从专业角度认为有必要提供的卫生服务；要指导社区居民合理、有效的利用有限的卫生服务资源，真正起到居民健康“守门人”作用。

四、社区护理的发展

（一）社区护理的发展历程

社区护理起源于西方国家，是由家庭护理、地段护理及公共卫生护理逐步发展、演变而成的。追溯社区护理发展的历史，可将其发展过程划分为4个阶段，即：①19世纪中期前，以贫困患者作为主要对象，提供围绕家庭治疗的家庭护理阶段；②19世纪中期到19世纪末期，以贫困患者作为主要对象，仍然提供以治疗为中心的服务，但服务形式转换为地段护理阶段；③19世纪末期到20世纪70年代，服务对象从患者个体扩大为家庭、群体，提供公共卫生护理阶段，服务内容不仅有治疗，还有预防；④1970年至今，服务对象涵盖个体、家庭和社区，提供涵盖治疗、预防和健康促进的综合性社区护理服务阶段（表1-2-1）。

表1-2-1 社区护理的发展阶段

发展阶段	时期	特点	护理对象	护理人员	护理内容
家庭护理阶段	19世纪中期前以前	卫生服务资源的匮乏、医疗水平的局限及护理专业的空白	贫困患者、有病的个人	家庭主妇看护、照顾	基本的生活照顾 治疗护理
地段护理阶段	19世纪中期到19世纪末期的50年间	贫病交加人群能享受到基本的护理服务	贫困患者、有病的个人	指导家属对患者进行护理，多数为志愿者，少数为护士	治疗护理
公共卫生护理阶段	19世纪末期到20世纪70年代	由贫困患者扩大至地段居民	有需要的群体、家庭	绝大多数为公共卫生护士，少数为志愿者	治疗护理与预防保健
社区护理阶段	1970年至今	以社区为范围，以健康促进、疾病防治为目标	个体、家庭和社区	社区护士	治疗护理、疾病预防和健康促进 社区居民“可接近的、可接受的、可负担得起的”卫生服务

（二）我国社区护理现状

近些年，国家深化医药卫生体制改革和把基本医疗卫生制度作为公共产品向全民提供的核心理念，为社区卫生服务和社区护理发展与改革带来了良好的机遇。我国社区护理学社区护理人才队伍建设得到进一步加强，有效提升了社区护理服务能力。社区护理学成为护理人才培养的主干课程，社区护理实践能力培养已成为护理教育专业评估的重要内容之一，社区护理领域专科人才培养以及大量的社区护理理论与实践研究，促使我国社区护理逐渐形成为一门独立的学科。

社区护理得到持续推进的同时，也面临着新的挑战。社区卫生服务机构护理管理运行机制需巩固完善；现有社区护理服务供给能力不足、社区护理服务工作范围不明确；缺乏应对社会需求的护理服务内容以及缺点创新的方法、高素质社区护理人才等是制约我国社区护理发展的瓶颈，如何调动社区护士积极性问题也是值得关注的问题。

第三节　社区健康管理

一、社区护理评估

社区护理评估（community nursing assessment）是社区护理程序的第一步，也是关键的一步，只有准确地收集、记录、核实、分析、整理社区健康相关资料，才能确定社区健康状况，为其提供适宜的护理。

（一）社区护理评估的内容

1.环境特征

（1）社区的一般情况：即社区名称、地理位置、区域范围、面积大小、与整个大环境的关系等，是社区护理人员评估一个社区时需掌握的最基本的资料。

（2）社区生活环境：包括特殊的自然环境和人为因素造成环境的改变（表1–3–1）。

（3）气候：社区的温度、湿度、有无特殊气候、有无应对气候骤变的应急措施和应对能力、气候的变化是否影响到居民的健康等都是社区气候环境的主要评估内容。

（4）动植物情况：动植物的分布、动物饲养的管理措施、社区的绿化情况、动植物对社区居民健康的影响、社区居民对动植物存在利弊的认知，是否对不利于健康的动植物采取防范措施等。

表1–3–1　以社区为中心的护理评估简表（1）

评估项目	需收集的资料	实际资料描述
环境特征	社区基本资料	社区的名称、地理位置、东南西北界线、面积
	自然环境	特殊环境、是否会引起洪水、传染病流行等 对健康或生命有无威胁、资源可否被很好地利用
	动物、植物分布	绿化面积，特殊动、植物，对居民生活的影响
	气候	温差、温度、应对能力
	人为环境	建筑设施（房屋、桥梁、工厂、学校等）对社区自然环境的影响、对空气和水的影响等 居住条件（面积、朝向、是否通风，取暖、供水、照明设备、卫生清扫及垃圾处理等）的影响

2.人口特征

（1）人口数量及密度：人口数量及密度直接影响社区所需医疗保健服务的情况，可分乡、村、街道、居委会，居住户数和人口密度（表1-3-2）。

（2）人口流行病学资料：社会阶层、文化层次等因素会影响人们的生活方式和遵医嘱行为。

（3）人口的健康状况：社区护理人员能了解并掌握社区居民的健康状况，针对性地实施促进社区居民健康的措施，才能最终促进社区人群的整体健康。

（4）各年龄层的健康指标：社区健康指标的资料需要每年收集一次，通过逐年比较得出其变化趋势，利用各年龄层的健康指标，可协助筛选出高危人群。

（5）社区居民的健康需求：社区护士可利用各种方法收集社区居民资料，经仔细分析，了解社区居民对健康的需求。

表1-3-2　以社区为中心的护理评估简表（2）

评估项目	需收集的资料	实际资料描述
人口特征	人口数量、密度	社区人数、密度、全市人口密度
	人口构成	年龄、性别、民族、籍贯、职业、婚姻、文化程度的构成比 人均收入及社区医疗卫生服务等资料
	变化趋势	社区人口短期内大量增长、大量流失
	健康状况	出生情况（出生率）、死亡情况（死亡年龄、死亡原因、死亡率等） 患病情况（主要疾病谱、患病率、残障率等） 高危人群及社区人群的健康相关行为

3.社会系统　一个健康的社区应包括卫生保健、经济、教育、政治、社会服务及福利、娱乐、宗教、通讯、交通与安全等9个社会系统，满足人们在社区生活互动过程中的不同需要。因此，进行社区健康评估时，护士应注意这些社会系统是否健全。具体内容可参考表1-3-3中举例。

社区护理评估与临床护理评估在评估内容、收集资料的方法、分析资料的方法及主要健康问题和影响因素方面都有区别。社区护士是通过对社区地理环境特征、人口群体特征和社会系统特征的综合分析和评估的基础上，发现社区护理问题。

表1-3-3 以社区为中心的护理评估简表（3）

评估项目	需收集的资料	实际资料描述
社会系统	卫生保健	医疗保健服务设施数量和分布是否合理、服务质量卫生人力资源、卫生经费的来源、卫生保健系统与其他社会系统间的互动
	经济	社区经济活动的类别 社区人群就业情况、人均收入、家庭年均收入、医疗保险情况、社区内贫困家庭的比例等
	教育	社区人群的学历构成 社区内教育机构的种类和数量、教育资源的分布情况 儿童受教育情况、学校健康保健系统以及利用情况等
	政府	大众健康卫生经费的投入、相关政策、主要领导人的联系方式 社区的主要管理机构如居委会、民政局等的分布情况
	福利	社会福利系统包括托儿所、养老院、残疾人设施、活动中心等分布情况以及利用度 政府所提供的福利政策及申请条件，福利政策的覆盖率及民众的接受度、满意度等
	娱乐	社区内公共设施、娱乐场所的数量、分布、利用度，以及居民的满意度 有无不良因素、对社区居民的生活质量是否有影响
	宗教	社区内有无宗教组织的成员及领导人、有无活动场地、宗教信仰的种类、信奉程度、信奉方式等情况
	通讯	社区的通讯功能是否完善 主要的信息获取途径、大众传播媒体如电视、收音机、报纸、杂志、网络、手机等的分布、利用情况 其他传媒如电话、信件、公告栏、网络等的分布、利用情况等
	交通安全	医疗保健机构的交通是否方便 社区内消防应急系统 交通便利性和有序性，有无道路标志不清、交通混乱、人车混杂的情况 社区的治安现状、居民的安全感如何等

（二）社区护理评估的方法

要评估一个社区，需获取全面的资料，资料可分为主观资料和客观资料。为准确、全面地收集相关信息、评估社区健康，应运用各种方法进行收集。以下是几种常用的评估方法。

1.查阅文献　查阅文献常为评估社区时首要的资料收集法。社区护理人员可通过全国性或地方性的调查及其他机构的卫生统计调查报告，可判断社区的整体状况，了解社区的组织机构和数量、社区人口特征等情况；虽然所得资料多为第二手资料，但仍是收集资料的重要方法。

2.社区实地考察　社区护理人员需要通过走访社区进行实地考察这种主观资料收集法来获取资料。在实地考察过程中，评估者要充分地利用自身感观，观察社区中人们的互动、生活形态，了解该社区的类型、社区地理位置和特点、社区人群的生活情况、与周围社区的关系等，尽可能多地获取信息。为减少因主观因素造成的偏差，需要由不同观察者进行社区实地考察，或由同一观察者进行至少2次社区实地考察，综合2次或2次以上的考察结果。

3.参与式观察　社区护士以社区成员的角色直接参与社区活动进行参与式观察。其优点是能获得其他方法不易获得的深层资料，适合于对社区人群的行为与活动的研究。缺点是主观性较强，不同的观察者可能得出不同的结论，观察结果是定性的，量化较困难；效率较低，有时会涉及伦理问题。

4.重点人物访谈　可以通过对社区中了解情况、起决定作用的人，如社区中居住时间较长者、社区的管理者；或者是了解某个主题的人进行访谈来获取信息，包括他们对社区的看法和他们的健康观、价值观等方面的资料。

5.社区讨论　讨论会是获得解决社区健康问题方法的主要途径，同时也可以提高居民参与社区活动的积极性。将社区居民召集起来共同讨论，给社区居民提供发表意见和建议的机会，了解社区居民的健康需求和居民对社区健康问题的态度和看法。

6.问卷调查法　调查法主要用于补充其他方法未能收集到的社区健康资料，包括访谈法和信访法。访谈法是指由经过统一培训的调查员，用统一的调查问卷对调查对象进行访谈来收集资料。信访法主要是把调查问卷以信件的方式发给被调查者，并让被调查者填写后寄回。调查者在进行问卷设计时应注意：①一个问题只能询问一件事，以使调查对象做出明确的答复；②慎重处理敏感问题；③避免对调查对象进行诱导性提问；④有一定的效度和信度。

（三）社区健康资料分析

通过评估所获得的社区资料是繁杂的，包括很多方面的信息和很多类型的数据，需要对资料进行归类、复核、概括、比较等，分析资料的主要目的是为护理诊断做准备，通过分析，可发现社区的护理需要，做出护理诊断。

1.资料整理

（1）资料的归类：对收集的资料进行分类整理。分类的方式很多，如将资料分为地理环境特征、人口特征、社会系统特征3类；也可将资料从流行病学方面（Denver流行病学模式）进行分类，将其分为生物、生活环境、生活形态与卫生保健系统4类；还包括按马斯洛的基本需要层次论分类和高登的功能性健康形态分类。

（2）资料的复核：归类后的资料还需进行复核，并将主观资料与客观资料进行比较，注意检查有无遗漏、矛盾之处，以确定所收集资料的客观性、准确性和有效性，对不确定的资料需再次进行收集，对不准确的资料需进行删除。

（3）资料的概括：资料复核后，进行归纳总结。可通过文字分析的方法、计算平均数、率、百分比、构成比等统计指标进行归纳整理，并用表格、图表、坐标、地图等形式进行概括。

2.资料分析　分析资料是对已归纳和分类整理出来的资料和数据进行解释、确认和比较，分析社区存在的健康问题和影响因素，为确定社区健康诊断奠定基础。分析资料应遵循以下原则：①统计与分析；②去伪存真、去粗取精；③注意进行不同区域的横向比较和同一区域的纵向比较；④立足于社区健康护理。

3.报告评估结果　将资料分析结果归纳总结，形成社区评估报告，并向社区评估小组成员及相关机构或领导、社区居民等报告评估结果，寻求反馈。

二、社区护理诊断

社区护理诊断（community nursing diagnosis）是对社区、家庭、社区中的个体现存的或潜在的健康问题的判断。一个完整的、准确的社区护理诊断将直接影响社区护理计划和实施。

（一）社区护理诊断的陈述方式

社区健康护理诊断是以社区整体健康为中心提出的，反映的是社区和社区群体的健康状况。

（1）健康问题（problem，P）：对社区健康状况及需求进行的简洁描述，根据问题的性质可分为：现存的、潜在的和健康的护理诊断。如社区内20岁以上男性高血压病发病率高于全国平均水平。

（2）相关因素（etiology，E）：是指与健康问题有关的各方面的相关因素和危险因素。一个社区健康问题有可能是多种原因共同作用的结果，而这些原因之间也可能存在关联，找出这些原因中的主要原因并进行描述很重要。

（3）症状和体征（signs and symptoms，S）：是指健康问题的具体表现，也常是社区健康问题的诊断依据。

社区护理诊断的陈述，可采用：一段式陈述法（P）、二段式陈述法（PE，SE）和三段式陈述法（PES）3种。

（1）一段式陈述法（P）：只有问题，而没有原因和相关因素。如社区儿童营养状况良好（P）、防卫性应对（P）等。

（2）二段式陈述法（PE，SE）：多用于潜在的社区健康问题的陈述。如社区老人缺乏照顾（P）与社区缺乏养老机构、空巢老人较多（E）有关。

（3）三段式陈述法（PES）：多用于陈述现存的社区健康问题，如社区婴儿死亡率过高（P）与家长喂养不当有关（E），婴儿死亡率达25%（S）。

（二）社区护理诊断优先顺序的确定

通常一个社区在某段时间可能存在多个护理诊断，为了提高社区资源的利用率及护理工作效率，社区护士需要判断哪个健康问题最需要优先处理，就必须要确定社区护理诊断的优先顺序。常用的决定优先顺序的方法有Muecke法和Stanhope＆Lancaster法。

1.Muecke法　默克（Muecke）1984年提出的排序的8个标准：①社区人群对问题的了解程度；②社区对解决问题的动机；③问题的严重性；④社区中可利用的资源；⑤预防的效果；⑥社区护士解决问题的能力；⑦健康政策与目标；⑧解决问题的迅速性与持续的效果。

每项标准分别设立0～2分的标准，如：0分代表不太重要，不需优先处理；1分代表有些重要，可以处理；2分代表非常重要，必须优先予以处理。按照这8个标准对提出的每个社区护理诊断进行打分，综合每一个诊断所得分数，总分最高的社区护理诊断就是最需要优先解决的社区护理问题（表1-3-4）。

表1-3-4 Muecke 优先顺序确定方法

准则 社区诊断	社区对问题的了解	社区动机	问题的严重性	可利用的资源	预防效果	护士人员能力	政策	迅速性与持续效果	总分	排序
预防性行为不足（乳腺癌筛查）	0	0	1	2	2	2	2	2	11	1
发生火灾可能性	1	1	2	1	2	1	0	2	10	2
健康意识缺乏	2	1	1	1	1	2	0	0	8	3

2.Stanhope＆Lancaster法　Stanhope＆Lancaster法与Muecke法对每一个项目给予1～10分的分数，评定各自的“比重”和“所具有资源的”情况表示越是急需解决的问题，得分越高。评估者就每个诊断的每项准则，依据社区具有资源的多少给1～10分，将每个诊断每项因素所得的重要性得分与资源得分相乘；总和每个诊断所有评估准则的得分，得分越高代表越需优先处理。该方法突出资源对实施护理计划的重要性（表1-3-5）。

表1-3-5 Stanhope＆Lancaster优先顺序确定方法

准则	社区对问题的了解		社区动机		问题的严重性		可利用的资源		预防效果		护士人员能力		政策		迅速性与持续效果		总分	排序
比重诊断	比重	资源	比重	资源	比重	资源	比重	资源	比重	资源	比重	资源	比重	资源	比重	资源		
预防性行为不足（乳腺癌筛查）	2	6	1	5	5	8	10	10	6	8	10	10	10	10	10	10	505	1
发生火灾可能性	3	6	2	4	10	10	10	10	10	10	2	2	2	3	10	5	386	2
健康意识缺乏	9	2	1	1	3	6	5	10	4	6	10	10	5	1	4	5	236	3

（三）Omaha 社区护理诊断系统

社区卫生服务的Omaha系统，是根据社区护士的护理实践而发展的社区护理分类系统。Omaha系统包括护理问题（诊断）分类系统（problem classification scheme，PCS）、护理干预分类系统（intervention scheme，IS）和护理结果评量系统（problem rating scale for outcomes，PRSO）3个部分。Omaha系统对社区护士的问题作了系统地陈述和分类，有助于社区护士在为社区人群提供健康管理、学校保健、职业健康、家庭护理等工作时，能对护理业务、记录与资料的信息化进行系统的管理。

1.Omaha系统护理问题（诊断）分类表　护理问题（诊断）分类表包含环境、心理社会、生理和健康相关行为4个领域的44个问题，是社区护理中最常使用的一种护理诊断分类，特别适合以家庭为对象的护理程序（表1-3-6）。

表1-3-6 Omaha系统护理问题（诊断）分类表

领域	护理问题（诊断）分类
环境	收入、卫生、住宅、邻居工作场所的安全、其他
心理社会	与社区资源的联系、社会接触、角色改变、人际关系、精神压力、哀伤、情绪稳定性、照顾、忽略儿童和（或）成人、虐待儿童和（或）成人、生长发育、其他
生理	听觉、视觉、说话与语言、咀嚼、认知、疼痛、意识、皮肤、神经运动（肌肉、骨骼）系统与功能、呼吸、循环、消化、排便功能、生殖泌尿功能、产前产后、其他
健康相关行为	营养、睡眠与休息形态、身体活动、个人卫生、物质滥用（乙醇或药品）、家庭计划、健康指导、处方用药、特殊护理技术、其他

2.Omaha系统护理干预策略表　Omaha系统护理干预策略表常配合护理问题（诊断）分类表使用，包含项目、类别及目标3个层次，4个类别，共63个分类系统（表1-3-7），为社区护士提供了一个系统性工具，采用有组织的、标准化语言，有利于社区服务团队成员间的沟通。

表1-3-7　Omaha系统护理干预策略表

项目	内　容
类　别	健康教育、指导和咨询；治疗和操作程序规程；个案管理；监测
续目标	解剖、生理、行为修正、膀胱功能护理、与他人感情、肠道功能护理、维持呼吸道的通畅、心脏功能护理、照顾、为人父母、长期卧床护理、沟通、应对技巧、日间护理、管教、伤口护理、医疗设备、教育、职业、环境、运动、家庭计划、喂养方法、财务、食物、行走训练与康复、生长、发育、家务管理、居住环境，人际关系、检验报告、相关法规、医疗照顾、药物作用及不良反应、用药管理、协助用药安排、身体活动、辅助性护理活动、营养、营养咨询、造瘘口护理、其他社区资源、个人照护、体位、康复、放松、呼吸技巧、休息、睡眠、安全、筛检、受伤护理、精神及情绪的症状和体征、皮肤护理、社会福利与咨询、化验标本收集、精神护理、促进身心发展的活动、压力管理、物质滥用、医疗器材、支持团体、支持系统、交通运送、促进健康、其他

3.Omaha系统护理结果评量表　以5分积分法测量护理对象在护理措施实施后其认知、行为和症状体征的改变情况，可作为社区护理进行过程评价和结果评价的参考指标。量化评分可反映个案护理的进展情况，为评定护理质量提供参考（表1-3-8）。

表1-3-8　Omaha系统护理结果评量表

概念	含义	1分	2分	3分	4分	5分
知识（K）	护理对象记忆与解释信息的能力	完全没有知识	具有一点知识	具有基本知识	认知程度恰当	认知良好
行为（B）	护理对象表现出的可被观察的反应或行为	完全不适应	有一些适当行为	不是很一致的行为	通常是合适的行为	一致性且合适的行为
症状、体征（S）	护理对象表现出的主、客观症状	非常严重	严重	普通	很少	没有

4.Omaha系统使用步骤　Omaha系统的实施以患者为导向，系统已发展出一整套的电脑化记录系统，由社区案例护士或专科护士执行案例管理程序。其过程通常为以下基本步骤。

（1）建立护理对象记录。

（2）评估资料，并输入资料库，按问题分类系统条目收集患者资料，就环境、心理社会、生理及健康相关行为4个方面加以分析。

（3）根据资料陈述问题，根据问题分类系统的44个问题确立患者的健康问题。

（4）确认健康问题的得分，确定优先顺序。

（5）护理计划及执行，制定一套护理计划，拟定护理措施的优先顺序，并予以施行。

（6）护理过程中的评估，在护理计划执行期间对患者的认知、行为及现况予以评分，便于护理措施执行过程中的自我修正。

（7）评定护理质量，测量和评价护理对象在健康问题上的改变或进展。

三、社区护理计划、实施与评价

根据社区健康的护理诊断，制订相应的社区健康护理计划（community nursing planning）。社区的护理计划注重利用社区内外可以利用的资源，从行政的角度制订计划，解决与社区健康相关的人员、经费、地点和时间等问题。社区护理计划要鼓励社区居民共同参与、获得认可和支持才能够很好地实施、发挥作用。

（一）社区护理目标的制订

社区护理目标应针对相应的社区健康问题，以选定的服务对象为中心进行制订。一个明确的、实际的、合理的目标有助于计划的顺利实施。因社区护理计划常需几个月才能完成，长者需数年，故需制订长期和短期目标，两者相结合有助于对社区护理计划进度的控制，促进计划的完成。一个社区护理计划通常由多个目标所组成，每个目标的制订均应做到SMART（specific，measurable，attainable，relevant，timely），即特定的、可测量的、可达到的、相关的、有时间期限的，以便于社区护理计划的落实和社区护理评价的实施。

书写目标时应注意以下几点。

（1）目标的陈述应针对提出的护理诊断（问题），简单明了且具体。

（2）目标陈述中要包含具体的评价日期和时间。

（3）一个护理诊断可制订多个目标，但是一个目标只针对一个护理诊断。

（4）可以使用长期与短期目标相结合的方法，实施起来更有针对性。

（二）制订社区护理实施计划

预期目标确定后，社区护士帮助护理对象达到预定目标，与个人、家庭或群体协商，选择合适的、具体的护理措施方法。社区护理实施计划是一种由多方合作、合理利用资源、体现优先顺序的行动方案。其步骤包括以下几点。

（1）要与护理对象进行充分协商，共同选取适当措施，以使护理对象能积极参与、为自己的健康负责。

（2）参照社区护理诊断的排序标准或马斯洛的需要层次理论对社区护理措施进行排序，通过排序可以使有效和重要的措施尽早执行，社区健康问题尽早得到控制。

（3）每项社区护理措施都要确定实施者及合作者（如疾病控制中心、防疫站、当地的红十字会、肿瘤协会等）、需要的器械、场所、经费，以及分析相关资源的可能来源与获取途径。

（4）社区护理措施确定后，将确定的社区护理诊断、目标、具体措施等完整记录下来。社区护理实施计划表的基本陈述格式和内容见表1-3-9。

（5）记录成书面形式后，要与护理对象共同探讨，及时发现并修改问题，使计划顺利实施。

表1-3-9 社区护理实施计划表

<table>
<tr><td colspan="6">社区护理诊断：</td></tr>
<tr><td rowspan="2">相关因素</td><td rowspan="2">具体目标</td><td colspan="2">实施计划</td><td colspan="2">评价计划</td></tr>
<tr><td>实施内容</td><td>执行者 时间 场所</td><td>评价标准</td><td>评价方法</td></tr>
<tr><td></td><td></td><td></td><td></td><td></td><td></td></tr>
</table>

（6）制订社区护理评价计划：社区护理评价贯穿于社区护理计划实施的过程中至工作结束。制订的社区护理评价计划有助于社区护士随时评价护理的实施情况，及时发现问题。

（三）社区护理计划的实施

社区护理计划的实施（community nursing implement）是按社区护理计划及目标而采取的行动。社区护理计划的实施需要与人合作、需要运用多种策略赢得社区居民的主动参与。因此，社区护理计划实施成功与否，与护士的领导、决策和沟通能力有很大关系，对社区护士要求较高。

护理计划实施过程中，社区护士应注意以下几点。

（1）良好的人际沟通能力、协调能力。社区护士之间的沟通；与护理对象间的沟通；争取当地行政部门、街道、居委会、民政局等支持与配合。

（2）根据团队成员的情况，分工与合作实施社区护理计划，体现良好的团队合作精神。经由合理的分工与合作以达到人尽其才，合理有效地利用人力资源。

（3）选择合适的实施时间和地点，考虑室温、光线、空气等，为服务对象创造安全、舒适、方便的环境。

（4）及时做好记录。

（5）在执行计划中很可能会遇见一些意外情况，应想办法予以弥补，使计划中的干预措施都能得到贯彻落实。

（四）社区护理评价

社区护理评价（community nursing evaluation）是将社区的健康状态与护理计划中预定的目标进行比较并作出判断的过程，是社区护理程序的最后一步，对整个护理过程，尤其是实施护理措施后的情况予以评价的过程。

1.社区护理评价的分类

（1）过程评价：指对社区护理程序中的各个阶段加以评价，包括：①直接观察法：通过现场观察，获得资料与目标进行比较，发现护理程序各个环节中的重要问题。此方法最简单但要求观察者具有敏锐的观察能力，所得结论常局限于表面。②交谈法：通过与护理对象以及有关人员的双向交流，了解他们对整个护理活动的评价看法。此方法灵活性强，不受形式的限制，但交谈者的偏见可影响评价结果。③问卷调查法：根据评价目的，制订出有关项目的调查表，发给社区居民，让其按要求逐项填写以获得反馈信息。此方法调查内容全面，可避免面谈时的偏见，但费时，有时还会因社区居民的认知能力而出现答案理解错误的情况。④标准检查法：是利用政府部门规定的或标准化的社区护理实践标准来衡量护理活动的实际效果，提高评价结果的可信度。

（2）结果评价：结果评价是在护理计划完成之后，针对护理计划项目的实施效果是否达到预期目标的总评价，一般包括社区护理目标完成情况的评价和服务对象对护理服务满意度的评价。①比较法：比较实施前后健康状况的差异，可通过比较计划实施前后的生命健康指标以及人们的健康相关知识、观念、态度、行为等方面的变化进行评价。②时间趋势预测法：即将计划前社区健康指标的预测值与计划实施后实际测得的值相对比，找出差异，并做出分析。此法较适合用在评价过程中长期变化趋势的指标。③成本效益分析：将计划实施所消耗的成本与计划实施后所获得的效益进行对比。总的原则是用最经济的途径获得最大的收益和效果。④社会效益分析：分析计划实施后所取得的社会效益。评价护理活动为社区居民健康带来的社会效益以及护理干预对人群健康影响的持久性和范围的广泛性。⑤实验对比分析：按照流行病学实验原则选定实验社区和对照社区，项目完成后将两个社区的各项指标进行对比分析。

2.社区护理评价指标　社区卫生服务包括医疗、预防、保健、康复、健康教育及计划生育技术指导服务。具体常用评价指标有下面几点。

（1）医疗服务指标：主要包括社区居民2周就诊率（未就诊率）、医疗服务当日及时率、慢性病管理率等。

（2）预防服务指标：主要包括预防接种情况及传染病防疫情况，常用的指标有五苗覆盖率、单种疫苗接种率、传染病隔离消毒率、疫点及时处理率等。

（3）保健服务指标：主要包括对重点人群的保健服务情况，常用的指标有老年人定期健康检查率、高危孕产妇系统管理覆盖率、0～6岁儿童系统管理覆盖率、已管理高血压患者血压控制率等。

（4）康复服务指标：主要包括患者的康复情况，常用的指标有转诊患者康复指导率、残疾人社区康复覆盖率、院外精神病患者家庭访视率等。

（5）健康教育服务指标：常用的指标有社区居民健康知识知晓率、健康行为形成率等。

（6）计划生育技术指导服务指标：常用的指标包括人工流产率、节育率等。

（7）社区卫生资源指标：常用的评价指标包括：社区护士人数、社区护士与全科医生人数比例、每万人口医师数、每万人口护士数、社区护士各学历层次百分率、每千人口床位数、人均社区卫生服务经费、社区卫生服务专项经费等。

（8）服务满意度评价：包括社区居民对社区护理服务技术的满意度、服务态度的满意度及对社区护理服务价格的满意度等，同时也包括社区护士对本人工作内容的满意度、对本人业务能力的满意度等。

（9）服务费用常用指标：包括药费占总费用百分比、年家庭保健合同费用等。效益评价常用方法有费用与效益分析、费用与效果分析等。

（10）社区卫生服务影响力指标：健康护理服务对社区居民健康水平和居民健康质量带来的社会效益，可从效益的持久性、影响程度和收益人群的广泛性来评价。

（11）生活消费模式评价指标：包括年纯收入、消费构成和居民消费水平等；分析评价社区居民消费量及各种消费所占比例，常用于政府统计数据比较分析。

（12）财政政策支持评价指标：包括制订比较完备的年度工作计划、纳入社区经济发展计划、人均卫生事业拨款率、社区卫生服务人均专项经费及纳入社会医疗保险参保率等。

四、社区健康档案建立与应用

社区健康档案（community health record）是记录与社区居民健康有关信息的系统性文件，是社区卫生保健服务中有效的健康信息收集工具。社区健康档案是居民享有均等化公共卫生服务的体现，是医疗机构为居民提供高质量医疗卫生服务的有效工具，是各级卫生行政部门制定政策的重要参考依据。

（一）社区健康档案的建立

1.掌握居民的基本情况和健康状况　完整的居民健康档案特别重视社区居民的基本资料，包括生物、心理、行为方面的背景资料，是个人健康信息的全面记载。有利于全科医生全面掌握居民的基本情况和健康现状，为制订临床诊断、治疗、预防保健和康复计划提供可靠的依据。

目前，我国居民个人健康档案是采用国家统一制订的版本，具体可见附录一。

（1）为解决社区居民主要健康问题提供依据：建立健康档案是全科医生主动挖掘并掌握社区卫生问题和有效配置资源的最佳途径。有利于对健康资料进行统计分析，从而全面了解社区居民的主要健康问题，制订出切实可行的卫生服务规划。

（2）为全科医学教学和科研提供信息资料：健康档案从各方面连续收集社区、家庭和个人的基本信息，详细记录以问题为导向的个人健康状况，是全科医疗和社区护理教学科研的重要资料。

（3）为评价社区卫生服务质量和技术水平提供依据：健康档案的完整性和科学性，可在一定程度上反应全科医生的工作质量和技术水平。建立规范化的社区居民健康档案可以为全科医学教育提供生动的教材内容，同时也为维护社区居民健康所进行的科研活动提供信息。

（4）为司法工作提供依据：全科医疗提供以个体健康为中心、以家庭为单位、以社区为基础、以预防为先导的连续性、综合性、协调性、个体化及人性化的医疗保健服务，健康档案就是该服务记录完整的资料库，健康档案的原始记录具有全面性、客观性和公正性，可以为解决医疗纠纷或某些司法问题提供客观的依据。

2.社区健康档案的应用

（1）首次建档：在服务对象初次接受周期性健康体检或就诊时，为同意建立健康档案的居民建立健康档案并发放居民健康档案信息卡，以备复诊或随访时使用（图1-3-1）。首次建档由全科医师建立，全科护士协助完成，为建档居民准备文件袋（夹），在文件袋（夹）表面填写家庭地址、户主姓名、联系电话等信息。文件袋（夹）内包括家庭每位成员的居民个人健康档案和家庭健康档案。首次建档完成后，可将健康档案分别存放于居民居住地所在的乡镇卫生院、村卫生室、社区卫生服务机构。

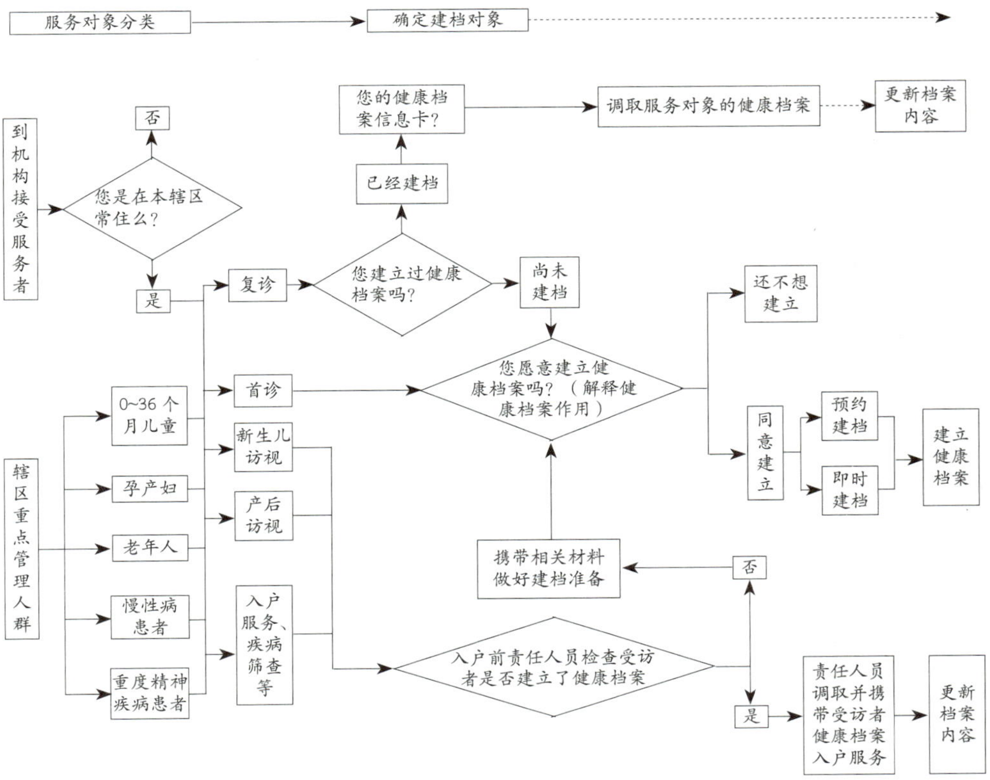

图1-3-1 确定建档对象流程图

（2）复诊：复诊的居民出示居民个人健康档案信息卡，由导诊医生根据信息卡信息调取健康档案并转给接诊医生。日常复诊或随访者，包括一般人群的门诊复诊、慢性病管理对象门诊复诊或随访、妇女或老年人门诊复诊或随访、孕妇或儿童系统保健管理对象门诊复诊或随访等，由导诊医生到健康档案室调取复诊或随访者的个人健康档案并转交给接诊医生或全科医生。接诊医生应首先通过阅读健康档案熟悉患者基本情况，了解患者既往病史，然后针对本次就诊情况填写接诊记录、更新健康档案相关内容。最后负责健康档案的归档。

对于需要转诊、会诊的患者，接诊医生应同时填写转诊、会诊记录、住院记录（注：需转入上级医院的患者，要填写双向转诊二联单，并将存根粘贴在转诊记录表中；对于住院的患者应在患者出院3天后进行随访并补充完整各项记录，放入居民个人健康档案文件袋（夹）中后存档。

居民健康档案管理流程见图1-3-2。

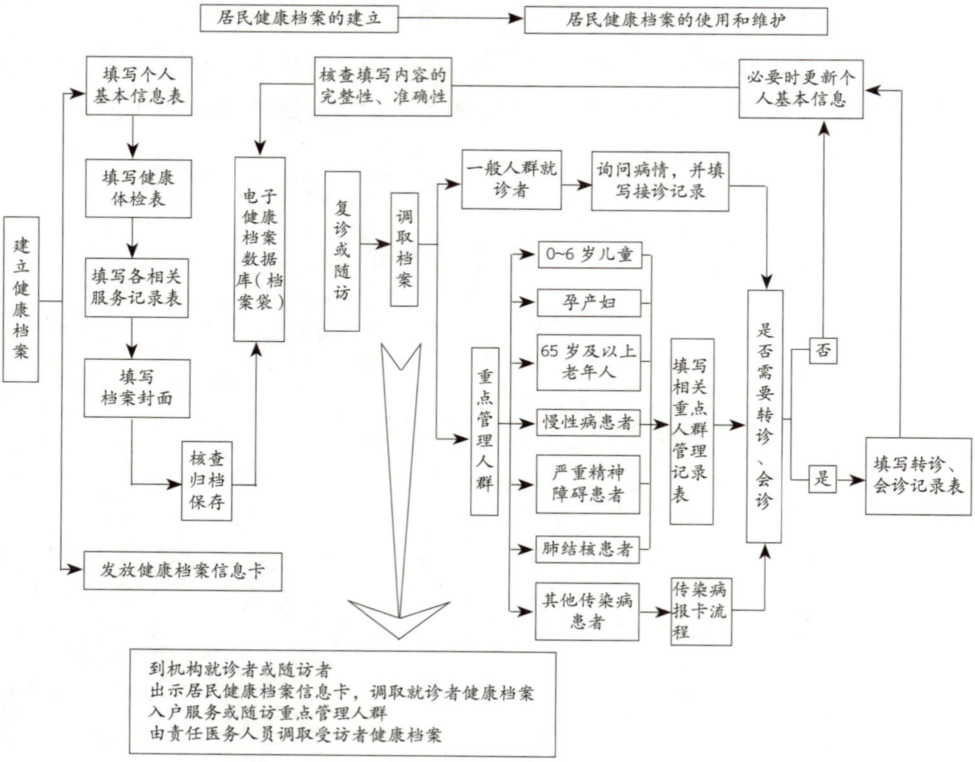

图1-3-2　居民健康档案管理流程

（3）随访：当确定了入户服务或随访对象后，由入户服务的全科医生、全科护士到健康档案室调取相应服务对象的个人健康档案，按本次随访情况填写相应健康档案内容（包括补充或更新问题目录）。与管理对象约定下一次随访日期，记入管理随访记录表。

第四节 社区健康教育与健康促进

一、概述

（一）相关概念

1.健康教育（health education） 健康教育是通过有计划、有系统、有组织的社会或教育活动，促使人们自觉地采纳有益于健康的行为和生活方式，消除或减轻影响健康的危险因素，从而预防疾病促进健康和提高生活质量，并对教育效果做出评价。健康教育的核心是教育人们树立健康意识、促使人们改变不健康的行为及生活方式，以减少或消除影响健康的危险因素，建立和改变与健康相关的行为及生活方式。

2.健康促进（health promotion） 健康促进的含义随着健康促进的发展而不断完善，是“人人享有卫生保健”全球战略的关键要素。它是一个综合的干预过程，需要调动社会、经济和政治的广泛力量，来改善人群健康的活动。从狭义上讲，健康促进强调了在改变个人和群体行为过程中，环境、政策支持的重要意义；从广义上讲，环境、政策对人群健康的贡献不仅表现在促进健康行为的形成，还表现在改善环境条件本身对健康的贡献以及政治承诺、促进健康的政策对健康的直接影响。

3.社区健康促进（community health promotion） 是以社区为单位，通过健康教育和社会支持，改变人们的行为和生活方式，从而降低社区的发病率和死亡率，提高居民的健康水平和生活质量。

随着社会经济和医学科学技术的不断发展，健康促进也逐步发展起来，其概念也在不断完善。健康促进最早出现在20世纪20年代的公共卫生文献中，一直到2013年在芬兰赫尔辛基召开的第八届全球健康促进大会上，明确提出：“将健康融入所有政策（health in all policy，HiAP），强调了人类的健康受社会、经济环境、个体因素和行为等的影响。”因此，健康教育以及能促使行为和环境有益于健康改变的一切社会支持系统是促进社区健康的两大构成要素。社区健康旨在为社区居民创造一个健康、文明的社区环境；既能促进社区急、慢性疾病的综合防治，又能用于社区生态和社会环境的改善；同时，也提高了社区居民对医疗保健服务的利用，还促进了社区医疗保健服务质量的提高。

社区健康促进活动主要是在各级政府的领导下进行的，社区健康促进的主要任务为以下几点。

（1）争取转变领导及决策层的健康促进观念，制定有利于健康促进发展的政策。

（2）促进个人、家庭和社区在预防疾病、增强促进健康、提高生活质量等方面的责任感。

（3）创造有益于健康的外部环境。

（4）积极推动医疗部门发挥主导作用，向提供健康服务的方向发展。

健康促进与健康教育紧密联系，两者不能等同，也不能相互替代。具体区别见表1-4-1。

表1-4-1 健康教育与健康促进的区别

项目	健康教育	健康促进
主体	医护人员	政府或政策制定者
核心	个体或群体行为改变	建立可持续的环境支持
特点	双向传播，对象明确，常局限于疾病危险因素	全社会参与，多部门合作，对健康危险因素进行全方位干预
方法	结合知识传播，以教育为主	多因素、全方位、整合性，强调组织行为和支持性环境的营造
效果	可致KABP的变化，可带来个体健康水平的提高，但难以持久	个体和群体健康水平提高，具有持久性

徐国辉．社区护理学[M].北京：人民卫生出版社，2021.

（二）健康相关理论

国内外学者提出了许多健康教育相关理论，目前应用较多的是知信行模式、健康信念模式、阶段改变模式和社会认知理论。学习和应用健康教育相关理论，为健康教育工作的开展提供了理论指导。

1.知-信-行模式（knowledge-attitude-belief practice.KABP） “知”为知识、学习，“信”为信念、态度，“行”为行为、行动。该模式把人类行为的改变分为获取知识、产生信念及形成行为三个连续过程，是认知理论在健康教育中的实际应用。知识、信念与态度、行为之间存在着因果关系，但是前者并不一定导致后者，行为改变是目标，若要改变行为，必须有相关的知识作基础，以信念作为动力。

知-信-行模式认为：“信息-知-信-行-增进健康”形成过程中，卫生保健知识和信息是建立积极的、正确的信念与态度，进而改变健康相关行为的基础，而信念和态度则是行为改变的动力，产生促进有益于健康的行为，改变或消除危害健康的行为等健康行为改变的过程是目标。

知识转化为行为改变实际上是一个复杂的过程，多种因素可能影响到这一过程的顺利转化；因此，知识转变成行为需要外部条件，健康教育就是促成转变的重要条件。在健康教育实践过程中，我们常常会遇到“知而不信”“信而不行”的情况。“知而不信”的原因在于：信息的可信性、权威性受到质疑，感染力不强，不足以激发人们的信念；“信而不行”的原因在于：人们在行为改变过程中存在一些不易克服的障碍，或者需要付出较大的代价，这些障碍和代价足以抵消行为的益处，因此人们没有实际行动。当知识上升为信念，就有可能采取积极的态度去转变行为，影响态度改变的因素有以下几点。

（1）信息的权威性：信息的权威性越强，说服力就越强，传播的效能就越大，越能激发和唤起受教育者的情感；感染力越强，改变态度的可能性就越大。

（2）恐惧因素：事态的严重性使人感到恐惧，人们因为恐惧某事件而回避或拒绝某种相关行为。健康教育中注意使用方式和技巧，否则会引起极端反应或逆反心理。

（3）行为效果和效益：它不仅有利于强化自己的行为，还能促使信心不足者发生态度的转变。

社区护理人员只有全面掌控知-信-行转变的复杂过程，才能及时、有效地减弱或消除不利影响，促进形成有利环境，进而达到促使教育对象改变行为的目的。

2.健康信念模式（the health belief model，HBM） 健康信念模式是运用社会心理学方法解释健康相关行为的理论模式，包括个人认知、修正因素和行动的可能性三部分（图1-4-1）。

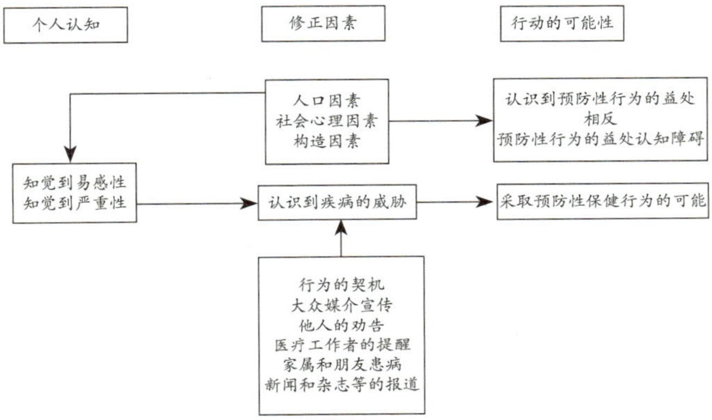

图1-4-1 健康信念模式

健康信念模式认为，要采取某种促进健康行为或戒除某种危害健康行为，必须具备以下几个方面的认识。

（1）感知疾病的威胁：包括对疾病易感性和严重性的感知，认识到健康问题的严重性。

1）疾病易感性的感知：指个体对自身患某种疾病或出现某种健康问题的可能性的判断。一般情况下，个体感到自己患某种疾病的可能性越大，越有可能采取行动来避免疾病的发生。

2）疾病严重性的感知：疾病的严重性既包括疾病对躯体健康的不良影响（如疼痛、伤残和死亡），还包括疾病引起的心理、社会后果。通常，如果个体意识到疾病会影响到工作、家庭生活、人际关系等，往往更愿意主动采纳健康行为，防止严重的健康问题发生。

（2）感知健康行为的益处和采纳健康行为的障碍

1）感知健康行为的益处：采纳健康行为后所能带来何种益处的主观判断，包括对保护和改善健康状况的益处和其他收益，一般而言，人们认识到采纳健康行为的益处越多，越愿意主动采纳该行为。

2）感知采纳健康行为的障碍：采纳健康行为可能面临障碍的主观判断，包括行为复杂、时间花费、经济负担等。感知到的障碍越多，越会阻碍个体对健康行为的采纳。

（3）自我效能：是个体对自己能力的评价和判断，即个体对自己有能力控制内外因素而成功采取健康行为并取得期望结果的自信心。

（4）提示因素：是指导致个人产生健康行为改变的主要因素，如疾病预防与控制宣传、医生建议采纳健康行为、家人或朋友患有此种疾病的情况等都有可能作为提示因素，导致个体采纳健康行为，提示因素越多，个体采纳健康行为的可能性越大。

（三）健康促进相关理论

健康促进是一项复杂的系统工程，涉及了社区人群的整个生命周期，包括了预防疾病、控制各种健康危险因素，以及相关的政府政策。因此，每一位社区护士应掌握健康促进的基本理论和具备健康促进的基本能力。本文重点介绍应用比较广泛的综合框架模型——格林模式。

格林模式（PRECEDE-PROCEED模式）又称健康诊断与评价模式（图1-4-2）。格林模式将健康促进计划设计分为2个阶段、9个步骤。

1.第一阶段　PRECEDE，即评估阶段，由环境评价中应用的倾向因素、促成因素和强化因素英文首字母排列而成，包括社会诊断、流行病学诊断、行为与环境诊断、教育与组织诊断、管理与政策诊断5个步骤。

（1）社会诊断：评估社区人群的健康需求和健康问题，包括生活质量和社会环境评价两方面。生活质量受社会政策、社会服务、卫生政策和经济水平的影响。社会环境评价包括对社会政策环境、经济环境、文化环境、卫生服务系统健康教育工作完善性、社会资源利用状况和对健康投入情况的评价。

（2）流行病学诊断：社区护理人员通过流行病学调查、分析，找出目标人群特定的健康问题，包括威胁社区人群生命健康的主要问题及其危险因素；健康问题的易感人群及其分布特征：疾病在地域、季节、持续时间上的分布规律；哪些干预措施最为敏感；可能获得的预期效果等，为确定干预重点和目标人群提供依据。

（3）行为与环境诊断：找出导致健康问题的行为和环境因素，通过分析各因素的重要性和可变性，确定与健康问题相关的、能够确定为干预目标的行为。

（4）教育与组织诊断：明确特定的健康行为后，分析其影响因素，并确定优先目标，明确健康促进干预的重点，依据影响健康行为的倾向因素、促成因素和强化因素，进行教育与组织诊断。这3个因素共同作用影响人们的健康行为，其中倾向因素是内在动力，促成因素和强化因素是外在条件。

（5）管理与政策诊断：主要评估制订和执行计划的组织与管理能力；支持健康促进计划的资源以及条件（如人力、时间等）；有无进行健康促进的机构及其对健康促进的重视程度；政策和规章制度对健康促进项目开展的支持性或抵触性、是否存在阻碍等。

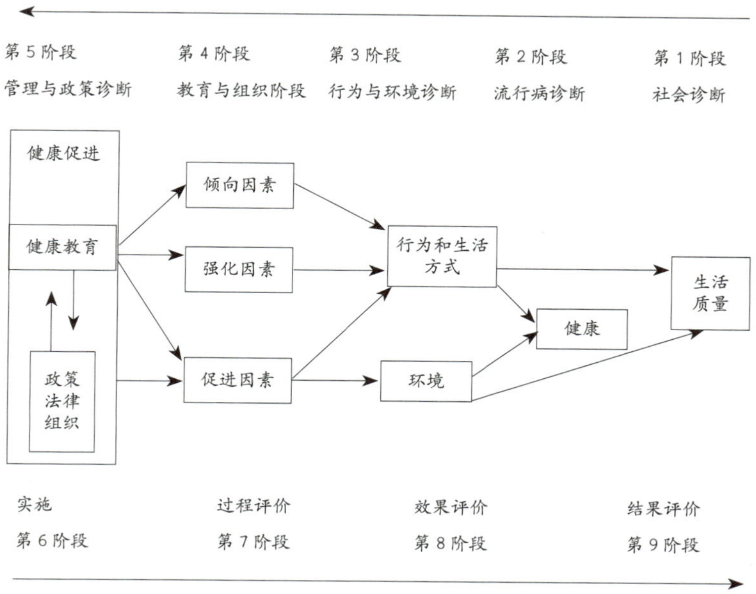

图1-4-2 格林模式

2.第二阶段 PROCEED，即执行与评价阶段，由环境干预中应用的政策、法规和组织手段的英文首字母组成，是计划实施和评价的阶段，包括健康促进计划的实施、过程评价、效果评价和结果评价4个步骤。

（1）实施：按照已制定的计划执行，实施各项健康促进活动。

（2）过程评价：在实施过程中，不断进行评价，找出存在的问题并及时对计划进行调整，格林模式强调在健康教育过程中要充分发挥政策、法规和组织的作用。

（3）效果评价：对健康促进所产生的影响及短期效应进行及时的评价。主要评价指标有干预对象的知识、态度、信念等的转变。

（4）结果评价：当健康促进活动结束时，按照计划检查是否达到目标，评价健康促进是否促进了身心健康，提高了生活质量，并进行成本-效益、成本-效果分析。

二、社区不同人群的健康教育特点

（一）不同健康状况社区居民的健康教育

1.健康人群 主要的社区群体，由各个年龄段的人群组成，这类人群中有的可能认为自己身体健康，对健康教育最缺乏需求，可能对健康教育持排斥态度。因此，教育者主要侧重于促进健康与预防疾病的知识与技能，目的是帮助他们维持良好的生活方式并保持健康；同时，也提醒他们对一些常见疾病提高警惕，认识到疾病预防及早期诊断的重要性。

2.高危人群　高危人群是指具有某些致病危险因素的，包括目前尚健康，但本身存在某些致病的生物因素或不良行为及生活习惯的人群。这类人群发生疾病的概率高于一般健康人群，为了减少疾病发生率，这类人群是健康干预的重点目标人群。健康教育应侧重于预防性健康教育，把与高危因素有关的疾病，如高血压、糖尿病、乳腺癌等个体遗传因素相关性疾病；高盐、高糖及高脂饮食、吸烟、酗酒等个人不良的行为及生活习惯相关疾病，作为健康教育首选内容，积极地消除致病隐患。

3.患病人群　这类人群包括各种急、慢性疾病的患者，根据疾病的分期可以分为临床期患者、恢复期患者、残障期患者及临终患者。前三期的患者一般对健康教育比较感兴趣，他们均不同程度地渴望早日摆脱疾病、恢复健康。因此，健康教育应侧重于疾病治疗和康复相关知识，从而帮助他们积极地配合治疗，自觉地进行康复，从而减少残障，加速康复。对于临终患者的健康教育，实质上是死亡教育，重点是帮助他们正确面对死亡，以减轻对死亡的恐惧，尽可能轻松地度过人生的最后阶段。

4.患者家属及照顾者　他们中部分人往往与患者长期生活在一起，因为长期照护患者而产生心理和躯体上的疲惫，甚至厌倦。他们也可能是同类疾病的高危人群。因此，对他们进行养病知识、自我监测技能及家庭护理技能的健康教育，提高他们对家庭护理重要性的认识，坚定持续治疗和护理的信念，并学会科学地照顾患者；同时也需要指导他们掌握自我保健的知识和技能，在照顾患者的同时，维持和促进自身的身心健康。

（二）不同年龄阶段社区居民的健康教育

1.儿童与青少年健康教育　婴幼儿和学龄前儿童，健康教育的主要内容包括感知、认识、语言能力及动作能力、培养良好的生活、卫生习惯、膳食营养知识、计划免疫知识、培养良好的情绪、情感和个性、美学和礼仪、道德品质教育、常见病的防治和家庭护理（如呼吸道感染、腹泻、佝偻病、缺铁性贫血等）、外伤、触电、交通事故等意外事故的防范。学龄期儿童和青少年，健康教育的主要内容是如何防治近视、结膜炎等，常见传染病的防治知识，如何纠正营养不良、肥胖等营养问题，如何养成良好的学习、作息、个人卫生习惯，正确进行青春期心理卫生、性教育、健康行为教育等。

2.妇女健康教育　主要包括婚前教育（经期卫生保健、性生活卫生常识、优生优育知识、婚后心理卫生知识等）、妊娠期和围生期教育（孕前准备、妊娠期生理卫生知识、孕期胎教、用药指导、围生期生理及心理卫生知识、分娩知识、产褥期的卫生保健等）、育儿知识（母乳喂养、早期教育、计划免疫等）、妇女更年期教育（更年期生理、心理卫生保健）和妇女常见疾病的防治知识（生殖系统炎症、生殖系统肿瘤等）。

（1）中年人健康教育：中年时期家庭负担重、工作强度大，容易积劳成疾，并且部分系统和器官开始生理性的功能衰退，逐渐出现老化现象。因此，针对目标人群应提高自我保健意识、学会调适心理压力、合理膳食与营养指导、规律运动锻炼、合理休息与睡眠，监测和预防常见慢性疾病、改变不良生活方式。

（2）老年人健康教育：健康教育内容包括养生保健，包括老年人生理和心理知识、老年人生活安排、心理调适、营养知识运动锻炼指导等；还应包括老年期常见病的预防、常见慢性病自我管理，提高老年人群对健康体检的重视等。

三、社区健康促进工作方法

健康促进是实现初级卫生保健目标的重要策略，在公共卫生事业中具有核心功能；它主要围绕重大的卫生问题，针对重点场所及人群，倡导健康的公共政策和支持性环境，以社区为基础，开展多种形式的健康促进活动。同时，各级政府、组织和部门需要明确任何决策对健康结果的影响并承担相应的责任，特别是非卫生部门（如工业、农业、教育、财政等）在决策过程中能预见到政策可能对健康产生的影响，进而使本部门制定的公共政策能够促进社区人群的健康。

（一）社区动员

健康教育是一个系统工程，仅依靠医护人员是不能完全解决的，必须动用社区一切可利用的力量。社区健康促进的核心策略是社区居民的动员，促使广泛的社区群众主动参与；同时，协调社区的各个部门，特别是积极开发领导层，获得政策和环境的支持，提高成效。

1.动员社区力量　社区健康促进的主力是社区内各级医院、卫生院、保健站及各单位医务室等部门的医务人员。健康促进工作的积极参与者可以是社区内学校、商业、服务业等行业的社区。社区健康促进的基层骨干力量是来自街道干部、离退休人员中的积极分子、志愿者等；同时，家庭也是社区组织与动员的重要力量。应组织社区成员积极参与各项健康促进活动，培养社区成员的主人翁情感，建立健康促进的活动网络，是顺利实施社区健康促进规划的必要手段。

2.开发利用社区资源　实施健康方面的平等，缩小资源分配和健康需求之间的差异，保障人人享有卫生保健的机会与资源是社区健康促进的重点。除争取外援性技术、人力、经费、设施等之外，更应充分发挥社区资源的作用。

社区资源主要包括：①人力资源：包括健康促进工作人员、政府工作人员、社区居民、志愿者等；②财力资源：包括地方政府的财政援助、单位和各类社团的资金援助、私人的捐助等；③物力资源：包括各类技术援助、健康教育所需的场地和多媒体教学设施等；④信息资源：包括居民对健康促进的认识与建议、健康促进活动的反馈信息等。

（二）选择健康信息传播途径

社区人群的人口学特征多样，存在着职业、文化程度、生活习惯、健康状况、城市与农村不同社区的特点和需求等多方面的差异，在进行健康教育时要因地制宜、因人而异，选择恰当的信息传播方法和技巧，以满足社区居民的不同需求。常用的信息传播途径有口头传播、文字传播、形象化传播、电视媒介传播和综合传播等。每种传播方式都有一定的技巧，技巧运用的好坏直接影响到传播的效果。作为健康教育者，应该学会运用这些技巧。

（三）社会教育和培训

社会教育和培训是除学校教育以外的，由社区健康教育者针对社会人员进行的各种健康教育活动，是社区健康教育和健康促进活动中普遍使用的一种策略。社会教育对象主要面向的是社区的成年人，一般通过组织学习小组、举办讲习班、专题讲座等形式来完成。培训是社会教育的一种特殊形式，是对健康促进人员进行系统培养与训练的过程，也是开发社区资源的一种形式。

社区健康促进是卫生体制改革的重点之一，并作为干预社区群众的健康相关行为和生活方式、改善社区生态环境和生活环境的主要手段，在社区卫生工作中发挥着越来越重要的作用。

案例回顾

社区卫生服务人员群策群力，想了一个办法让这个现象得到改变。

社区卫生服务站在居民宣传栏张贴了一张布告：

> 时间：2月14日上午9点
> 地点：小区门口的餐馆
> 内容：居民健康知识讲座——你健康吗
> 讲座人：社区卫生服务站医务人员
> 欢迎广大居民积极踊跃参加！
> “届时有小礼品发放”

布告贴出后，社区居民相互告知：“本周日发放礼品，别忘了去领礼品。”几乎没有居民听讲座。

讲座举行当天，来听讲座的居民仅62人，但讲课医生还是做了充分准备，吸引了大家的关注。原本为了要来领奖品的居民，也十分认真地听完了这堂健康教育课后，几乎没有人向以往那样争先恐后地去领礼品。讲座结束后大家还围着讲课医生问与自己和家人有关的健康问题，认真听医生解答每一个提问。

一堂不起眼的健康教育讲座，带来了想不到的效果，社区居民口口相传，参加社区健康讲座的居民也越来越多。社区卫生服务站的门诊工作上升，医院的门诊量也在增加，甚至包括床位使用率、床位周转率也在提高，这个站的门诊量2月份就达到了452人；3月份879人，4月份1 522人，5月份2 087人……

第二章
以家庭为中心的护理

上智云图
数字资源素材

章前引言

人口老龄化、慢性疾病的高发、医疗费用的增长等健康问题，促使社区家庭护理成为当今社会发展的迫切需求。家庭是个体生活的基本环境，也是构成社区的基本单位，家庭治疗以整个家庭系统作为治疗单位，它不仅能满足患者在家治疗的需要，也有助于促进患者身心健康的恢复，是社区及社区护理的基本单位。家庭可直接或间接地影响家庭中每一个成员的身心健康，也直接影响社区整体的健康。

社区护理人员应深入了解家庭相关概念、家庭危机、家庭对健康的影响以及可利用的家庭资源，并将焦点定位于家庭成员间的互动关系、关系网络和家庭外的更大系统、沟通的问题，以及自我的分化与系统整体的制约；关注现存的家庭人际互动现象与家庭成员内在心理活动的关系，把家庭这一基本而普遍的人际系统视为治疗单位，通过家庭访视，运用家庭护理程序，为居家的老年人、患慢性疾病或行动不便的人等提供照护、指导等家庭健康护理，是社区护士义不容辞的责任。

学习目标

1. 理解家庭生活周期及其主要发展任务；
2. 理解家庭健康护理的意义、服务对象、工作特点及内容；
3. 识记家庭结构、家庭功能的概念及其对健康的影响；
4. 识记家庭、家庭健康、家庭健康护理评估的常用方法；
5. 掌握家庭健康护理程序、家庭访视的类型、程序及注意事项；
6. 掌握家庭病床的特点、服务对象与项目；
7. 掌握正确运用家庭护理程序帮助解决家庭健康问题。

思政目标

通过学习能够正确认识社区家庭护理是社会发展的需求，能够理解健康家庭对家庭成员患病率或家庭发展阶段问题的影响。社区护士需要培养良好的沟通能力，更需要培养团队协作精神、慎独精神，以及独立解决问题的能力。

案例导入

某社区一家庭，张大爷，81岁，患阿尔茨海默病4年多，近来症状加重，情绪反复无常，不认识家人，大小便不能自理，喜食异物。能自行走动，但出了家门后不认识家和路。患病后和老伴李阿姨一起居住在大儿子家。李阿姨，76岁，体健，一直照顾张大爷的生活起居，夫妻俩每月有3000元退休工资。夫妻俩有两个儿子，大儿子、大儿媳住在城镇，两人均是事业单位职工，小儿子一家在农村，两儿子都非常孝顺，兄弟俩从小感情深厚。

李阿姨主诉因担心张大爷私自外出、接触危险物品或吞食异物，最近1个月来晚上都出现入睡困难，夜间多次惊醒，晨起头晕，全身无力，疲劳；因为张大爷不配合，每天给其穿衣服很困难；每天要洗许多张大爷大小便污染的衣物，又不敢用洗衣机，上次因为不慎扭伤了腰，现在不敢用力，一用力就腰痛，但衣服不洗味道又难闻，担心儿媳回来生气。此外，大儿子夫妻俩比较忙，孙子也经常回来吃饭，李阿姨在照顾张大爷的同时还要（兼顾）做饭、打扫卫生等家务。

大儿子目前忙于一项国家级项目，整天待在实验室，虽然孝顺，但也没有时间照顾老人。大儿媳王某某经常抱怨，觉得张大爷夫妻俩以前一直照顾小儿子，现在又老又病，小儿子却撒手不管，每天一回家还总是感觉一股异味，不仅如此最近家里的支出花钱太多，经济上入不敷出。

思考题

如果你是社区护士，将如何运用家庭护理程序为该家庭提供护理服务呢？

第一节 家庭与家庭健康

一、概述

（一）家庭的概念

家庭定义是指由法定、血缘、领养、监护及婚姻关系为纽带的联系在一起的，2个及以上的人组成的社会团体中最小的基本单位，也是家庭成员共同生活、彼此依赖的处所。家庭是个人和社会之间的缓冲地带。家庭关系的建立取决于家庭成员彼此的承诺和血缘关系；家庭的职责是为其成员提供一个安定的环境，在成员彼此相爱、互助共享的情况下，完成人类的成长和延续。家庭的健康与个人的生理、心理健康的发展紧密相关，家庭已成为家庭成员健康保健的重要场所。

（二）家庭的类型

根据人口结构、代际层次和亲属关系可分为以下类型。

1.核心家庭　又称小家庭，由一对夫妇及其婚生或领养的未婚子女组成的家庭，包括无子女仅有夫妇两人的家庭。由夫妇两人组成且夫妻双方选择不生育的无子女的，称为丁克家庭。核心家庭的特点是家庭人员少、结构简单、关系单纯、规模小，是我国主要的家庭类型。核心家庭的成员间容易沟通，家庭内部只有一个权力与活动中心，便于决策家庭重要事件；但同时，核心家庭可利用的资源和支持也少，家庭关系既亲密又脆弱，如果出现危机，得不到足够的支持，容易导致家庭危机或家庭解体的可能。

2.直系家庭　又称主干家庭，由父母、已婚子女及第三代人组成的家庭。直系家庭可细分为：①二代直系家庭：指夫妇和一个已婚子女组成的家庭；②三代直系家庭：指夫妇和一个已婚子女及孙子女组成的家庭，由户主夫妇与父母及其子女组成的家庭也是三代直系家庭；③四代直系家庭：指户主夫妇与父母、子女夫妇及孙子女组成的家庭。主干家庭具有人数众多、结构复杂、关系繁多、家庭权利不易集中但可利用的家庭资源较多等特点；当出现家庭危机时，应对能力较强，有利于维持家庭的稳定。

3.旁系家庭　又称联合家庭、复式家庭，由两对或两对以上的同代夫妇及其未婚子女组成的家庭，包括由父母同几对已婚子女及孙子女构成的家庭，两对以上已婚兄弟姐妹组成的家庭等。旁系家庭因存在一个权力和活动中心及几个次中心，或几个权力和活动中心并存的特点，故而具有结构相对松散、不稳定，多种关系和利益交织，其决策过程复杂的特殊性。但旁系家庭内部及外部资源较多，有利于家庭对危机的适应与处理。

4.单亲家庭　由离异、丧偶或未婚的单身父亲或母亲及其子女（包括领养子女）组成的家庭。

5.其他　指一些不完全的家庭。如单身家庭、重组家庭等。随着经济与社会的发展，家庭结构发生了变化，单身家庭与单亲家庭等特殊家庭类型也呈现增多趋势。这类家庭由于结构的特殊性，往往因经济、住房、赡养等原因诱发各种家庭健康问题，需得到社区护士的关注。

（三）家庭的结构

家庭结构是指家庭的组织结构和家庭成员间的相互关系，分为家庭外部结构和家庭内部结构。家庭外部结构是指家庭人口结构，即家庭的类型。家庭内部结构是指家庭成员间的互动行为，包括家庭角色、家庭权力、家庭沟通与家庭价值观4个因素，反映了家庭成员之间的相互作用和相互关系。

（四）家庭角色

家庭成员在家庭中所占有的特定地位，代表着个体在家庭中应执行的职能，同时也反映个体在家庭中的相对位置及其与其他成员的相互关系。每一个家庭成员同时有几个角色，每个家庭成员对家庭角色的扮演是否成功直接影响了家庭健康。因此，每个家庭成员应该了解：①角色期待：所有的家庭成员都存在角色期待，如母亲和妻子被认为是温柔和慈爱的形象，应抚养子女、操持家务；父亲和丈夫的角色被认为是力量和威严的，应负责养家糊口，是家庭的重要决策人。随着社会变迁，上述的各种家庭角色正发生变化。②角色学习：个体要实现健康的角色期待，需要通过一种综合性、无止境的学习了解家庭角色的情感、态度、权利和责任来完成相应的角色行为，这个过程称为角色学习。③角色冲突：是指个人不能实现家庭对其的角色期待，或当角色转变时不能适应，便会在内心产生矛盾、冲突的心理；可由自身、别人或环境对角色期待的差异而引起。角色冲突常会导致个体情绪、心理功能紊乱，出现躯体功能障碍，表现出相关的症状与体征，影响家庭的正常功能，甚至导致家庭功能障碍。

（五）家庭权力

指家庭成员对家庭的影响力、控制权和支配权。可分为传统权威型、情况权威型、分享权威型3种。

1.传统权威型　是由家庭所在的社会文化传统规定而来的权威，如在男性主导的社会，父亲为一家之主，家庭成员均以父亲为权威人物，而不考虑其社会地位、职业、能力、收入等。

2.情况权威型　指家庭权力会因家庭情况的变化而发生权力转移，即家庭中谁负责供养家庭、主宰家庭经济大权，其权力便最大。如夫妻双方中的一方失业，家庭权力就会向另一方转移。

3.分享权威型　是指家庭成员分享权威，共同商量作出决定。每个家庭可以有多种权力结构并存，不同时期也可以有不同类型。

（六）家庭沟通

指家庭成员间在情感、需求、愿望、信息、意见与价值观等方面进行交换的过程，能反映出家庭成员间的相互关系，是评价家庭功能状态的重要指标。良好的家庭沟通能化解家庭矛盾、解决家庭问题，是家庭成员调控行为和维持家庭稳定的有效方法，可以促进家庭成员间的关系发展。

（七）家庭价值观

指个体对家庭活动的行为准则及生活目标的思想、态度和信念。家庭价值观受到家庭所处的社会文化、宗教信仰与现实状况的影响。家庭价值观决定了家庭成员与家庭的行为，影响家庭生活方式、教育方式、健康观念与健康行为等，如家庭对健康的态度和信念直接影响个人对疾病的认知、就医行为、遵医行为和健康促进行为。因此，社区护士需要了解目标人群的家庭价值观，尤其是健康观，有助于确认健康问题在家庭中的地位，有助于与家庭成员一起制订切实可行的家庭护理计划，有效解决家庭健康问题。

（八）家庭的功能

自20世纪70年代提出“家庭功能”这一概念以来，对于家庭功能的定义也是众说纷纭。随着社会飞速发展，家庭功能也不断地分解和转变。概括而言，家庭功能指家庭成员在家庭生产和社会生活中所发挥的有效作用。家庭功能主要表现在满足家庭成员的需求，维护家庭的完整性，实现社会对家庭的期望等方面。

1.情感功能　指家庭成员以血缘和情感为纽带，通过彼此相互理解、关爱和支持，满足家庭成员爱与被爱的需求，是形成和维持家庭的重要基础，是家庭的基本功能之一，使每位家庭成员都获得归属感与安全感。

2.经济功能　指家庭为满足家庭成员的衣、食、住、行、教育、医疗、娱乐等多方面的生活需要，提供的物质、空间和金钱等经济资源。

3.生殖养育功能　多数家庭以婚姻为纽带建立，每个家庭具有繁衍和养育下一代，以及赡养老人的功能。通过生育子女、赡养老人，起到延续人类、延续种群和延续社会的作用。

4.社会化功能　指家庭有培养其年幼成员完成社会化，健康地走向社会的责任与义务。家庭作为孩子社会化的主要场所，应为其提供适应社会的教育，帮助其学习语言、知识和社会规范，使其具有正确的人生观、价值观和健康观。

5.健康照顾功能　指家庭成员间的相互照顾，维护及促进家庭成员的健康，并为患病家庭成员提供各类与疾病恢复有关的支持，包括提供合理饮食、保持有益于健康的环境、提供适宜衣物、提供保持健康的卫生资源及配合社区整体健康工作等。

二、家庭生活周期及其护理要点

家庭生活周期是指遵循社会及自然规律所经历的从形成、发展到消亡的循环周期，从夫妇组成家庭开始，经过生产、成长、工作、相继结婚并组建自己家庭而离去，夫妇又回到二人相处的局面，最终因相继去世而消失的过程。

在家庭生活周期的不同阶段，每个家庭面临着不同的家庭发展任务。家庭发展任务是指家庭在各发展阶段所面临的、由正常变化所致的与家庭健康相关的课题。家庭的每个发展阶段，家庭成员都有不同角色与责任，健康家庭会妥善处理各阶段的发展任务，使家庭生活平稳发展。相反，问题家庭会在家庭某发展阶段出现矛盾，在家庭成员中产生一些健康问题。

美国杜瓦尔（Duvall）的家庭生活周期理论将家庭生活周期分为8个阶段（表2-1-1），每个阶段都有其对应的角色、责任及需求。家庭在各阶段能够顺利地适应这些家庭发展任务，可以形成幸福的家庭并为适应下一阶段任务做好准备。反之，如果家庭在不同发展阶段不能成功地满足人类成长的需要，将面临一些与其有关的家庭问题，将对家庭的正常发展和对健康带来不利的影响。

社区护士应掌握家庭生活的周期理论，有助于对家庭正常与异常发展状态进行鉴别，帮助处于不同发展阶段的家庭及家庭成员良好完成发展任务，促进家庭健康发展。

表2-1-1　Duvall家庭生活周期表

序号	阶段	平均长度(年)	定义	家庭发展任务	护理保健要点
1	新婚期	2（最短）	男女结合、妻子怀孕	双方及双方家庭适应与沟通 性生活协调 计划生育 适应新的社会关系	婚前健康检查 性生活指导 计划生育指导 心理咨询
2	婴幼儿期	2.5	最大孩子为0～30个月	父母角色的适应 存在经济和照顾孩子的压力 婴幼儿的健康照顾 母亲的产后康复 婴幼儿计划免疫	母乳喂养 哺乳期性生活指导 新生儿喂养 婴幼儿保健 产后保健 预防接种
3	学龄前儿童期	3.5	最大孩子为30个月至6岁	儿童的身心发育 孩子与父母部分分离（上幼儿园） 意外伤害的预防	父母和儿童的心理指导 合理营养 监测和促进生长发育 疾病预防 防止意外事故
4	学龄儿童期	7	最大孩子为6～13岁	儿童的身心发展 上学问题 使孩子适应上学 逐步社会化	学龄期儿童保健 正确应对学习压力 合理社会化 防止意外事故
5	青少年期	7	最大孩子为13～20岁	青少年的教育与沟通 青少年与异性交往 青少年性教育 与父母代沟 社会化问题	亲子沟通 健康生活指导 青春期教育与性教育 防止早恋、早婚 防止意外事故

（续表）

序号	阶段	平均长度（年）	定义	家庭发展任务	护理保健要点
6	孩子离家创业期	8	最大孩子离家至最小孩子离家	父母与孩子关系改为成人关系 父母逐渐有孤独感 父母的慢性病及危险因素 照顾高龄父母	心理咨询 消除孤独感 定期体检 更年期保健 婚姻关系调试
7	空巢期	15	所有孩子离家至家长退休	恢复夫妇二人世界 重新适应婚姻关系 感到孤独，开始计划退休后生活 老年相关疾病的预防工作	稳固婚姻关系 防止药物成瘾 意外事故防范 定期体检 改变不良生活方式 培养休闲兴趣
8	老年期	10 ~ 15	退休至死亡	适应退休生活 适应与新家庭成员关系 经济及生活的依赖性高 面临各种老年疾病及死亡的打击 面临丧偶	退休后角色改变、收入减少的调适 慢性病防治 孤独心理照顾 提高生活自理能力 提高社会生活能力 丧偶期照顾 临终关怀

三、家庭健康

家庭健康是指家庭系统在生理、心理、社会关系和精神方面的一种良好的、动态变化的稳定状态，每一位家庭成员能感受到家庭的凝聚力，它能够满足和承担个体的成长，维系个体面对生活中各种挑战的需要。健康家庭是针对家庭为单位进行评价，而不是针对每一位个体成员的健康状态，如家庭经济条件有限，不足以支持子女的教育和发展，这还可能影响父母与子女之间的感情，这些都是家庭不健康的表现。在不同的家庭生活周期，充分积极地发挥家庭功能，才能起到促进和保护家庭成员健康作用。

1.家庭对个人健康的影响　个体的健康观念、健康相关行为、压力和情感支持的根本来源来自其家庭。因此，社区护理人员必须重视家庭健康的影响。

（1）遗传和先天的影响：生物遗传、家庭遗传因素及母亲孕期不良因素是影响个人健康的重要因素，会导致一些疾病的产生，如唐氏综合征（又称先天愚型）、地中海贫血、先天性畸形等。

（2）对儿童生长发育及社会化的影响：家庭影响儿童的生理、心理发展和社会性成熟，0～18岁是个人身心发展的重要阶段，大多数是在家庭内完成。儿童的躯体、行为方面的疾病与家庭状态有着密切的联系，如年幼时长期丧失父母照顾，父母监护教育角色的缺失，很大部分将会表现出内心封闭、情感冷漠、行为孤僻、性格内向、缺乏交流的主动性、脾气暴躁、冲动易怒，与自杀、抑郁和社会病态人格等精神障碍有关。

（3）对疾病传播的影响：感染和神经官能症在家庭中的传播较为多见。家庭成员长期居住生活在一起，导致病毒感染在家庭中有很强的传播倾向，如结核病、性病、肝炎等。同时，母亲患精神性疾患，其孩子患神经官能症的可能性较大。

（4）对疾病发病和死亡的影响：某些疾病的发病和死亡会受到家庭因素的影响。因为家庭是个体获得社会支持的主要来源，当发生不良生活事件时，会因家庭资源缺乏、家庭功能障碍导致个体不能有效应对。一些研究表明，许多疾病在发病前都出现过生活压力事件的增多的情况。

（5）对康复的影响：家庭的支持对某些疾病的治疗和康复，尤其是慢性病和残疾，如瘫痪患者的康复、骨科患者的功能锻炼等有很大的影响。安德森（Anderson）等人发现，糖尿病控制不良与低家庭凝集度和高冲突度密切有关，家庭的合作和监督是糖尿病患者控制饮食的关键。家长长期的忽视和漠不关心可导致儿童罹患抑郁症。

（6）对求医行为、生活方式与习惯的影响：健康信念往往会在家庭成员间相互影响，个体的求医行为会受到另一成员或整个家庭的影响。家庭功能的良好程度可以直接影响到个体和家庭对卫生资源利用的频度。家庭成员的频繁就医和对医生的过分依赖往往是家庭功能障碍的表现。同时，家庭成员具有相似的生活方式与习惯，一些不良习惯可能成为某一家庭成员的通病，影响家庭成员的健康。

2.健康家庭的特征　一般认为家庭健康必须具备以下5个特征。

（1）良好的家庭交流：家庭成员能彼此分享感觉、理想，彼此关心、相互支持，使用语言或非语言的沟通方式促进相互了解、能共同面对家庭问题，并能有效化解冲突。

（2）促进家庭成员的发展：家庭成员有足够的自由空间和情感支持，使成员有发展和成长的机会，能够随着家庭的改变而有效地调整角色和职务分配，以满足家庭需求。

（3）积极地面对矛盾及解决问题：出现家庭问题时，家庭成员不回避问题，主动承担责任，并积极解决问题。遇有解决不了的问题，不回避矛盾并寻求外援帮助。

（4）有健康的居住环境及生活方式：提供安全舒适的生活环境，能认识到家庭内的安全、营养、运动、闲暇、健康和积极的生活方式等对每位成员的重要性。

（5）与社区保持联系：家庭成员能积极参与社区活动，不脱离社会，充分运用社会网络，主动与社会保持联系，充分利用社区资源满足家庭成员的需要。

第二节　家庭护理程序

家庭护理程序是社区护士运用护理程序对家庭进行护理的方法，是以家庭为单位的整体护理模式。家庭护理程序包括评估家庭健康问题、进行家庭护理诊断、结合家庭的需要和现有的资源制订家庭护理计划、具体实施计划并评价其效果，并根据评价效果做出必要的修正，以维护家庭正常功能，促进家庭健康。

一、家庭护理评估

（一）评估内容

家庭护理评估是为确定家庭健康问题而收集主、客观资料的过程。包括家庭成员的个人评估、健康状态、生活方式、家庭的结构与功能、家庭发展阶段及其发展任务、家庭健康需求及心理社会变化的评估。家庭护理评估的内容详见表2-2-1。

表2-2-1 家庭护理评估内容

评估项目	评估具体内容
家庭一般资料	家庭地址、电话
	家庭成员基本资料（姓名、性别、年龄、家庭角色、职业、文化程度、婚姻状况、宗教信仰）
	家庭成员健康状况及医疗保险形式
	家庭成员生活习惯（饮食、睡眠、家务、育婴和休假情况）
	家庭健康管理状况
家庭环境	家庭地理位置，距离社区卫生服务机构的远近
	家庭周围环境（空气、绿化、噪声、辐射等）
	居家环境（居住面积、空间分配、设施、卫生、潜在危害、食物和水的安全等）
家庭中患病成员的状况	疾病的种类及预后
	日常生活能力及受损程度
	家庭角色履行情况
	疾病消费
家庭发展阶段及发展任务	家庭目前所处的发展阶段与发展任务
	家庭履行发展任务的情况
家庭结构	家庭结构及患者与家庭成员间及其他家庭成员间的关系
	家庭沟通类型（思想交流与语言交流）
	家庭成员的分工及角色（平素及家庭成员患病后的变化）
	家庭权力（传统权威型、情况权威型、分享权威型）
	家庭价值系统（家庭成员的个人观念、态度、信阳、健康观及家庭价值与信念）
家庭功能	家庭自我保健行为
	培养子女社会化的情况
	家庭成员间的情感
家庭资源	家庭内资源：经济支持、维护支持、医疗处理、情感支持、结构支持、信息和教育支持
	家庭外资源：①社会关系（邻里、亲戚、工作单位）②社会保障设施（医疗保险机构、居民委员会、养老院、社区卫生服务中心等）

（续表）

评估项目	评估具体内容
家庭与社会的关系	家庭与亲属、社区、社会的关系
	对社区的看法
	对家庭外利用社会资源的利用及需求
家庭应对和处理问题的能力与方法	家庭成员对健康问题的认识（疾病的理解和认识等）
	家庭成员间情绪上的变化
	家庭战胜疾病的决心
	家庭应对健康问题的方法
	生活调整（饮食、运动及作息）
	家庭的经济应对能力
	家庭成员的照顾能力

（二）评估常用工具

常用的家庭健康评估工具有：家系图、家庭功能和社会支持度评估工具。

1.家系图　是以家谱的形式展示家庭结构和关系、家庭人口学信息、家庭生活事件、健康问题等家庭信息。家系图可以帮助社区护士和其他医务人员能够迅速评估家庭基本情况、判断危及家庭健康的问题和家庭高危人员等，是迅速把握家庭成员健康状况和家庭生活周期等资料的最好工具，也是家庭健康档案的重要组成部分。

家系图可包含三代或三代以上人口，不同性别、角色、关系用不同符号表示（图2-2-1）。

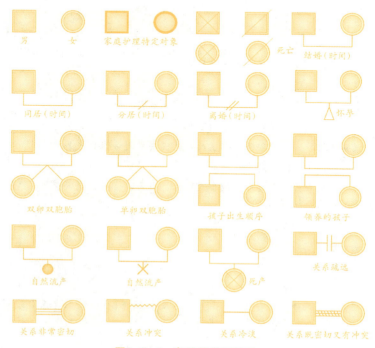

图2-2-1　家系图常用符号

家系图绘制要求：第一代在上方，第二代或其他后代在下方；同代人从左开始，依出生顺序从左到右排列，年龄大者排在左边。每个成员符号旁，可标注年龄、婚姻状况、生或死亡日期、患病情况。也可根据需要标注家庭成员的职业、文化程度、家庭决策者、家庭重要事件及主要健康问题（图2–2–2）。长辈在上，晚辈在下；同辈居中，长者在左，幼者在右；夫妻居中，男在左，女在右。

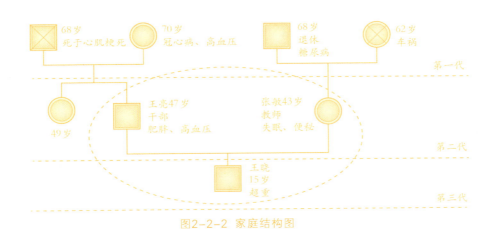

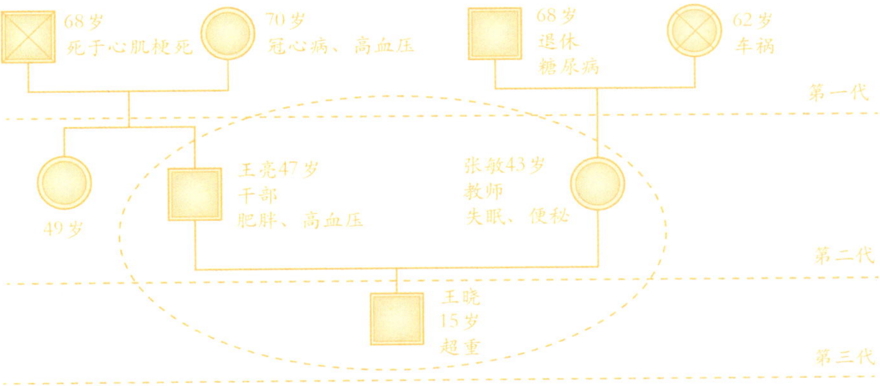

图2–2–2 家庭结构图

2.APGAR家庭功能评估表 又称家庭关怀度指数测评表，是由斯密克汀（Smilkstern）于1978年设计的检测家庭功能的主观评价问卷，用来检测家庭功能的自评问卷，适用于初次家访，对家庭功能的简单了解。APGAR家庭功能评估表，其名称含义如下：适应度（adaptation）、合作度（partnership）、成熟度（growth）、情感度（affection）和亲密度（resolve）。它具有回答问题少，评分容易，可以粗略、快速地评价家庭功能的特点，适宜在社区工作中使用。问卷包括两部分，第一部分测量个人对家庭功能整体的满意度（表2–2–2），第二部分用于了解个人和家庭其他成员间的关系（表2–2–3）。

表2–2–2 APGAR量表（第一部分）

维度	评估问题	经常 2分	有时 1分	几乎从不 0分
适应度	当我遇到问题时，可以从家人处得到满意的帮助			
合作度	我很满意家人与我讨论各种事情以及分担问题的方式			
成熟度	当我希望从事新的活动或发展时，家人都能接受且给予支持			
情感度	我很满意家人对我表达感情的方式以及对我情绪（如愤怒、悲伤、爱）的反应			
亲密度	我很满意家人与我共度时光的方式			

表2-2-3 APGAR量表（第二部分）

按密切程度将与您住在一起的人（配偶、子女、朋友）排序			跟这些人相处的关系（配偶、子女、朋友）		
关系	年龄	性别	好	一般	不好
如果您和家人不住在一起，您经常求助的人（家庭成员、朋友、同事或邻居）			跟这些人相处的关系（家庭成员、朋友、同事或邻居）		
关系	年龄	性别	好	一般	不好

3.社会支持度　社会支持度体现以家庭护理特定对象为中心的家庭内外的相互作用。连线表示两者间有联系，双线表示关系密切。社会支持度图有助于社区护士较完整地认识家庭目前的社会关系以及可利用的资源（图2–2–3）。

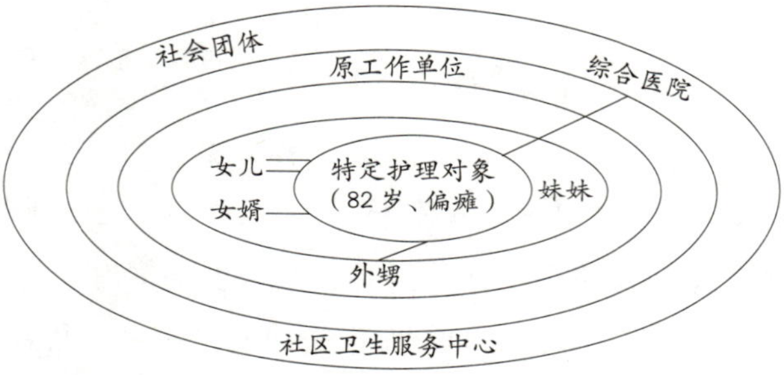

图2–2–3 社会支持度图

（三）评估注意事项

1.全面有价值　社区护士应运用多种方法收集资料，其中主要方法有观察法和交谈法。通过观察法收集家庭环境和家庭成员间的沟通状况；通过交谈法与家庭成员进行交流，可以了解患者或存在健康问题的家庭成员的健康状况、家庭状况和家庭成员间的关系等；同时，充分利用其他人员收集的资料，全面客观地掌握家庭成员的健康状况，如医院的病历记录、社区居民的健康档案及社区人口资料等。

2.建立信任关系　社区护士应主动、积极、有意识地和家庭建立相互尊重相互信任的关系，在取得家庭信任的基础上，充分挖掘和发现家庭深层次的健康问题。

3.多样性和动态性　社区护士在进行家庭护理评估时，应充分认识到家庭的多样性和动态性。不同的家庭背景下处理同一个健康问题的方法可能有所不同，因此要充分重视不同家庭有其各自的特点和独特性。

4.正确分析判断和调整计划　社区护士应在整个家庭护理过程中，针对家庭结构、家庭生活周期和家庭成员的健康状态的动态变化下，不断地进行家庭评估，避免主观判断，并及时调整家庭护理诊断和护理措施。

二、家庭护理诊断

家庭护理诊断又称家庭护理问题，是社区护士根据评估收集的资料，判断家庭目前存在的或潜在的主要健康问题，为制订家庭护理计划提供依据。

（一）列出家庭护理问题

社区护士在全面收集家庭资料的前提下，整理资料并分类分析收集到的资料，并从中发现影响家庭健康的主要问题。这些问题可能是来自患病家庭成员未被满足的照顾需要，也可能是疾病对整个家庭的影响，以及家庭在特定发展阶段未完成的任务等。社区护士需要选择有意义的资料，逐一列出这些问题，按家庭问题类别进行分类。

（二）确定家庭护理诊断

在列出家庭护理问题以后，社区护士应从整体上分析这些问题涉及的家庭中的个人、家庭内部成员、家庭与社区之间的联系，理清健康问题间的相互关系，还要结合家庭的具体需求，列出原因做出家庭护理诊断。家庭护理诊断如同临床护理诊断或社区护理诊断，也采用PES的形式表述。

（三）确定家庭护理诊断的优先顺序

社区护理需根据家庭健康问题的严重程度，按照轻重缓急进行排序，把对家庭威胁最大、后果严重、急需解决的健康问题排在第一位，其他问题依次解决。

三、家庭护理计划、实施与评价

（一）制订家庭护理计划

家庭护理计划是以家庭护理诊断为依据，确定家庭护理目标和选择家庭护理措施的过程（表2-2-4）。以下为制订家庭健康护理计划的步骤。

表2-2-4　家庭护理计划表

日期	家庭护理诊断	目标	实施计划		评价计划	
			护理措施	实施时间	评价标准	评价时间

1.确定家庭护理目标　护理目标有长期目标和短期目标。长期目标是社区护士和家庭希望达到的最终目标。短期目标是指为实现长期目标而需要在几天、几周或几个月内达到的许多分

目标。明确的护理目标是实施护理计划的指南，也是护理实施是否有效的评价标准。因此，制定的护理目标应是可观察或可测量的指标，能反映护理问题的改善情况。

2.制订家庭健康护理计划　家庭护理计划内容包括护理措施、实施时间和评价计划。在制订具体的护理措施时应注明护理措施的实施者及实施途径（如利用何种资源）。计划应能回答4W1H的内容，即when—什么时候、where—在哪里、who—谁去做、what—做什么、how—怎么做。同时，社区护士还应制订评价计划，评价计划包括评价的时间及评价标准等。

3.制定家庭健康护理计划原则

（1）互动性：每个家庭及成员均有权对自己的健康做出决定，社区护士应让家庭及成员均参与家庭护理计划的制订。社区护士主要负责为家庭提供信息和指导，并辅导家庭制订护理计划。

（2）可行性：社区护士在完成家庭健康评估后，可能发现多个家庭健康问题，但并不意味着这些问题都能同时解决。因此，在协助制定家庭护理计划时，护士应考虑健康问题的严重性和紧迫性设立目标，还应充分考虑时间、家庭资源及家庭执行能力。

（3）差异性：不同的家庭即便有相同的家庭健康问题，由于各自的家庭背景资料的不同，其护理目标及支持方法也可能不尽相同。因此，社区护士协助制订家庭护理计划时要与家庭背景资料相适应。

（4）意愿性：一个家庭的家庭健康观念、价值观念直接影响其对家庭健康问题的看法和对行为方式的反应，所以社区护士应详细了解其家庭健康价值观，结合了家庭健康观念的护理计划往往更容易执行。

（二）实施家庭护理计划

家庭护理实施是将家庭健康护理计划付诸行动的过程。主要责任者和实施者是家庭成员，另外也需要社区护士作为健康信息提供者和指导者参与过程，其他健康护理小组成员、家庭社会关系网中的其他人员等也共同参与。

在家庭护理实施过程中，社区护士主要的职责：①提供直接护理、解除家庭在获取某些服务中的障碍；②提高家庭的能力，使其更好地按照自身利益而取措施并承担相应的责任。

家庭护理实施是把家庭作为护理对象，实施内容归纳为以下几点。

1.应对疾病社区护士通过提供健康信息，如介绍疾病相关知识、教会患者及家属疾病照顾的技能等，并提供患者和家属表达情感的机会给予情感支持；与此同时，社区护士还应联系当地的患者互助组织及提供一些具体的护理照顾（给氧、静脉输液、伤口换药等），发掘家庭内部的资源和优势，有意识地引导家庭去思考压力的意义和怎样应对，必要时建议应对的策略，给予家庭一些实际支持，帮助家庭顺利地应对危机。

2.适应发展性改变　每个家庭在面临发展性的转变时，都需要学习新的知识和技能去适应家庭发展阶段的改变。例如，当夫妻家庭面临第一个孩子出生时，夫妻双方都需要学习正确的育婴知识和必要的技能，以适应家庭角色的改变。社区护士能够预见性地提供教育和指导，帮助家庭提前做好准备，应对即将来临的转变。

3.获得所需资源和支持　在家庭护理实施中，社区护士应能够帮助家庭充分利用内外资源和增强可获得的社会支持。社区护士应当了解社区内的互助团体、政府的福利政策、医疗资源等，为家庭提供相关信息，帮助家庭确认和使用这些资源。同时，社区护士也可采用推荐转诊、电话随访、入户访视、介绍参加社区自助小组等方式，帮助家庭增强其社会支持网络。

4.促进家庭的内部改变　社区护士应帮助家庭成员依据他们的价值观和想法，在家庭内部原有的运作模式不能够适应家庭发展或环境改变的要求时做出决定和选择，促成积极的家庭改变，建立新的家庭运作模式。

5.帮助家庭维持健康的生活环境　随着社会的工业化发展，不可避免地造成了生活环境的改变，这些环境改变也可能影响到了家庭的健康，如空气污染、水污染、家装过程中的甲醛污染、食品安全问题等。社区护士应教会家庭调整室内环境、向家庭介绍可能影响健康的环境因素以及防范的方法、向政府部门提出改善环境的建议等方式，促进并维护家庭环境的健康。

（三）家庭护理评价

家庭护理评价是对家庭护理活动进行的全面检查与控制，是保证家庭护理计划实施成功的关键措施，贯穿于家庭护理活动的全过程。

1.评价类型　家庭健康护理评价通常包括过程评价（阶段评价）和结果评价（总结性评价）。过程评价是对家庭护理过程中的评估、诊断、目标、实施等不同阶段分别进行评价，其目的是根据评价结果及时调整修改各阶段的计划和内容。结果评价是评价家庭在接受护理干预后的效果，即是否达到了预期目标的总评。

2.评价内容

（1）个体健康的评价：家庭中患病的个体是家庭健康护理的重点对象，评价内容包括：①家庭健康护理措施对患者的影响、个体的健康状态、患病的家庭成员和家属日常生活质量提高的程度；同时，家庭成员在照顾患者时，并未失去自己的生活乐趣，也未因照顾患者而造成自身健康不良的情况；②患者及家属对疾病的了解程度，患者及其家庭获得了应对家庭发展任务和健康问题的基本知识，增强了关心自己身体健康的意识；③个体对护理措施的满意程度；④家庭情绪稳定情况，评估患者和家庭成员是否存在不安和恐慌，使其妨碍对健康问题的应对和处理，是否有不亲近感和孤独感；家庭成员能否使自己的情绪趋于稳定并参与解决家庭的健康问题等。

（2）家庭成员间互动的评价：社区家庭护理是把家庭看作一个整体来评价，社区护士应了解家庭是否能够有效发挥其功能和解决自身存在的问题。内容包括：①家庭成员的彼此理解，所有家庭成员能相互考虑并理解对方的需求；②家庭成员间的交流情况，根据家庭特点家庭成员开始思考最佳的交流方法；③家庭成员的亲密度和爱心，家庭成员是否有决心和信心相互合作，应对目前家庭已经出现的健康问题；④家庭成员判断和决策问题的能力；⑤家庭的角色分工，家庭原有的角色由于现阶段的家庭发展任务或家庭健康问题而发生改变时，家庭成员是否都参与了自己相应角色工作的分担。

（3）家庭与社区关系的评价：评价家庭对现有的社区资源的利用情况，以及家庭成员改善家庭环境的努力情况。内容包括：①社会资源的有效利用：相应的社会资源是否被家庭积极利用来解决家庭健康问题，提供的护理服务是否与家庭的需求相一致，是否朝这个方向努力；②环境条件的改善：家庭成员是否积极地把家庭环境向利于健康的方向改善，是否能够得到近邻的帮助和鼓励。

（4）评价结果：社区护士根据评价结果来判断家庭健康问题是否得到解决并达到预定目标，社区护士可以解除对该家庭的援助。评估结果也帮助社区护士可以发现家庭护理中存在的问题，决定是修改计划还是重新诊断、计划后给予护理。如果没有达到预期目标，社区护士需要思考是否出现了如家庭应对冷淡、怀疑与犹豫等现象。这可能与护士和家庭的价值观不同，或者家庭的某些观点可能会被护士忽略而导致失望，也有可能家庭成员认为部分问题或者解决这些问题的程序太麻烦，或者因害怕失败而不愿执行等。社区护士需要全面分析产生障碍的原因，运用多种方法克服障碍，使护理措施得以顺利进行，解决家庭健康问题。

第三节　家庭健康护理方法

家庭访视与居家护理是家庭健康护理的基本手段。通过家庭访视和居家护理，社区护士可以完成对社区家庭护理服务对象的预防保健、健康促进、护理照顾和康复护理工作。

一、家庭访视

（一）概念

家庭访视，简称家访，是指社区护士通过在服务对象家中，为了维持和促进健康而对服务对象所提供有目的的护理服务活动。家庭访视可以帮助社区护士了解和发现家庭潜在的或现存的健康问题。掌握服务对象的家庭现状，了解服务对象的家庭环境、家庭结构、家庭功能和家庭成员的健康状况等。同时，家庭访视有助于社区护士与访视对象建立良好关系，加深社区护士对服务对象的了解，便于社区护士为服务对象及其家庭提供全面的医疗服务，有利于家庭护理计划的实施是家庭护理的重要工作方法，也是为服务对象提供的主要服务形式。

（二）家庭访视的目的

1. 发现家庭健康问题　通过了解家庭成员的健康状况、了解家庭生活环境中影响家庭健康的因素，及时协助家庭发现家庭成员某些与健康相关的问题。

2. 确认相关因素和解决问题的方法　通过家庭健康资料的收集分析，结合家庭内外部资源，确认阻碍家庭健康的危险因素，直接与服务对象合作，采取适当的措施，进行有针对性的家庭护理，并逐步消除相关因素，确保服务对象的家庭健康。

3.为缺乏自我护理能力的服务对象，如病、伤、残者，提供必要的、适当的、有效的保健和护理服务。

（1）促进家庭功能：为家庭提供有关促进健康和预防疾病的健康教育，调动护理对象及其家庭成员积极参与，提高家庭及成员的自我健康管理能力，促进家庭及成员掌握与疾病相关的保健与护理知识，有效促进家庭功能，维护家庭健康。

（2）促进有效利用支持系统：社区护士在了解家庭和社区健康资源的基础上，鼓励服务对象的家庭充分利用有关的健康资源，建立有效的支持系统，并为家庭护理服务对象提供心理支持，增强战胜疾病的信心。

（3）社区共性健康问题的判断：社区护士通过对社区内某些具有共性健康问题的家庭进行评估和分析，提供判断社区健康问题的线索。

（三）家庭访视的类型

1.预防性家庭访视　目的是预防疾病和健康促进，主要用于妇幼保健性家庭访视、计划免疫等。

2.评估性家庭访视　目的是对照顾对象的家庭进行家庭健康评估，为制定家庭护理计划提供依据，常用于有家庭危机或健康问题的患者及年老体弱者或残疾人的家庭。

3.连续照顾性家庭访视　目的是为有后续照顾需求的患者提供连续性的照顾，常定期进行。主要用于患有慢性疾病或需要康复护理的患者、某些急性病患者、行动不便的患者、临终患者及其家属。

4.急诊性家庭访视　具有随机性，目的是到服务对象家中解决临时性的、紧急的情况或问题，如外伤、虐待老人、家庭暴力等。

（四）家庭访视的程序

家庭访视的过程可分为访视前准备、访视中的工作、访视后的工作3个阶段。

1.访视前准备　全面充分的准备是家庭访视成功的首要条件，特别是对每个服务对象的首次家访。

2.选择访视对象及优先顺序　目前我国社区护士的配备并不充足，在有限的人力资源、有限的时间的情况下，社区护士应合理地安排好家访的优先顺序，以便充分利用时间和人力。遵循的原则是：

（1）健康问题影响的人数：如霍乱、痢疾、甲型肝炎等传染病，若不优先加以控制，将会影响更多人的健康。社区护士应优先安排访视有此类健康问题的家庭。

（2）健康问题对生命的影响：如社区中的外伤、出血、患先天性心脏病的小儿和患肺心病患者等患有高致死率疾病的家庭应优先访视，并积极配合急救或协助送就近医院治疗。

（3）易产生后遗症的家庭：如心肌梗死、卒中等疾病的后遗症会造成家庭和社会的负担，此类患者出院后仍需加强护理，应优先访视和安排具体的家庭护理。

（4）卫生资源的控制：如糖尿病、高血压等慢性病患者，其疾病的控制情况将很大程度上影响以后的生活质量及造成经济损失，不仅会加重患者的痛苦，还会导致卫生资源的浪费，应列为优先访视对象。

（5）其他：在优先访视患者中，各有不同的情况，要具体情况具体分析，灵活安排访视程序和路线。如果同时需要访视两个患者，一个居住较远且病情严重，另一个居住较近病情较轻，则应当优先访视前者。如果同时有两个患者，一个病情已基本得到控制的传染病患者，而居住较近，另一个也是一般性访视而且居住较远，则优先访视后者。如果一处有2个患者，一个患者躯体留置引流管需换管，另一位患者患有压疮已破溃感染需换药，则应安排前者优先处置，洗手后再对后者进行换药。

3.确定访视目的　社区护士在家庭访视前必须先确定访视目的，再制定实际访视中的具体程序。在首次访视之前，社区护士可以通过查看家庭健康档案及病史资料等方法，了解所访视家庭的信息，便于制定访视目的。对家庭做连续性的管理与护理时，其管理目标也要列出具体的要求，每次访视前要对上一次访视进行总结和评价，补充遗漏。当经过一段时间的管理后，便可根据目标评价管理效果，考察目标设定是否正确、是否需要制定新的措施、是否需要继续管理或是否现阶段可以结束。

4.准备访视用物　根据访视目的和访视对象确定访视用物，访视物品分为两类：一类是访视前应准备的基本物品，包括：①体检工具，如体温计、听诊器、血压计、手电筒、量尺；②常用消毒物品和器械，如酒精、纱布、棉球、剪刀、止血钳；③隔离用物，如口罩、消毒手套、帽子、围裙、工作衣；④常用药物及注射工具；　⑤其他如记录单、健康教育材料及联系工具（地图、电话本）等。另一类是根据访视目的增设的访视物品，如对新生儿访视时增加体重秤、有关母乳喂养和预防接种的宣传材料等。

5.联络被访家庭　一般是通过电话预约，事先与访视家庭商定具体访视时间和注意事项。如果因为预约使家庭有所准备而掩盖了想要了解的真实情况时，可以安排临时性突击访视（即急诊性家庭访视）。

6.安排访视路线　社区护士根据家庭访视的优先顺序及具体情况安排一天的家庭访视路线，可由远而近，或由近而远，并在访视机构留下访视目的、出发时间及预定回归时间和被访家庭的住址、路线和联络方式，以备有特殊情况时，访视机构能尽早与访视护士取得联系。

（1）访视中的工作：访视中的工作分为初次访视和连续性访视。连续性访视是社区护士对上次访视计划进行评价和修订后，制订下次的访视计划并按新计划进行护理；同时，在访视中不断地收集资料，为以后的访视提供依据。初次访视的主要目的是建立关系，获取基本资料，确定主要健康问题。初次访视时由于社区护士接触的是一个陌生环境，访视工作相对较为困难。所以，社区护士在初次访视中应注意。

（2）建立信任关系：初次访视是连续性访视的重要基础。初次访视时，社区护士要向访视对象介绍所属单位的名称和本人的姓名，向访视对象确认住址和姓名。社区护士必须向访视对象解释此次访视目的、必要性、以及提供的服务、服务所需时间等。在访视对象愿意接受的情况下提供服务和收集资料，还可以向访视对象明确其权利，必要时可签订家庭访视协议。通过简短的社交过程使访视对象放松并取得信任，与服务对象及家庭建立信任、友好、合作的关系。被访家庭有权决定访视时间和访视人员，甚至可能出现拒绝访视的情况。如被拒绝，社区护士应客观分析拒绝的原因。

（3）评估、计划与实施：访视工作的思维应按照护理程序进行，包括初步的个体评估、家庭评估、环境评估，对资源设备、知识水平、社区资源的各项评估等；根据评估结果，与护理对象共同商讨、制订或调整护理计划；并根据需要完成急需实施的护理措施，进行健康教育指导工作。护理操作过程中，严格执行无菌技术操作原则，消毒隔离制度，排除其他干扰（如电视等），及时回答护理对象的提问，培养家庭自我护理能力，必要时向其介绍转诊机构。操作后还要妥当处理污染物，避免污染，整理用物并洗手。

（4）简要记录访视情况：在访视过程中时，对收集到的主、客观资料以及进行护理措施和指导的主要内容进行记录，如日期、到访时间、离开时间、访视人员、患者病情情况、采取的护理措施等。记录时注意只记录重点内容，不要为了记录而忽略了访视对象的谈话。

（5）结束访视：当访视目的完成后，需要与访视对象一起简要总结。社区护士应根据访视对象问题的缓急，征求访视对象意见后，与访视对象预约下次访视时间和内容。社区护士在首次访视后要告知访视对象有问题时的联系方式，给家庭留下访视者的有关信息，如联系电话、工作单位地址等。

（6）访视后的工作

1）消毒及物品的补充：访视结束后回到社区卫生服务中心，社区护士应将所有使用的物品进行必要的处理、整理和补充访视包内的物品。

2）记录和总结：及时地整理和补充家访记录，包括护理对象的反应、检查结果、现存的健康问题、协商内容和注意事项等，分析和评价护理效果和护理目标达成的情况，最好建立资料库或记录系统，建立家庭健康档案和病历，方便为以后其他社区卫生服务人员提供综合服务，保证护理工作的连续性。

3）进行护理效果评价及修改护理计划：根据收集的家庭健康资料和新出现的问题，需要调整护理计划和措施，及时总结服务经验，改进下一步护理计划。如果访视对象的健康问题已解决，即可停止访视。

4）协调合作：社区护士应及时与其他社区工作人员交流访视对象的情况，商讨解决办法，如个案讨论、汇报等。如果现有资源不能满足访视对象的需求，而且该问题在社区护士职权范围内不能得到解决时，应与其他卫生服务机构、医生、设备供应商等联系，做出转诊安排或联系其他社区资源。

（五）家庭访视中的注意事项

1.着装　着装需要适合社区护士身份，得体、整洁、协调、便于工作。随身带身份证、工作证等，不佩戴贵重首饰。穿舒适的鞋，以便必要时能够跑动。

2.态度　尊重被访视对象及其家庭的交流方式、文化背景、社会经历等，社区护士应态度稳重大方、合乎礼节，关心和尊重被访视家庭，保守被访家庭的秘密。

3.访视时间　以1小时以内为宜，避开家庭的吃饭和会客时间。若预计单次访视时间可能超过1小时，社区护士最好能分成2次进行，以免时间过长影响访视对象的个人安排，或影响下次访视。

4.服务项目与收费　护患双方要明确收费项目与免费项目，一般家访人员不直接参与收费，遵守职业规范不接受礼金和礼物等。

5.安全　由于家庭情况复杂，社区卫生服务机构应建立安全制度，保证社区护士及访视对象的人身、财产、交通安全等。例如，家访的路程经过一些偏僻的场所时，护士有权要求有陪同人员同行；在访视对象家中看到一些如打架、酗酒、吸毒、有武器等不安全因素，可立即离开，并与有关部门联系；访视家庭是单独的异性时，应考虑是否需要一个陪同者同行，或尽量要求护理对象的家属在场。

二、居家护理

（一）概念

居家护理是指社区护士直接到患者家中，向居住在家庭的患者、残障人、精神障碍者，提供连续的、系统的基本医疗护理服务。患者在家中不仅能享受到专业人员的照顾，还能享有正常的家庭生活，可以减少家属在医院与家庭间的来回奔波，节省医疗和护理费用。

1.居家护理的目的

（1）为患者提供连续性治疗与护理，延续医疗服务，使其在家庭中仍能得到全面照顾。

（2）增强患者及家庭自我照顾的意识与能力，控制并发症，降低疾病复发率及再住院率。

（3）为家属提供患者护理相关知识与技能，增强家庭照顾患者的意识。

（4）减少家庭经济负担。

（5）可缩短住院时间，增加医院病床利用率，降低医疗费用。

（6）扩展护理专业的工作领域，促进护理专业的发展。

2.居家护理的形式　目前，居家护理主要有3种形式，即社区卫生服务中心、家庭护理服务中心和家庭病床。

（1）社区卫生服务中心：由社区卫生服务中心的社区护士来为本社区居民提供护理服务，是我国主要的居家护理服务形式。

（2）家庭护理服务中心：由社会财团、医院或民间组织设立的，对家庭中需要护理服务的人提供护理的机构。其经费独立核算，经费来源主要是护理保险机构，少部分由服务对象承担。它是一种国际发达国家正积极推广和使用的方式，是居家护理的发展方向。

目前我国这类机构借鉴发达国家经验与做法，推出了专业的居家护理试点，聘请具有丰富临床护理经验的护理人员，为居家患者或老年人提供病情观察、生活照料、合理用药和居家安全指导、老年常见病护理、康复护理等专业居家护理服务。机构主要工作人员由医生、护士、康复医生、心理咨询医师、营养师等组成，护士是此类护理服务中心的主体。服务的对象到服务中心申请居家护理服务，服务中心接到申请后，由护士到申请者家中访视，进行评估。

（3）家庭病床是以家庭作为治疗护理场所，设立病床，让患者在熟悉的环境中接受医疗和护理，最大限度地满足社会医疗护理要求，既有利于患者的康复，又能减轻家庭经济和人力负担。家庭病床是医院住院服务的院外补充形式，也是社区卫生服务的一种重要形式。

家庭病床以家庭作为治疗护理场所，具有以下特点：①依托家庭成员的支持，重视夫妻、父母、子女等社会关系对服务对象健康的影响。②由多学科专业人员组成的医疗团队为患者提供全方位的医疗护理服务，使患者能在熟悉的家庭环境下接受医疗和护理。③家庭病床的服务对象是各种适合在家庭内诊疗的患者，如慢性病患者及一些疾病的后遗症患者。病情严重、复杂、反复多变的患者，因各种诊疗工作的需求、某些医疗设备的应用和诊疗措施受到一定限制，所以仍需到医院诊治。④家庭病床的服务以慢性病和老年病为主要病种，此类疾病病因复杂、病程长、反复发作、并发症多，需长期治疗，且常常多种疾病并存，需要医护人员运用多种治疗和护理方法，开展家庭治疗、家庭护理、家庭康复和保健等。⑤家庭病床的每一项服务如出诊、巡诊、治疗、护理、康复、检查，均由单一医护人员在患者家里独自完成，因此，家庭病床的医疗护理工作具有很强的独立性这就要求家庭病床的医护人员具有很强的自律性、高度的责任心、精湛的专业技能和应变能力。

（二）居家护理内容

1.心理护理　社区护士应在家庭护理中鼓励患者表达内心真实想法，并耐心倾听居家患者的心理感受，居家患者往往因病程较长而易出现紧张、焦虑、抑郁甚至绝望心理。社区护士应运用恰当的护理措施，帮助患者以积极乐观的态度面对生活。与患者亲朋联系，鼓励他们多探望患者。在病情许可的情况下，可带患者外出，加强与外界接触。

2.运动指导　社区护士应根据患者病情及耐受情况进行综合评估，指导居家患者合理运动，改善生理状况，促进机体功能恢复。同时，应向居家患者及照顾者详细讲解运动方式、时间、量及强度等。对于长期卧床患者，社区护士应根据病情，指导患者及家庭照顾者在床上进行主动或被动运动，防止肌肉萎缩，促进康复。

3.营养指导　社区护士应指导服务对象家庭在食物烹饪时选择食物应多样化，合理膳食能增进居家患者的食欲，改善营养状况，促进机体康复。在日常饮食中，应注意粗细、荤素合理搭配，并尽量满足患者的口味，做到色香味俱全，以促进患者食欲。可以根据患者病情制订适宜饮食计划。

4.康复训练　社区护士应协调全科团队为居家患者制订合理的康复训练计划。居家患者常常伴有身体缺陷或功能障碍，社区护士应提供康复训练的相关信息，明确康复训练的重要性，指导并督促患者及其家庭进行康复训练，防止功能障碍进一步加重。

5.环境指导　社区护士应针对居家患者的家庭环境进行相应的指导。整洁、干净的家庭环境，能保护和促进健康，而阴暗潮湿的家庭环境，不但会损害视力，而且增加意外伤害的发生率。社区护士在完成家庭护理评估的基础上，应指导家庭采取合适的照明措施，保持光线适宜柔和。对伴残疾且需依赖轮椅的居家患者家庭，应指导其进行无障碍家庭环境改造。

6.导管的家庭护理　居家患者由于疾病的影响和康复的需要，出院后可能仍需携带各种导管。主要有留置导尿管、T管和鼻饲管。社区护士应对患者家庭进行相应的护理指导。

三、家庭病床的工作制度

我国地域辽阔，各地的经济、文化、生活习惯多有不同，因此家庭病床工作各地开展情况不同，家庭病床的组织机构和管理细节也有差异，各地区结合各自具体情况，制定具体的实施办法和工作制度。根据原卫生部颁布的《家庭病床暂行工作条例》要求，医疗机构应加强家庭病床管理，制定家庭病床各项管理制度和操作规程，并严格执行，建立家庭病床质量监控评估机制，对家庭病床服务质量、服务对象的满意度等定期评估，向社区居民公示家庭病床服务联系电话；医疗机构应明确家庭病床管理部门，负责家庭病床联系、服务质量监控和服务信息收集反馈等管理工作，建立家庭病床服务信息管理制度，对建床、撤床情况进行登记和统计。一般地讲，家庭病床的工作制度主要包括建床、查床、护理、撤床、医疗安全、病历书写、转诊、会诊、员工管理和社区家庭病床服务风险管理制度等（表2–3–1）。

表2–3–1　家庭病床的工作制度

制度名称	内　容
建床制度	患者或其家属提出建床申请，由家庭病床科医生根据收治范围和患者情况评估确定是否建床。确定予以建床的，应指定责任医生和护士 责任医生、护士详细告知服务对象家庭建床手续、服务内容、患者及家属责任、查床及诊疗基本方案、收费和可能发生意外情况等注意事项，给予家庭病床建床告知书，指导患者及家庭按规定办理建床手续，签订家庭病床服务协议书 首次家庭访视应详细询问建床患者病情，进行生命体征和其他检查，并作诊断，对建床患者制订治疗计划 应完整填写相关信息，规范书写家庭病床病历 指导患者及家庭创建健康的生活环境，安静明亮、通风良好，床单、被褥和患者衣服应清洁，避免感染
查床制度	根据患者病情制定查床计划，一般每周查床 1 次，病情较稳定、治疗方法在一段时间内不变的患者可 2 周查床 1 次，患者病情需要或出现病情变化可增加查床次数，必要时请上级医生查床 查床时应作必要的体格检查和适宜的辅助检查，并作出诊断和处理，向患者或家属交代注意事项，进行健康指导 新建床患者，上级医生应在 3 天内完成二级查床，并在病情变化或诊疗改变时进行二级查床，上级医生应对诊断、治疗方案和医疗文书书写质量提出指导意见

（续表）

制度名称	内容
护理制度	责任护士根据医嘱执行相应治疗计划 责任护士执行医嘱时，应严格遵守各项护理常规和操作规范，严格执行查对制度，严格遵循无菌操作原则，避免交叉感染和差错发生 责任护士应指导家属进行相关生活护理和心理护理，如各类导管护理、皮肤护理、口腔护理和会阴部护理等
撤床制度	符合下列情况之一者可予以撤床：①经治疗疾病得到治愈；②经治疗病情得到稳定或好转；③因病情变化，受家庭病床服务条件限制，需转诊至本社区卫生服务中心病房或上级医院进一步诊治；④患者能自行到医院就诊；⑤患者由于各种原因自行要求停止治疗或撤床；⑥患者死亡 责任医生应在完成评估后，开具家庭病床撤床证，指导患者（或家属）按规定办理撤床手续，并书写撤床记录 建床服务对象家庭要求停止治疗或撤床，责任医生应将该情况记录在撤床记录中，经患者或家属签字后办理撤床手续 撤床后，家庭病床病历应归入患者病史，由医疗机构一并保存，并按病历存档要求进行存档保管
医疗安全制度	青霉素类药物、化疗药物、生物制品、升压药物、降压药物及其他临床上易引起不良反应的药物，不得在家庭病床静脉输注 确需在家中进行静脉输液或其他特殊治疗的患者，须告知患者（或家属）有关医疗风险，在患者（或家属）签订知情同意书后，方可进行相应治疗 在静脉输液等治疗过程中，应有具备完全民事行为能力的家庭成员或看护人员陪同、观察 生活不能自理的患者，在医护人员开展家庭健康服务时，应有具备完全民事行为能力的患者家属或看护陪同在场 医护人员发现建床患者病情加重时，应告知服务对象及其家庭及时转院，如拒绝转院，责任医生应在病历上记录并要求患者或家属签字 医护人员对家庭病床服务过程中产生的医疗废弃物应统一回收，并带回医疗机构处置
病历书写与保管制度	家庭病床病历包括家庭病床病历封面、家庭病床巡诊日记记录单、家庭病床病历首页、病程记录、会诊记录、转诊记录、病例讨论记录、医嘱单、化验单（检验报告）、家庭护理评估表、护理记录单、撤床小结等 应在建床 24 小时内完成病历书写。建床时间超过 3 个月者要有阶段小结 病历记录内容包括：主诉、现病史、既往史、个人史、家族史、体格检查、辅助检查、初步诊断、鉴别诊断、疾病的程度及愈后、药物与非药物治疗、健康教育等 查床记录包括：病情变化情况、重要的辅助查结果、医生分析讨论、上级医生查床记录、会诊意见、采取诊疗措施及效果、更改及理应向患者及家属告知的重要事项、健康教育等 会诊记录内容包括：申请会诊记录和会诊意见记录 转诊病历摘要包括：患者基本信息、诊断、治疗经过、目前情况、转诊目的及注意事项，医生签名 撤床记录包括诊断、治疗过程、转归及撤床医嘱
会诊制度	经家庭病床科查床及疑难病例讨论后，由主管医生填写会诊申请，向上级或有关科室请求会诊，危重病例可申请紧急会诊 接受会诊部门一般应在当天内进行会诊，病情危重应立即会诊，会诊医生由经管病床医生陪同会诊，并做好会诊记录 主管医生按照会诊意见进行必要的处理，并向家庭进行解释 根据病情需要转科、转院者，应及时协助患者和家属联系转科、转院。会诊后如有随访必要，主管医生与会诊医生保持联系
转诊制度	家庭病床科应与医院或上级医院有关部门、科室建立转诊协议书 患者在病情变化需转院时，由主管医生与有关科室管理者联系，经同意后由接收单位签具转院证 由家庭病床转入院的患者应列为第一类标准而优先入院 患者经住院后，若病情好转，出院后可再次转入家庭病床进行继续诊治

案例回顾

1. 家庭护理评估

- 此家庭目前由核心家庭转向主干家庭。
- 家庭照顾任务重。
- 老伴李阿姨尽全力照顾患者。
- 大儿媳有时有怒气而不肯帮忙。
- 大儿子及孙子各自忙自己的事情无暇顾及。
- 小儿子夫妇想来照顾一段时间，但由于和大儿媳的关系紧张不敢过来。

2. 家庭护理问题

- 照顾者身体不适（腰痛、失眠、疲乏）：与照顾者年事已高，并护理患者经常弯腰有关。
- 患者有潜在的生命危险：与意识障碍、食异物有关。
- 家庭应对失调：与不能协调照顾责任有关。

3. 家庭护理计划

- 短期目标：
  - 1周内大儿媳能够正确认识照顾老人的意义与责任，能帮助分担家务。
  - 1周内小儿子一家予以一定的经济支持。
  - 1个月内小儿子或小儿媳帮忙照顾一段时间。
- 长期目标：
  - 患者及老伴得到良好照顾，安享晚年。
  - 子女重新认识照顾老人的责任，从中感受到幸福。

第三章
社区重点人群保健护理

上智云图
数字资源素材

章前引言

随着人们对健康需求的日益提高和人口的老龄化，社区重点人群的健康管理和保健成为社区医务人员的工作重点。社区重点人群包括儿童、青少年、妇女、老年人。该类人群因处于一定的特殊环境中，易受到各种有害因素的作用，也是患病率和发生意外较多的一类人。作为社区医务工作者，应重视该人群的健康管理，进行正确的健康教育，防范各类疾病和意外的发生，保障他们健康顺利地度过特殊时期。因此，有必要认真学习儿童、青少年、妇女、老年人不同时期的身心特点，以满足其健康需求为目的，以解决社区内重点人群的健康问题为核心，为该类人群提供专业的、系统化的服务。

学习目标

1. 了解儿童、青少年、妇女、老年人各期的划分；
2. 熟悉儿童、青少年、妇女、老年人各阶段的身心特点和健康问题；
3. 掌握儿童、青少年、妇女、老年人保健护理工作内容。

思政目标

继续践行尊老爱幼的优良传统，尊重女性，能够用符合社区特殊人群需求的护理方法提供正确的护理，让该类人群健康快乐地生活。

案例导入

陈女士，22岁，初中学历，足月顺产第一胎，女婴，出生体重3.05kg，身长50cm，阿氏评分10分，健康，产后第四天，社区护士联系上门访视。访视评估：家庭环境较差，门窗紧闭，物品摆放杂乱。产妇：体温37.8℃，其余生命体征正常，精神状况一般，一侧乳房充盈肿胀，主诉一侧乳房胀痛，哺乳困难。宫底脐下一横指，血性恶露，中量，无异味。婴儿：精神状态好，经常哭闹，体温：37.3℃，心率130次/分，呼吸40次/分，婴儿颜面部及全身皮肤轻度黄染，颈部及会阴部少量红疹，脐部可见脓性分泌物。产妇的婆婆主诉最近反复出现短暂的面部和颈部皮肤阵阵发红，伴有烘热，继之出汗、记忆力减退、注意力不集中等症状。

思考题

1. 该案例中的产妇和婴儿各出现了什么健康问题？
2. 作为社区护士，应给予怎样的健康指导和护理？
3. 产妇的婆婆为什么会出现上述症状？

第一节　社区儿童和青少年保健护理

一、概述

随着儿童保健机构的建立和健全，儿童保健队伍的发展，计划免疫普遍推广，一系列法律、法规的制定，我国儿童保健工作取得了巨大成就：婴幼儿的死亡率由1990年5.1%下降至2%以下。5岁以下儿童死亡率由1990年的6.1%下降至0.71%，5岁以下儿童低体重患病率由20%下降至5%以下。免疫接种覆盖率达95%以上。因此，社区儿童、青少年保健工作具有极其重要的意义。

（一）相关概念及分期

1.社区儿童、青少年保健　是指社区卫生服务人员根据儿童、青少年不同时期的生长发育特点，以满足其健康需求为目的，以解决社区内儿童、青少年的健康问题为核心，所提供的系统化服务。

2.新生儿期（neonatal period）　从胎儿娩出、脐带结扎后至满28天称为新生儿期。新生儿又可分为足月儿（胎龄在37～42周）、早产儿（胎龄满28周，不满37周）、过期产儿（胎龄超过42周以上）。

3.幼儿期（infancy and toddler hood）　一般将1～3岁定义为幼儿期。

4.学龄前期（preschool period）　是指已满3岁但尚未达到入学年龄的儿童。从世界范围看，各国对儿童入学年龄的规定各有不同，一般为5岁或6岁，因此，学龄前儿童的年龄界限也不尽相同。中国目前儿童的入学年龄规定为6岁，所以，3～6岁的儿童即为学龄前儿童。

5.学龄期（school age period）　学龄期是指6～7岁入小学起至12～14岁进入青春期为止的一个年龄段。

6.青春期（adolescence）　是指从童年期向青年期过渡的时期，是人生长发育过程中一个特定的阶段。我国目前一般认定的青春期年龄是十一二岁到十七八岁，相当于整个中学阶段。

（二）社区医务工作者在儿童保健中的作用

1.促进儿童正常的生长和发育　社区医务工作者定时监测儿童的生长发育的各项指标，做到如有异常情况早发现、早干预。

2.儿童的健康教育及健康指导　社区医务工作者有义务给予儿童及家长必要的健康指导，引导其选择健康的生活方式，促进健康。

3. 常见病和多发病的预防保健　在常见病和多发病的预防上，社区医务工作者也起到不可或缺的作用。

4. 统计和记录工作　社区医务工作者还肩负着儿童健康相关内容的统计和记录工作，为相关政策的制定和未来的预防保健工作提供依据。

二、儿童、青少年生长发育

（一）概念

1.生长　形体的增长。如体重、身高、头围、胸围、骨骼牙齿的生长等，量的指标发生变化。

2.发育　人体功能及技巧的演变，人体质的改变。包括心智、情绪、感情、能力等方面的改变。

3.成熟　人类在能力上的增进或老化的过程。包括生理、心理、社会文化等方面。

（二）小儿生长发育的规律

1.身体发育规律

（1）生长发育是一个连续的、有阶段性的过程。如小儿的生长发育分婴幼儿阶段、学龄阶段和青春期阶段。

（2）各系统器官的生长发育不平衡。

（3）生长发育的一般规律：由上至下、由近到远、由粗到细、由低级到高级、由简单到复杂。

（4）生长发育具有个体差异。

2.心理发育规律

（1）皮亚杰心理认知社会发展：①感知运动阶段（0～2岁），相当于婴儿期。这是语言和表象产生前的阶段。本阶段的特点为：儿童只是依靠感知动作适应外部世界。构筑动作格式。本阶段儿童在认知上的主要成就是：主体和客体分化和因果联系的形成。②前运算阶段（2～7岁）：较前一阶段其质的飞跃表现在：由于信号功能或象征功能的出现，这一阶段儿童开始从具体动作中摆脱出来，可以凭借象征性格式而在头脑里进行表象思维。③具体运思阶段（7～11岁）：这一阶段的儿童认知和思想有2个特点：一是思维开始具有较大的变易性、可逆性，能解决守恒问题，能凭借具体事务进行分类和理解逻辑关系；二是能对具体事务进行群集运算，包括组合性、逆向性、结合性、同一性、重复性或多余性等运算。④形式运算阶段（11岁至成年）：这一阶段儿童思维以命题形式进行的，并能发展命题之间的关系，能够依据逻辑推理、归纳或通过演绎的方式解决问题，能够理解符号的意义，隐喻和直喻，能做一定的概括，思维水平已接近成人。

（2）弗洛伊德的人格发展阶段：弗洛伊德认为，儿童从出生到成年要经历几个先后有序的发展阶段，每个阶段都有一个特殊的区域成为力比多（libido）兴奋和满足的中心，此区域被称为性感区。据此，弗洛伊德认为心理性欲发展划分为口唇期、肛门期、性器期、潜伏期、生殖期5个阶段，并且他认为，儿童在这些阶段中获得的各种经验决定了他们成年后的人格特征。①口唇期（0～1岁）：婴儿的活动大部分以口唇为主，诸如吸吮、咬、吞咽等，口唇区域成为快感的中心，嘴巴几乎是他们的整个世界。婴儿的口唇活动如果没有受到限制，成年后性格倾向于乐观、慷慨、开放和活跃等；婴儿的口唇活动如果受到限制，成年后性格倾向于依赖、悲观、被动、猜疑和退缩等。②肛门期（1～3岁）：儿童因排泄解除压力而产生快感，肛门一带成为快感中心。在这一时期，儿童必须学会控制生理排泄过程，使它们的功能符合社会的要求。也就是说，儿童必须接受在厕所中大小便的训练。大小便排泄对成人的人格有很大的影响。肛门排泄活动如果不加限制，成年后性格倾向于不讲卫生、浪费、凶暴和无秩序；肛门排泄活动如果严加限制，成年后性格倾向于爱清洁、忍耐、吝啬和强迫性。③性器期（3～5岁）：这一时期力比多集中在生殖器上，性器官成为儿童获得快感的中心。此时，儿童以异性父母为“性恋"的对象。男孩要占有他父亲的位置，有与自己父亲争夺母亲的表现；女孩要占有她母亲的位置，有与自己母亲争夺父亲的表现。男孩爱母亲，嫉妒父亲；女孩爱父亲，嫉妒母亲。弗洛伊德认为，这是一种本能的异性爱的倾向，一般由母亲偏爱儿子和父亲偏爱女儿所促成。这种幼年的性欲由于受到压抑，在男孩心理上就成了恋母情结，在女孩心理上就成了恋父情结。如果这两种情结获得正当的解决，儿童认同父母的价值观念，就会形成与年龄、性别相适应的许多人格特征。以上3个心理性欲阶段可称为前生殖阶段，它们是人格发展的最重要阶段。弗洛伊德认为，一个人的人格实际上是在人生的前5年就已形成。④潜伏期（5～12岁）：这一时期力比多处于沉寂状态。儿童将上一阶段以父亲或母亲为对象的性冲动转移到环境中的其他事物上去，如学习、体育、歌舞、艺术、游戏等。在这个阶段，儿童表现为对异性漠不关心，游戏时大多寻找同性伙伴。这种现象持续到青春期才有改变。⑤生殖期（12～20岁）：这是人格发展的最后阶段，也就是通常说的青春期。男女儿童在身体上和性上趋于成熟，性的能量和成人一样涌现出来，异性恋的行为明显。这个时期最重要的任务是力图从父母那里摆脱出来，减少同父母、家庭的联系，逐渐发展出成人的异性恋，人格向着成熟的方向发展。

（3）爱利克·埃里克森社会心理发展理论：美国精神病学家、著名的发展心理学家和精神分析学家埃里克森提出把儿童、青少年心理的发展划分为8个阶段：①信任对不信任（0～1岁）：第一阶段这是婴儿期。埃里克森认为，信任是人对周围现实的基本态度，是健康人格的根基。它在第一年就开始形成，而后逐渐发展。新生婴儿必须依靠别人满足自己的基本需要，如果能从父母及他人那里获得满足，就会对现实、对人生产生信任感。如果没人理睬，需求不能得到满足，就会产生不信任感。如果这种不信任感扩展下去，就会形成缺乏安全感、猜疑、不信任、不友好等人格品质。②自主对羞怯（2～3岁）：第二阶段是幼儿前期。该阶段开始行走和学习语言，孩子要求自己探索周围环境，开始摆脱过去的依赖状态，产生了自主的欲求，许多事情都想自己动手，不愿别人干预，如想自己穿衣、吃饭、行走、大小便等。如果父母或成人允许并支持孩子做力所能及的事，表扬鼓励孩子，那么，孩子将体验到自己的能力和对环境的影响力，逐渐养成自主、自立的人格特征。相反，如果对孩子过分溺爱和限制，什么事都由成人代做，孩子将体验不到自己的能力，觉得自己不能独立、没用，产生羞怯、疑惑等。③主动性对内疚（4～5岁）：第三阶段是幼儿后期。这时儿童开始发展自己的想象力，知觉动作能力也得到较快发展。因此，儿童特别好奇、好问，主动探索的欲望很强，善于提出各种设想和建议。如果成人能耐心对待并细心回答他们的问题，适当评价鼓励他们的活动和建议，就可发展他们的判断能力，形成大胆地创造精神。反之，成人急躁、粗暴，不耐心对待他们提出的问题或设想，甚至过分限制、讥笑，就会形成胆怯、懊悔、内疚等人格特征。④勤奋对自卑（6~11岁）：第四阶段是学龄期。进入小学，儿童追求自己学习上获得成功和得到赞许。若通过勤奋学习而获得了成功与赞许，他们就会继续勤奋努力，乐观进取，养成勤奋学习、勤奋工作的品质。如果屡遭失败，就会丧失自信和进取心，形成冷漠、自卑的人格特征。⑤同一性对角色混乱（1~18岁）：第五阶段是青年初期，形成自我同一性的时期。自我同一性是在前4个阶段发展的基础上对自己心理面貌的整合，即自己究竟是一个什么样的人，自己与别人的异同，以及认识自己的过去、现在和将来在社会生活中的关联方式。如果在前4个阶段建立起信任、自主、主动、勤奋等，所想所做的符合自己的实际身份，就能获得或建立起同一性，可以顺利地进入成年期。相反，在前4个阶段形成过多的不信任、羞怯、内疚、自卑，就会产生同一性混乱或角色混乱，陷入无所适从。如对自己的自我评价与社会评价不一致，怀疑自己，尝试扮演各种角色但都没有找到一个适合于自己的角色。由于没有建立起自我同一性，经常处于犹豫状态，缺乏自信，导致生活节奏缓慢，做事拖拉，没有活力，甚至极度孤僻。

（三）儿童生长发育的检测和评价

1.体格生长检测与评价

（1）检查频率：第一年4次：2个月、4个月、6个月、9个月；第二年2次：1岁、1岁半；第三年2次：2岁、2岁半；3岁以后每年检查1次：3岁、4岁、5岁、6岁。

（2）体格生长检测项目：体重、身长、坐高、头围、胸围、上臂围、皮下脂肪厚度形态指标，以及肺活量、50米跑等身体素质指标。

（3）衡量体格生长的常用方法：指数法、离差法、相关回归法、生长速度与发育年龄评价法、标准差法等。

（4）检测和评价的注意事项：①应用准确，统一的测量用具和方法。②选用合适的标准参照值。③根据评价目的选择适当的评价方法。④评价体格发育时，应定期作体格测量，进行动态纵向连续性观察。⑤形态指标评价内容须包括发育水平，生长速度及匀称程度3个方面。（小儿各年龄阶段生长检测正常值参考表见表3-1-1）

表3-1-1 0~6岁儿童生长发育对照表

性别	男		女	
年龄	身高（cm）	体重（kg）	身高（cm）	体重（kg）
1月龄	48.2 ~ 52.8	3.6 ~ 5.0	47.7 ~ 52.0	2.7 ~ 3.6
2月龄	52.1 ~ 57.0	4.3 ~ 6.0	51.2 ~ 55.8	3.4 ~ 4.5
3月龄	55.5 ~ 60.7	5.0 ~ 6.9	54.4 ~ 59.2	4.0 ~ 5.4
4月龄	58.5 ~ 63.7	5.7 ~ 7.6	57.1 ~ 59.5	4.7 ~ 6.2

（续表）

性别	男		女	
年龄	身高（cm）	体重（kg）	身高（cm）	体重（kg）
5 月龄	61.0 ~ 66.4	6.3 ~ 8.2	59.4 ~ 64.5	5.3 ~ 6.9
6 月龄	65.1 ~ 70.5	6.9 ~ 8.8	63.3 ~ 68.6	6.3 ~ 8.1
8 月龄	68.3 ~ 73.6	7.8 ~ 9.8	66.4 ~ 71.8	7.2 ~ 9.1
10 月龄	71.0 ~ 76.3	8.6 ~ 10.6	69.0 ~ 74.5	7.9 ~ 9.9
12 月龄	73.4 ~ 78.8	9.1 ~ 11.3	71.5 ~ 77.1	8.5 ~ 10.6
15 月龄	76.6 ~ 82.3	9.8 ~ 12.0	74.8 ~ 80.7	9.1 ~ 11.3
18 月龄	79.4 ~ 85.4	10.3 ~ 12.7	77.9 ~ 84.0	9.7 ~ 12.0
21 月龄	81.9 ~ 88.4	10.8 ~ 13.3	80.6 ~ 87.0	10.2 ~ 12.6
2 岁	84.3 ~ 91.0	11.2 ~ 14.0	83.3 ~ 89.8	10.6 ~ 13.2
2.5 岁	88.9 ~ 95.8	12.1 ~ 15.3	87.9 ~ 94.7	11.7 ~ 14.7
3 岁	91.1 ~ 98.7	13.0 ~ 16.4	90.2 ~ 98.1	12.6 ~ 16.1
3.5 岁	95.0 ~ 103.1	13.9 ~ 17.6	94.0 ~ 101.8	13.5 ~ 17.2
4 岁	98.7 ~ 107.2	14.8 ~ 18.7	97.6 ~ 105.7	14.3 ~ 18.3
4.5 岁	102.1 ~ 111.0	15.7 ~ 19.9	100.9 ~ 109.3	15.0 ~ 19.4
5 岁	105.3 ~ 114.5	16.6 ~ 21.1	104.0 ~ 112.8	15.7 ~ 20.4
5.5 岁	108.4 ~ 117.8	17.4 ~ 22.3	106.9 ~ 116.2	16.5 ~ 21.6
6 岁	111.2 ~ 121.0	18.4 ~ 23.6	109.7 ~ 119.6	17.3 ~ 22.9

2.心理发育检测与评价

（1）能力测验

1）筛查性试验常用的有以下几种方法：①绘人实验：适合于5～9.5岁儿童，要求被测儿童依据自己想象绘一全身正面人像，以身体部位、各部比例和表达方式的合理性进行计分。②丹佛智能筛查法（DDST）：用于6岁以下儿童的发育筛查，测试内容分为大运动、细运动、语言、个人适应性行为4个能区。③图片词汇测试（PPVT）：适用于4～9岁儿童的一般智能筛查。工具为120张图片，每张有黑白线条画4幅，测试者说一个词语，要求儿童指出所在图片其中相应的一幅画。适用于语言或运动障碍者。

2）诊断测试（Gesell发育量表）：适用于4周到3岁的婴幼儿，从大运动、细动作、个人–社会、语言和适应性行为5个方面测试，结果以发育商（DQ）表示。①Bayley婴儿发育量表：适用于2～30个月婴幼儿，包括精神发育量表、运动量表和婴儿行为记录。②Standford–binet智能量表：适用于2～18岁儿童。测试内容包括幼儿的具体智能（感知、认知、记忆）和年长儿的抽象智能（思维、逻辑、数量、词汇），用以评价儿童学习能力以及对智能发育迟缓者进行诊断及程度分类、结果以智商（IQ）表示。③Wechsler儿童及初小儿童智能量表（WPPSI）：适用于4～6.5岁儿童。通过编制一整套不同测试题，分别衡量不同性质的能力，将得分综合后可获得儿童多方面能力的信息，较客观地反映学前儿童的智能水平。

④Wechsler儿童智能量表修订版（WISC–R）：适用于6～16岁儿童，内容与评分方法同WPPSI。

（2）适应性行为测试：智力低下的诊断与分级必须结合适应性行为的评定结果。国内现多采用日本S–M社会生活能力检查，即婴儿–初中学生社会生活能力量表。此量表适用于6个月至15岁儿童社会生活能力的评定。

三、儿童、青少年计划免疫

1.预防接种　是指有针对性地将生物制品接种到人体内，使人对某种传染病产生免疫能力，从而预防该传染病。

2.计划免疫　是根据儿童的免疫特点和传染病的发生情况制定的免疫程序，有计划和有针对性地实施基础免疫及随后适时的加强免疫（复种）。计划免疫具体内容详见表3–1–2。

3.疫苗接种的一般禁忌证

（1）患有自身免疫病和免疫缺陷者禁止接种。

（2）有急性传染病接触史而未过检疫期者暂不接种。

（3）活动性肺结核、较重的心脏病、风湿病、高血压等病，慢性病急性发作者，有哮喘、过敏史者或严重化脓性皮肤病者，有发热者不宜接种。

表3–1–2　小儿计划免疫接种表

接种年龄	疫苗种类
出生	卡介苗、乙肝疫苗（1）
1个月	乙肝疫苗（2）
2个月	脊髓灰质炎疫苗（1）
3个月	脊髓灰质炎疫苗（2）、百白破三联（1）
4个月	脊髓灰质炎疫苗（3）百白破三联（2）
5个月	百白破三联（3）
6个月	乙肝疫苗（3）
8个月	麻疹减毒活疫苗（1）
2岁	白破二联（4）
4岁	脊髓灰质炎疫苗（4）
6～7岁	白破二联（5）、麻疹减毒活疫苗（2）

4.特殊禁忌证

（1）卡介苗：结核菌素试验阳性、中耳炎者。

（2）脊髓灰质炎：免疫抑制剂治疗者、腹泻、妊娠者。

（3）百日咳：本人或家庭成员有癫痫，神经系统疾病或抽搐史者。

（4）麻疹：其成分过敏者，接受大量皮质激素、白血病者暂缓接种，妊娠者。

（5）乙肝疫苗：对酵母过敏或疫苗中任何成分过敏者。

5.预防接种的注意事项　疫苗接种后须至少留观30分钟；疫苗接种后应多休息、多饮水，并注意注射局部的清洁，防止感染；疫苗接种后若有发热、局部红肿、疼痛等现象，除对症处理外，应及时做好记录；若出现高热（T>38℃）或持续发热数日或出现其他严重情况，应及时就医。任何疫苗的保护效果都不能达到100%。由于疫苗本身特性和受种者个人体质的差异，少数人在疫苗接种后未产生保护力或仍然发病。对于不宜接种者应权衡不接种导致的患病危险与接种后的效果不佳和可能增加不良反应的风险之后再做决定。

四、社区儿童、青少年保健的工作内容

（一）婴儿期的保健

1.婴儿访视

（1）访视次数安排：共访视3～4次，初访：出生后的3天内（新生儿出院回家后24小时内，一般不超过72小时）；周访：出生后的5～7天；半月访：出生后的10～14天；满月访：出生后的27～28天；如发现异常情况应增加访视次数。

（2）访视的内容：①观察：居室环境、新生儿衣被、活动情况等；②询问：怀孕及分娩情况、新生儿喂养、大小便等；③检查：畸形、脐部、黄疸、体重、皮肤、身长等；④处理：进行相应的处理；⑤宣教：喂养、沐浴、抚触、预防感染、危险防护；⑥记录：访视后及时记录（访视小结）。

2.婴儿期保健指导

（1）保暖与衣着：室温：22～24℃，湿度：55%～65%，适度保暖，但注意防止烫伤。衣着要求：纯棉、柔软，避免限制四肢活动。

（2）营养与喂养

1）母乳喂养（全母乳喂养）：宣传母乳喂养的益处，早吸吮、按需哺乳，每次哺乳方法要正确，多吸频吸、夜间哺乳。

2）混合喂养（母乳+其他乳品）：有两种方式。一种是每次均混合：先母乳、后喂其他乳品；另一种是隔次母乳：母乳每日3～4次，注意乳汁的保存。

3）人工喂养（全部为其他乳品）：①室温保存：初乳（产后5天之内挤出的奶）27～32℃室温内可保存12小时；过渡乳与成熟母乳（产后5天以后至10个月挤出的奶）15℃室温内可保存24小时；19～22℃室温内可保存10小时；25℃室温内可保存6小时；冰箱冷藏室保存：0～4℃冷藏可保存8天。②冷冻保存：母乳冷冻保存与冷冻箱的情况有关如果是冰箱冷藏室里边带有的小冷冻盒，保存期为2周；如果是和冷藏室分开的冷冻室，但是经常开关门拿取物品，保存期为3～4个月；如果是深度冷冻室，温度保持在0℃以下，并不经常开门，则保存期

长达6个月以上。储存过的母乳会分解，看上去有点发蓝、发黄或者发棕色，这都是正常现象。③解冻：冷冻的母乳在解冻时，应该先用冷水冲洗密封袋，逐渐加入热水，直至母乳完全解冻并升至适宜哺喂的温度，或放置在冷藏室慢慢解冻退冰。不要将母乳直接用炉火或者微波炉加热，这样会破坏母乳中的养分。解冻后直接倒入奶瓶中就可以喂宝宝了。解冻后的母乳一定要在24小时内吃掉，并且不能再次冷冻。

此外，人工喂养还需注意以下问题：①选择合适的奶嘴、奶瓶并消毒；②配好奶要试温，保证奶温度适宜，温度过高会烫伤婴儿消化道，过低会引起腹泻。③奶制品应现配现用。④人工喂养的婴儿应注意补充水分。

（3）排便护理：①粪便观察：次数：大便每日3～5次，尿每日10～20次；大便颜色性状：黄色、粥样、微带酸味提示消化不良；绿色、次数多、量少提示喂养不足；量多、蛋花汤样、水样或有黏液、脓液提示肠道感染。②排便后的护理：每次排便后及时将会阴清洗干净，涂好婴儿润肤油保护皮肤，更换尿布。

（4）早期教育：给予科学适宜的视、听、触刺激，促进大脑发育。

（5）常见疾病的预防和护理：①预防脐部感染：脐带未脱落前应每日脐部换药1次，保持脐部清洁干燥，防止大小便污染，洗澡时贴好防水敷料。如脐部有红肿，脓性渗液。②新生儿黄疸：注意观察新生儿黄疸的程度、部位、持续时间、有无伴随症状。每日给予充足的日光浴，注意避免强阳光直射，并遮挡眼睛和会阴部，冬季防止着凉。多喂温开水促进排泄。③预防吸入性肺炎：喂奶时姿势要正确，喂奶时宝宝最好是半卧位，上半身稍高一点，注意奶嘴开口的大小。如果宝宝是配方奶喂养，奶嘴的开孔大小要合适，一般以竖着倒过来，每秒滴下一滴奶液为宜。要给宝宝拍嗝。喂奶后最好竖着抱起宝宝，让宝宝趴着肩膀上，轻拍宝宝背部，排出宝宝胃内的空气。防止误吸，放下宝宝的时候，尽量让他的头处于稍高位置，尤其是溢奶严重的宝宝。宝宝睡觉时让他的身体处于右侧卧姿，这样可以减少误吸的机会。保证卫生。宝宝出生后要给他布置一个清洁舒适的生活空间。宝宝用的衣服、被子、尿布应该是柔软干净的，哺乳的用具使用前后也应该彻底消毒。

（6）常见意外伤害预防与院前急救：①保持正确哺乳姿势；②母婴分床睡；③溢乳护理；④避免包裹过紧、过厚、过严；⑤远离小动物。

（二）学龄前期保健

学龄前期小儿活动范围扩大，智力发展快，也是思维发展、性格形成的关键时期，具有高度的可塑性；小儿的自理能力增强，机体的抵抗力也逐渐增强，但仍易患小儿传染病。保健重点为以下几点。

1.营养与饮食

（1）多样食物合理搭配。每日膳食应由适当数量的谷类、乳类、肉类或蛋鱼类、蔬菜和水果类、油盐糖等调味品类五大类食物组成。

（2）专门烹调、易于消化，学龄前期小儿的乳牙已出齐，咀嚼能力增强，消化吸收能力已基本接近成人，膳食可以和成人基本相同。

（3）制定合理的膳食制度，学龄前期的胃容量小，肝脏中糖原储存量少，又活泼好动，容易饥饿，因此需要三餐两点心，以平衡膳食。

（4）培养健康的饮食习惯。养成不偏食、不挑食、少零食的饮食习惯。可通过主食和零食两种方式来获取营养。《儿童青少年零食消费指南》中指出儿童应在不影响正餐的前提下合理选择、适时适度适量消费促进健康的零食，使身体良好发展。建议家长引导孩子在饥饿时选择吃零食，每天不超过3次，每次进食与正餐间隔1.5～2小时为宜。睡前半小时不应吃零食。

2.心理保健指导

（1）允许儿童在成长中犯错，让其学会在错误中吸取教训。以正确的方法纠正不良行为，避免简单粗暴的管教方式。给儿童设立适当的行为规范，引导儿童遵守社会与家庭生活的规范与要求，对儿童各种努力与进步及时给予肯定和鼓励，促进儿童的自尊和自信发展。

（2）帮助儿童适应集体环境，逐渐建立良好的伙伴关系，关注分离焦虑情绪，引导适当的表达，妥善处理和缓解消极情绪。逐渐学会了解他人的感受和需求，懂得与人相处所需的宽容、谦让、共享和合作，同情、抚慰、关心和帮助他人。

（3）采用丰富的词句与儿童对话、看图讲故事，耐心听其讲话和复述故事，鼓励儿童发现、提出问题并认真回答。交流时注意与儿童眼睛平视。

（4）帮助孩子管理情绪：①能够清楚自己的情绪，并且了解自己的元情绪，所谓元情绪指的就是小时候积压的情绪，影响到当下压力状态下表现出来的情绪。②不隐藏自己的情绪，允许自己的情绪自然流露出来，内外一致的家长。③夫妻关系和谐的父母，对孩子情绪稳定非常好。④爸爸参与情绪管理，效果会更好。

3.常见疾病预防与护理

（1）龋病（龋齿）：儿童乳牙龋病发生率很高，到 9 岁可达87%；恒牙龋在儿童6岁时患龋率已达22%，以后逐年上升，最高时在15～17岁，可达68%左右。预防措施：①养成良好的口腔卫生习惯；②限制饮食中的糖；③氟化物防龋；④提倡母乳喂养，鼓励多吃粗粮，摄入含钙的食物，补充维生素D。

（2）弱视：弱视是指眼球无器质性病变而矫正视力不能达到正常者。我国儿童弱视患病率为3%～4%，弱视应尽早治疗，因疗效与发病年龄、治疗开始年龄有关，6岁前开始治疗，疗效最好。预防措施：①帮助小儿养成良好的用眼卫生习惯；②不要让孩子太早学习写字；③认字定期检查视力。

（3）小儿肥胖症：是由于长期能量摄入超过消耗，导致体内脂肪过多蓄积、体重超过一定范围的一种营养障碍性疾病。95%～97%肥胖儿童属单纯性肥胖，不伴有神经、内分泌及遗传代谢性疾病。护理要点：①控制饮食；②加强运动；③消除心理障碍；④行为矫正。

（4）心理行为发育异常儿童：①一般心理行为发育问题：不适当的吸吮行为，咬指甲饮食行为问题、睡眠问题、遗尿、过度依赖、退缩行为、屏气发作、暴怒发作、习惯摩擦综合征等。②常见的心理行为发育障碍：精神发育迟滞、言语和语言障碍、孤独症谱系障碍、异食癖、分离焦虑障碍、注意缺陷多动障碍等。遇到上述心理行为发育异常儿童应及时转诊至精神专科门诊或专科医院就诊。

4.学前教育指导

（1）安全教育：学龄前期儿童活泼好动，运动能力逐渐增加，但是机体发育不完善，安全意识和识别能力差，缺乏自我保护能力，且专人监护力度又相对减弱，所以，此期儿童是意外伤害发生的高发年龄段。因此，要适时对他们进行安全教育，家长和托儿所机构应定期且及时检修活动场所、玩具等，预防意外事故发生。

（2）学前教育：可安排动静结合的活动内容，使儿童在游戏中增加学习兴趣、开发智力，学习关心集体、团结协作、遵守纪律及如何与人交往。同时，学龄前期儿童好学好问，家长应耐心地回答孩子的提问，尽可能地予以解答，并按照小儿智力发育的特点，安排合适的教育方法和内容。

（3）托幼机构卫生保健工作要求：托幼机构是指托儿所、幼儿园等儿童集体生活的场所。托幼机构作为社区内的一个群体组织，社区医护人员有责任对机构内的儿童群体提供保健护理及管理。卫生保健工作内容：①协助制定幼托机构卫生保健制度并监督其执行情况；②协助完成儿童健康检查；③入园儿童体检；④离园再入园体检；⑤转园儿童体检；⑥儿童膳食管理；⑦做好幼儿机构教师及其家长的健康教育。

（三）学龄期儿童保健

1.培养良好的生活习惯　培养正确的坐、立、走姿势。

2.预防疾病和意外伤害　WHO报告儿童心理卫生问题的发生率为5%～15%，国内占2.97%（1993），其中农村占17.26%（2001），城市占12.38%。

（1）儿童自闭症：其原因可能与中枢神经系统受到伤害有关，或与大脑左半球的发育不良有关。表现为婴儿期表情漠然，对拥抱无反应，不对母亲的分离表示害怕，从2岁起专注重复古怪行为，如果他们的行为受到干扰，会出现暴怒行为，难与人交流，智商一般较迟钝，有少数在某一方面有特殊才能。护理方式有一对一的行为矫正来增加儿童社会适应能力，安排能减少刺激的房间，减少身体接触。

（2）儿童多动症：定义为注意力缺陷障碍。注意力不集中、活动过多、继发学习困难。原因可能与中枢神经系统受伤、铅中毒、感染、缺氧、高糖类食物有关。表现为过度好动，注意力时间短，自控力差，叛逆及暴力行为，情绪不稳定，学习困难。护理方式有对患儿进行有利于脑部发展的感觉综合训练，重建儿童的自信心及自尊心，矫正不良行为。

（3）儿童意外伤害：系指由突然发生的事件对人体所造成的损伤或死亡。儿童意外伤害已成为影响儿童生命安全、生活质量和身体健康的重要危险因素，世界上许多国家中，意外伤害是导致儿童青少年死亡的首要原因。常见的意外伤害：①车祸，溺水，气管异物，烧伤、烫伤，触电，煤气中毒，误吸毒物、农药中毒、食物中毒等意外伤害发生的影响因素。②心理行为，环境、年龄、季节、性别、家庭因素。③儿童意外损伤的预防：婴儿期：早期小儿尚无运动能力，意外伤害较少；防跌伤，防烫伤等。幼儿期：能独立行走探索家中的环境；防跌倒，防误食，防用火用电。学龄前期：进入幼儿园，独自面对外界世界；防丢失，防意外伤害。学龄期：有强烈的自尊心，容易出现心理问题；加强安全教育，防车祸及心理问题出现。④常见意外事故的院前急救气管异物：常由于儿童在进食或口含小玩具时哭笑而深吸气将异物吸入气管引起，异物进入气管后引起呛咳、间歇性的青紫或窒息，进而使异物逐步进入支气管，严重者窒息死亡。预防：避免吃硬、小、滑的食物和捏鼻喂药；吃东西时避免说话、哭、笑；玩具直径>3.5cm，长度>6.0cm；硬币、纽扣等放置在儿童接触不到的位置。灼烫伤：灼烫伤是高温物质（开水、热汤、热油、蒸汽等）、火焰、腐蚀性化学物质或放射线所引起的皮肤和组织的损伤。小儿以烧伤和烫伤为多见。其处理措施为立即降温，除去被热液浸湿衣物保护创面。就诊强酸强碱灼伤：一般酸碱处理措施为冷清水冲洗至少20分钟，保护创面，转诊。生石灰处理措施为先掸净石灰颗粒后，用冷清水冲洗至少20分钟，保护创面，转诊。

（四）青春期卫生保健

1.青春期身体发育特点　在青春期，人体的外部形态、生理功能、心理行为等都发生着巨大变化，表现出以下主要特点。

（1）体格生长加速，以身高为代表的形态指标出现第二次生长突增；根据青春期不同阶段的生长发育特点，可将青春期分为早、中、晚三期。青春早期的主要表现是生长突增，出现身高的突增高峰；性器官和第二性征开始发育，一般约持续2年。青春中期以性器官、第二性征发育为特征，出现月经初潮和首次遗精，持续2～3年。青春后期体格生长速度逐步减慢。直至骨骼完全融合；性器官、第二性征继续发育，直至成人水平；社会心理发展过程加速，通常持续2～3年。青春期是决定个体生理、心理、社会适应能力和道德观念的关键时期。如何使青少年健康、顺利地度过青春期，是儿童少年卫生学的重要任务之一。

（2）形态、功能和运动能力发育：①青春期的形态发育：以身高、体重为代表（包括其他身体长度、宽度、围度指标）出现生长突增、生殖系统发育和第二性征的共同发育表现，导致男女两性之间在身体形态方面的差异越来越明显。男性、女性中也分别出现早、中、晚等不同的成熟类型。这些类型，对青少年最终能实现的成年身高和体型特征有重要影响。②青春期的功能发育：青春发育开始后，伴随各内脏器官、系统的发育，心、肺造血系统的生理功能也发生了相应变化。形态发育和功能发育相互促进，使身体的发育渐趋成熟。③身体素质与运动能力的发展：身体素质指人们在劳动、生活和体育活动中所表现出来的各器官系统的基本活动能力，主要指标有力量、速度、耐力、灵敏、柔韧性等。运动能力指人体运动中掌握和有效地完成专门动作的能力。青春期素质发育有明显的阶段性。了解这些规律，科学合理地安排体育、劳动教育，有助于促进青少年健康成长，避免因运动或劳动负荷量不当而造成意外事故及伤害。

（3）内分泌功能活跃，生长发育相关激素分泌明显增加；一些重要的内分泌腺如垂体、甲状腺、甲状旁腺、肾上腺、胰岛、性腺等，分泌各种高效能的生物活性物质——激素，释放入血液或组织液，与它们各自的受体结合，对某些特定细胞的代谢过程，或其中的几个代谢环节，或对某种酶的活性进行调节，保障各器官、组织的生长、发育及成熟过程顺利进行。

青春期内分泌的调控是一个复杂的过程，受许多因素影响，其中神经系统对内分泌的调节起重要作用。在神经系统对内分泌的调节起重要作用。在神经系统对内分泌调节的同时，周围靶腺分泌的激素也可作用于下丘脑和腺垂体，实行“正”或“负”反馈调节，从而使下丘脑、腺垂体、靶腺间形成几个重要的轴系统，其中与青春发育关系最密切的是下丘脑—垂体—性腺轴。社会心理因素、环境因素和瘦素水平，都是影响下丘脑—垂体—性腺轴功能活动的因素。

青春期发育的开始年龄、发育速度、发育水平及成熟年龄，存在明显的个体差异。出现这些差异的原因来自遗传、环境两方面。关于青春期的启动机制有多种观点，迄今未完全取得一致。较一致的观点是：中枢神经系统、下丘脑—垂体—性腺轴系统对此起决定性作用；其功能状态直接影响或控制青春期发育。

（4）性发育：性发育是青春期最重要的特征之一，它包括内外生殖器官的形态变化、生殖功能的发育和成熟、第二性征的发育等。

1）男性性发育：①男性性器官形态发育：男性生殖器官分内、外两部分。内生殖器包括睾丸、输精管道和附属腺，外生殖器包括阴囊和阴茎。男孩的青春期性发育存在很大个体差异，但各指征的出现顺序大致相似：睾丸最先发育，一年后阴茎开始发育，与此同时出现身高突增。睾丸开始增大的平均年龄为11.5岁（9.5～13.5岁），实际上只比女性的乳房开始发育年龄晚半年至1年，18～20岁时可达15～25mL。阴茎开始增大的年龄约比睾丸的增大晚半年至1年。平均于12.5岁左右开始生长突增，2～3年内即从青春期前的不到5cm增至青春期末的12～13cm。按Tanner五阶段分期标准，可对男性外生殖器（睾丸、阴囊、阴茎）的发育状况进行综合评价。第Ⅰ阶段（幼稚型）：从出生延续到青春期开始，生殖器大小稍有增加，但外观几无变化；第Ⅱ阶段：阴囊开始增大，皮肤略变红，质地有些微改变；第Ⅲ阶段：阴茎长度增加，直径增加，阴囊进一步增大；第Ⅳ阶段：阴茎的长度和直径增大都更加明显，阴茎头形成，阴囊继续增大，皮肤颜色变深；第Ⅴ阶段（成人型）：生殖器的大小、形状变为成人型。②性功能发育：随着睾丸的生长，青春期的生殖功能也开始发育。遗精是男性青春期生殖功能开始发育成熟的重要标志之一，也是青春中、后期健康男性都会出现的正常生理现象。首次遗精一般发生于12～18岁，比女性初潮年龄晚2年左右。首次遗精多数发生在夏季，初期精液主要是前列腺液，有活力的成熟精子不多；到18岁左右时，伴随睾丸、附睾等进一步发育，精液成分逐步与成人接近。首次遗精发生后，身高生长速度逐步减慢，而睾丸、附睾和阴茎等迅速发育并接近成人水平。③第二性征发育：主要表现除阴毛、腋毛、胡须、毛发等改变外，还有变声和喉结出现。阴毛一般11～12岁出现。1～2年后出现腋毛，再隔1年左右胡须开始萌出，额部发际后移，脸型轮廓从童年型向成年型演变。随着雄激素水平的上升，喉结增大，声带变厚变长，一般13岁后出现变声现象。绝大多数男孩18岁前完成所有的第二性征发育。应注意：

约半数以上的男孩会有乳房“一过性”发育，通常开始于一侧，乳晕下出现小硬块，有轻度隆起和触痛感，一般半年左右消退。迟迟不消退者应作进一步检查。

2）女性性发育：①性器官形态发育：女孩生殖器官分内、外两部分。内生殖器包括阴道、子宫、输卵管及卵巢。外生殖器包括阴阜、大小阴唇、阴蒂、前庭和会阴。进入青春期后，在FSH、LH、性激素的共同作用下，内、外生殖器迅速发育。卵巢从8～10岁起发育加速，以后呈直线上升，重量从6～10岁时的1.9g发育到18～20岁时的8.3g左右。但在初潮来临时，卵巢仍未完全发育成熟，重量仅为成人的30%左右。伴随卵巢的发育，功能日臻完善，开始排卵后，表面从光滑而变得凹凸不平。子宫的重量与长度在青春期有明显增加，尤其是宫体长度，其增长比子宫颈更明显。与此同时，女性外生殖器也出现明显变化：阴阜因脂肪堆积而隆起，小阴唇变大，色素沉着；大阴唇变厚；出现大量阴道分泌物，性状由碱性变为酸性。②性功能发育：女性性功能发育最重要的指标是月经初潮，被称为女性性发育过程中的“里程碑”。从初潮开始至更年期，子宫内膜受性激素影响，发生周期性的坏死脱落，伴出血，即为月经。初潮多发生在夏天，个体的发生年龄波动在11～18岁，多数在12～14岁来潮。欧美发达国家的女孩初潮平均年龄较早，而发展中国家和经济落后地区初潮年龄较迟，可见初潮年龄的早晚与经济水平及营养状况有关。近年来，伴随社会经济发展和生活水平提高，我国女孩的初潮平均年龄和美国、日本等国家曾出现的现象一样，有逐步提前趋势。1985年我国汉族女孩的月经初潮平均年龄为13.46岁，2000年提前到12.73岁，15年间提前了0.83岁。已来潮女孩的形态、功能水平、第二性征发育都明显超过同龄未来潮女孩。绝大多数女孩的初潮出现在身高突增高峰后1年左右；来潮后身高生长开始减速，平均增幅5～7cm。但就个体而言，初潮后体格生长的幅度，因来潮年龄早晚而异。据上海市1985年追踪资料，来潮早的各年龄组当时平均身高较低，初潮后增幅较大（约8cm），来潮晚的各年龄组平均身材高，初潮后的增幅较少（仅2.0cm）；不论成熟早晚，女孩初潮时的身高水平，都相当于成年身高的95.8%左右。③第二性征发育：主要指乳房、阴毛和腋毛的发育。乳房发育作为女性进入青春期的第一个信号，平均开始于11岁（8～13岁）。从乳房发育Ⅱ度到Ⅴ度历时4年左右。乳房开始发育后半年至1年出现阴毛，腋毛的出现一般在阴毛出现半年至1年后。身高的生长突增几乎与乳房发育同时或稍前开始，而出现身高突增高峰的时间一般在乳房发育后1年左右。

（5）生长发育的特殊表现

1）矮身材：矮身材系指儿童的身高低于其年龄相应标准的第3百分位数以下。导致矮身材的原因众多，其中大多数为家族性矮身材和体质性生长发育延迟，属生长发育的正常变异。只有少部分明确由内分泌疾病或其他全身性疾病引起。进行矮身材的鉴别诊断时，除应考虑其即时身高外，更重要的是了解其身高的年增长速度。家族性矮身材，指那些身材虽矮小但生长速度属正常范围、有矮身材家族史的儿童。这类儿童没有器质性疾病，身体各部分比例匀称；其生长曲线始终与正常儿童平行，骨龄与时间年龄一致；直至成年，身高仍处在较低的百分位水平。体质性生长迟缓，也是一种正常变异。身材矮小、青春期突增和性成熟出现时间都晚，但最终身高能达到正常。此类儿童长骨的干骺愈合较晚，骨龄落后于时间年龄2～3年，生长期相对长，所以身高可望在青春后期赶上同龄者，成年身高位于正常标准的P10～P50范围。许多内分泌系统疾病会引发生长发育障碍，造成矮身材。其中较常见者有垂体性侏儒症、甲状腺功能低下症（又称呆小症）。遗传性疾病（如唐氏综合征、各种单基因与多基因遗传病等）、骨骼系统疾病（如软骨发育不全、成骨不全症）、代谢性疾病（如糖原累积病、黏多糖病等）。营养不良和全身性疾病，也都可导致生长发育障碍、身材矮小。由于导致矮身材的原因错综复杂，应通过定期生长监测手段，及早进行筛检；一旦发现，应根据家族史、临床表现等加以鉴别，尽快确诊，并提供有针对性的治疗，使其获得较满意的成年身高。可根据骨龄（BA）、时间年龄（CA）和身高年龄（HA），粗略区分矮身材类型：体质性生长迟缓，HA＝BA＜CA；家族性矮身材，HA＜BA＝CA；甲状腺功能减低，BA＜HA＜CA；垂体功能减低，BA＜HA＜CA。

2）高身材：高身材系指个体的身高高于其性别一年龄相应标准的第97百分位数以上。引起高身材的原因多数是正常的，如家族性高身材、体质性生长发育加速。前者多由遗传因素所致，父母身材较高，出生后（尤其2岁后）身高的增长持续处在P97以上，体态匀称，时间年龄与骨龄大体相符。后者多为早熟类型儿童，有一定的家族聚集性，主要表现为青春发育开始早，身高突增幅度大，骨龄大于时间年龄，但骨骺愈合也稍早，故成年期身高不一定很高。引起高身材的病理原因主要有巨人症，因垂体腺瘤分泌生长素过多而引起。通常儿童期发病，青春期前、青春早期的生长加速现象尤为明显，最终导致身材异常增高。

3）性早熟：性早熟是一种以性成熟提前出现为特征的性发育异常。一般指男孩9岁前出现睾丸增大，女孩8岁前出现乳房发育或10岁前来月经初潮者。性早熟有两种分类方法：一种是将性早熟分为真性、假性两类；另一种将性早熟分为真性、假性、部分性等3类。真性性早熟，各性发育指征的发育顺序和表现同正常性发育，只是发育年龄提前；假性性早熟，患儿仅有性器官的形态、第二性征的发育提前表现，但没有性功能的成熟，多起因于性腺或肾上腺皮质肿瘤等，导致性激素分泌过多，不伴有下丘脑—垂体—性腺轴的提前发动。环境污染物中的激素代谢产物、外源性性激素药物、含性激素制剂的不当应用，也是引发假性性早熟的重要原因；部分性性早熟，患儿仅有某一方面的单独提前发育现象，不伴随其他异常表现。性发育延迟：性发育延迟的诊断标准，以男童14岁未出现睾丸增大，女童13岁未出现乳房发育为依据。发病原因包括下丘脑、垂体、性腺疾病，染色体异常，全身性或消耗性疾病，体质性或家族性因素，以及营养、心理、运动训练等因素。性发育延迟的女孩多于男孩，主要表现为生长速度缓慢，骨龄显著小于时间年龄，有全身性的生长迟滞表现。此类儿童有些属体质性青春期延迟，对患儿进行全面检查时无器质性病变发现，多有遗传倾向（父母或其他家族成员中有类似晚熟的个体）。此类儿童属正常范畴，性发育可自发出现，只是时间较其他儿童晚；除提供心理咨询和指导外，不需特殊处理。可短期应用小剂量的性激素，以促进性器官、第二性征发育。另一些患者属病理性，应针对病因进行治疗。性分化异常：性分化异常指在胚胎的性分化过程中，因各种原因导致性腺、性器官分化发育障碍，使个体的内外性器官、第二性征在各年龄段出现不同程度的畸形发育，包括性腺分化异常（如真两性畸形）、女性假两性畸形、男性假两性畸形，以及其他性分化异常。对两性畸形最重要的是早期诊断，尽早通过手术等方式进行性别选择，以便使患儿更好地适应社会生活，在青春期获得性定向明确的、较好的性发育。否则伴随年龄增长，将不可避免地出现一系列的生理、心理和行为问题。

2.青春期心理发育特点

（1）思维方式的转变，主要包括3个方面。首先，青少年开始形成更高级的推理能力，包括发掘某种情形内在所有可能性的能力，进行假设性思考的能力（即与事实相反的情形）以及运用逻辑思维的能力。其次，抽象思维能力的发展。青少年从只思考直接接触或熟悉的事物的具象思维者，转变为抽象思维者，即能够想象未看到或未经历过的事物。这一转变使得青少年拥有了爱的能力、对精神领域进行思考的能力以及参与更高级数学运算的能力。继续停留在具象思维水平的青少年在解决问题时主要关注事物表象或具体实物，因此在升入中学后可能出现学习困难或遇到挫折。临床医生能够帮助父母认识到该问题从而有助于青少年适应教育的进度。由于能够更加抽象地思考，青少年也可能出现个人神话观念。个人神话是指青少年认为，假想观众（同龄人）在关注和思考自己，因此自己必须表现得特殊或与众不同。几十年来，人们认为青少年这种以自我为中心的现象促进了冒险行为的发生以及不可改变的个人神话（例如，认为妊娠或性传播疾病只可能发生在其他青少年身上）的形成。一些研究表明，相比成人，青少年在某些方面能够感知的危险更大，然而这种危险意识未能阻止青少年参与冒险行为。神经影像学研究表明，在冒险行为中青少年能体会到更多的满足感，这种满足感使得青少年尽管意识到了危险，仍然选择冒险。除此之外，拥有具体思维的青少年可能无法推断行为后果（例如，不服药），无法联系行为与健康之间的因果关系（例如，吸烟、饮食过量、酗酒、吸毒、危险驾驶以及过早性行为），且不能够规避风险（例如，使用避孕套和避免乘坐醉酒者驾驶的车辆）。另外，当青少年感觉个人神话观念受到威胁时会表现出紧张、抑郁或者多种身心症状。再次，形式运算思维的形成。该思维使得青少年能够思考思维本身，即元认知。此时，青少年学会思考自身感受以及他人如何看待自己。这种思维过程和青春期情感和生理发生的快速改变，使得青少年认为，其他人不仅思考他们在思考的事情，同时还关注他们自身（假想观众）。这种假象观众现象不利于青少年获得临床治疗和服务。

（2）青春期社会心理发展：以建立自主性及认同感，并形成未来取向为特征。

1）青春期发展——自主性的建立，发生在青春期早期（12～14岁），青少年努力使自己情感独立和经济独立时出现。其特征是组成同性别同龄群体，同时对家庭活动和父母建议的关注度逐渐降低。在这一时期，青少年非常关心自己在他人面前的表现，以同性别为特色的同龄群体经常是理想化的。对青少年发展有很大的影响。青少年可能会通过衣着、发型、语言和其他途径来迎合自己的伙伴，同样与其他同龄人表现不一样。青少年在这一时期可能会出现明显的心理问题。临床医生可以为青少年提供帮助，如可以与其家庭成员进行讨论，告知他们青少年在青春期成熟过程中经常需要对家庭成员内部和家庭成员之间的角色进行再调整，而这时会导致压力增加和冲突的出现。在青春期中期（15～17岁），同性别的同龄群体变成了一个混合性别的同龄群体。在该群体中，青少年也开始承担自己的初级社会角色。在寻找理想伴侣时，青少年开始出现短暂、强烈的恋爱关系。在这一阶段，青少年对成人迷恋的现象并不少见。家庭冲突很可能在此时达到顶峰。由于自主性增加，青少年可能会审视个人经历并与他人进行比较，从而开始关注他人。在青春期的晚期，青少年能够独立于父母，同时青少年会从同龄群体中脱离，转而努力达到成人的状态。这个阶段，青少年和父母的冲突会显著减少。随着青少年开始与他人建立更为持久的人际关系，并开始承担责任，个人价值观也趋于成熟。儿科保健专业人员应该意识到，大多数青少年是逐渐地寻求独立。家长也应该意识到，青少年突然转变可能是一种警示信号：表示青少年在此过程中需要帮助。针对青少年出现独立需求这一状态，对父母进行预先的指导，有助于了解子女这一重要发展阶段，使他们在安全的环境中满足子女独立的需求，并能缓和此阶段家庭中出现了一些问题。制定有助于满足青少年对饮食保密、参与决策、制定需求的临床策略，对这一过渡期也会有所帮助。

2）青少年青春期社会心理发展的第二个阶段是身份认同。身份认同与自我意识有关，它可以分成2个概念：自我概念和自尊。自我概念是指青少年对自我的知觉及感知，自己的天赋、目标和生活经历。他也可以涉及身份认同中的种族认同、宗教认同及性别认同的部分。自尊于一个人如何评价自己的价值有关。在1950年，埃里克森将发生这一阶段的社会心理危机，描述为同一性角色紊乱，13～19岁。随着青少年进入成年期，他们开始思考在成年期的角色。一开始，青少年常会感觉自己身份混乱，并且在描述适应社会时，产生了混乱想法和感受，因此，我们会尝试通过一系列的行为和活动来认清自己的身份。可以通过加入不同的群体，尝试不同风格的服饰和采取不同的行为方式寻找自己的身份。超出家庭想象的某种程度的叛逆，也是青少年寻求身份认同的一部分。埃里克森认为，青少年如果未能确定一种身份和职业道德，这可能会产生身份认同危机。尽管这一阶段持续时间可能会很短，但是由于青春期和成年早期延长，以及越来越多的青少年获得更高的学位和接受职业培训，青少年建立身份认同可能会需要更长的时间。有慢性疾病的青少年外在形象受到破坏，实现独立的能力受到影响，因此，建立一个积极的身份认同和自我认识时会更难。儿科保健专业人员帮助青少年建立身份认同时，可鼓励父母允许青少年独立做出医疗保健，促进其参与，有助于建立其身份认同。

3）青春期社会心理发展的第三个方面是未来取向的能力。这一阶段通常发生在青春期的晚期，青少年已经通过发展，未来职业所需的成熟认知已实现。现实目标同时形成自我认同感，并且他们的道德观综合宗教观，即兴价值观很可能已经完善。该阶段的青少年还希望受到成人一样的待遇。所以说自主性的增强，青少年被赋予更多的责任，也开始有更多接触酒精和毒品的机会。

3.青春期常见的健康问题

（1）早恋及不合适的性行为：①现状和危害：青少年的性行为具有无计划性、性伴侣多、性行为无保护和不安全性等特点，且多伴随酗酒、吸毒等其他危险行为，使他们感染性病、艾滋病的危险性显著增加。由于两性知识的缺乏，男生会出现手淫、遗精带来的恐慌，过早地频繁地沉溺于性生活，导致学生学业荒废，身体健康受损，甚至出现阳痿。而少女怀孕后流产、早产、死胎、滞产发生率较高，人工流产比例较高。引发大出血、生殖道感染、继发不孕等严重并发症，给终身健康和生活质量带来严重的危害，产生诸多社会问题。②相关危险因素：性生理、性心理成熟提前、性道德观念误区、文化程度低和缺乏性知识、家庭贫困和结构松散、受黄色文化影响或他人引诱教唆。③预防和保健：加强青春期性教育、预防少女妊娠和不良生殖健康结局，避免18岁前结婚、避免在20岁前妊娠、增加少女避孕药具的使用，减少非计划妊娠、减少少女受到性侵害、减少少女不安全流产、加强少女产前、产时、产后保健。

（2）青春期抑郁：青春期抑郁症是由社会心理因素引起的一种情绪障碍，好发于13～18岁阶段，以女孩多见。

1）发生率：在我国大、中学生中抑郁症状：高达18%～36%，患有抑郁症高达6%～7%。

2）相关原因：持续的心理紧张状态如家庭不和睦，意外的伤残，同学、伙伴关系不融洽，学习负担过重，与家人分离等；体内的激素水平分泌还不稳定，容易大起大落，这种激素水平的变化也会加重心理和情绪调节的紊乱；青少年自身的一些不良性格特征。

3）危险征象：频繁地感到悲伤、无缘无故地哭泣、流泪；感到绝望；参加各种活动的兴趣下降，以前喜欢的活动，现已不愿参加，没有兴趣；持续性的厌倦、失去了精力充沛感；社会孤立，人际交流能力差；低自尊、过分自责和内疚感；对遭到拒绝或失败极其敏感；容易激惹、生气或有敌意；难以与人相处；频繁抱怨身体的不适，如头疼和胃痛；频繁逃学或在学校表现差；不能集中注意力，学习成绩明显倒退；在饮食和（或）睡眠方面有很大改变，如无食欲、睡眠不安；有自杀想法或表现或自残行为。

4）主要预防措施：加强青少年心理健康教育；创造良好的家庭情感气氛；加强校园文化建设和心理咨询工作的开展。

5）治疗原则：心理咨询、心理治疗、家庭治疗、抗抑郁的药物治疗。

（3）青春期女生生殖系统相关健康问题

1）青春期功能性子宫出血：是指青春期月经周期、月经量和持续时间异常。其临床主要表现：月经周期不规则、量时多、时少、出血时间长、宫颈黏液：无孕激素影响。保健要点：应加强营养和体育锻炼；合理安排学习、生活；避免精神紧张和学习负担过重；积极参加各项文体活动，保持愉快的心情。治疗原则是先止血，然后调整月经周期至排卵功能恢复。

2）痛经：月经前后或月经期间（常见第1～2天）发生的有明显的下腹部痉挛性疼痛，有时疼痛会放射到会阴部、腰骶部，伴有全身不适，严重者可伴发恶心、呕吐、腹泻、头晕、乏力，并影响生活和工作。根据痛经的发生原因可分为：①原发性痛经：指腹痛与经血流出有关而无生殖器官器质性病变。青春期少女常见，常发生在初潮后6～12个月，20岁之前，13～15岁多见。防治措施：加强健康教育；加强营养和体质锻炼；对症治疗：止痛药、解痉药、中药、前列腺素合成酶抑制剂等。②继发性痛经：指腹痛与生殖器官器质性病变有关如盆腔炎、子宫内膜异位症等，成年妇女多见。

3）闭经：年龄＞16岁，第二性征已发育，或年龄＞14岁，第二性征仍未发育，且无月经来潮者青春期少女常见。①病因：全身性：重症结核、严重营养不良、甲低、先天性疾病；下丘脑性：精神性、多囊卵巢综合征；垂体性：垂体性肿瘤；卵巢性：先天性缺如；生殖道：无子宫、子宫内膜破坏。②保健要点：及时就医检查查明原因；年龄＞16岁，第二性征已发育，年龄＞14岁，第二性征仍未发育；应注意营养和合理地安排生活、学习。

4）青春期多囊卵巢综合征：是一种高雄性激素血症、排卵障碍和多囊卵巢为特征的病变，好发于青春期，以无排卵、肥胖、多毛等典型临床表现为主。治疗方面主要是调整月经周期，治疗高雄激素与胰岛素抵抗，同时调整生活方式，控制饮食和体重，增加体育锻炼以及戒烟、戒酒。

4.青春期的保健措施

（1）青春期性教育：内容包括性生理教育和性心理教育。青春期性教育的方法：①通过健康教育课程，提供青少年预防健康危险行为的知识、信息和技能，帮助他们做出正确选择。②同伴教育：同伴的文化背景、阅历相同，易于沟通；利用同伴间较密切的群体互动机制，通过教育和行为指导，达到改变健康危险行为的目的；由培训过的同年级或高年级学生向同年级或低年级学生实施教育。

（2）心理卫生指导：给予心理疏导，使其达到青春期心理健康的标准。智力发育正常和良好的社会适应性、心理特点符合年龄、人际关系良好、行为协调及反应适度、情绪良好且稳定和协调、个性良好且稳定和健全、青春期性心理行为的表现与生理年龄基本上相符合、能够正确认识、对待自己和异性、具有一定自我调适能力、情绪积极稳定。

（3）营养卫生指导

1）蛋白质：是人体生长发育的基础，是构成机体细胞的主要成分。生长发育期的儿童和青少年对蛋白质的需要量为2～4g／kg。蛋类、牛奶、瘦肉、鱼类、大豆、玉米等食物均含有丰富的蛋白质，混合食用，可以使各类食物蛋白质互相补充，营养得到充分利用。

2）热量：主要来源于糖类（碳水化合物）、脂肪和蛋白质，由各类食物提供。青少年对热量的需要量与生长速度成正比，所需的热量比成年人多25%～50%，加之青少年活动量大，基本需要量高。因此，青春期女孩必须保证足够的主食摄入量。

3）维生素：是维持人体正常生理功能和生长发育的重要营养素。人体所需的维生素大部分来源于蔬菜和水果。芹菜、豆类等含有丰富的B族维生素，山楂、鲜枣、西红柿及绿叶蔬菜含有丰富的维生素C，而维生素A和维生素D主要来源于动物肝脏及奶、蛋、鱼类食品，应保证供给。

4）矿物质：是人体生理活动必不可少的营养素。钙、磷参与骨骼和神经细胞的形成，如钙摄入不足或钙磷比例不恰当，必然会导致骨骼发育不全。青少年骨骼发育需要较大量的钙，应多吃奶、豆制品和鱼、虾等含钙多的食物；铁是血红蛋白的重要成分，如果膳食中缺铁，就会造成缺铁性贫血，特别是青春期女孩，每次月经要丢失约50mL的血液，铁也随之丢失，要补充15～30mg铁，青春期女孩应多吃动物性食品和富含维生素的食品，以促进食物铁的吸收；碘是构成甲状腺素的重要微量元素，碘缺乏会影响甲状腺素的生成，严重影响生长发育，青少年生理上需碘量加大，应多吃含碘丰富的海产品如海带、紫菜等；处于生长旺盛期的青少年对锌需要量也加大，含锌丰富的食物有动物肝脏、海产品等，我国规定每日膳食锌的摄入量为15mg。

5）水：青少年活泼好动，需水量高于成年人，每日摄入2 500mL，才能满足人体代谢的需要。水的摄入量不足，会影响身体的生长、新陈代谢以及废物的排出。如果运动量大，出汗过多，还要增加饮水量，所以青少年还需养成多饮水的习惯。

总之，青春期应合理安排饮食，补充足够的热能和蛋白质，合理补充碳水化合物、脂肪、矿物质和维生素类物质。同时应培养良好的饮食习惯，三餐应定时，少吃零食，不要偏食、挑食，不要受情绪影响或暴饮、暴食，或不食，更不要盲目节制饮食以求减肥。

（4）个人卫生指导

1）培养良好的个人卫生习惯：①应重视会阴部卫生，做到每晚都要用温水清洗外阴，清洗外阴的盆、毛巾和水要单独使用，不能与洗脚的盆、毛巾和水混用；不要穿别人的内裤和化纤内裤，内裤要选用透气性好、吸湿性强的棉织品，不要过紧，要勤换；养成大便用纸从前向后擦的习惯，预防肛门口的细菌进入阴道；若白带量多，又有异味或有血色时，要及时去医院检查治疗。②应该注意口腔卫生、用眼卫生，以预防龋齿和近视，应有正确的基本体态，即良好的坐、立、卧、行的姿势，有利于预防脊柱弯曲，保持女性特有的健美体态。③青春期女孩还要注意保持皮肤和毛发的清洁，选用不含碱或弱碱性香皂清洗皮肤，出现面部“痤疮”忌用手挤压，少用化妆品或淡妆，不宜浓妆艳抹或选用劣质化妆品，经常梳头、理发，以促进头皮血液循环。

2）培养良好的生活习惯：科学地安排生活：应将每天的学习、工作、休息、活动和锻炼等各方面有计划地进行安排，以学习为主，做到有条不紊。注意身体锻炼和适当劳动：青春期是身体发育的关键时期，须注意全面发展身体各项素质，根据不同年龄，有计划、系统地安排各种体育活动，循序渐进，以促进发育，增强体质，提高抗病能力。保证足够睡眠：13～15岁的少女每日应睡足9小时，15岁以后需睡7～9小时，一般需要每日保证8～9小时。睡眠越多越深，越容易消除疲劳，效果就越好。合理安排个人生活时间：既要保证正常的学习时间，也要有足够的户外活动，同时还要保证充足的睡眠，这样才能达到劳逸结合。

（5）月经期卫生指导：①选用合适安全的卫生用品。现在多用卫生巾、卫生棉条（棉栓）等，大多经过严格的消毒灭菌处理，符合卫生保健的标准，但是卫生棉条采用阴道内置方式，不适于一般少女使用。无论使用何种卫生用品，都要勤换置，换置前须洗净手。②每晚洗涤会阴部，勤换内裤，备有专用的毛巾和水盆。避免阴道受到细菌侵害而发生感染。③月经期间可以照常活动和学习，但要避免剧烈活动、远途跑走和过重的体力劳动。不要站在冷水中洗涤物品，也不要游泳和洗盆浴。要注意休息和睡眠，以便及时恢复精力。假若发生痛经，轻者可用热水袋敷小腹，重者在医生指导下服药止痛。④月经期间常有胃肠功能的轻度改变，或厌食，或恶心。因此，在经期最好不吃或少吃辣椒或冰淇淋等刺激性食物和生冷食物。⑤遇有不正常月经的情况，要及时找医生咨询、检查，对症治疗。切不可自己随便吃药，也不要置之不理，以免贻误病情，增加日后治疗的困难。

（6）青春期乳房护理

1）少女不应束胸：处于青春期发育阶段的少女千万不要穿紧身内衣，束胸对少女的发育和健康有很多害处，如束胸可压迫心脏、肺脏和大血管，影响身体内脏器官的正常发育；束胸能影响胸式呼吸，使胸部不能充分扩张，影响全身氧气的供应；束胸压迫乳房，使血液循环不畅，乳房下部血液淤滞而引起疼痛、乳房胀而不适，甚至造成乳头内陷、乳房发育不良，影响健美，也造成将来哺乳困难。

2）佩戴合适的胸罩：乳房发育基本定型后，要指导少女及时选戴合适的胸罩。一般女孩子长到16～18岁，胸廓和乳房的发育已接近成熟，或者用软尺从乳房的上底部经过乳头到乳房的下底部测量，上下距离＞16cm时就应佩戴胸罩。科学地选戴胸罩很有必要，可以根据自己的体形、胖瘦、季节和乳房发育情况进行选择，并以选择柔软、透气好、吸湿性强的棉布制品为好。勤洗勤换，保持清洁，晚上睡觉时把胸罩取下，无论春夏秋冬，持之以恒，坚持到老年。

3）自查乳房：女孩应该每月自查一次乳房，时间选择在月经过后。自查乳房时应当全身放松，一是要查看乳房外观有无变化，二是触摸乳房是否有包块，并且挤压乳头看有无分泌物出现。若发现乳房过小或过大、双侧乳房发育不均、乳房畸形以及乳房包块等现象，不必惊慌失措，应及早到医院诊治。乳房较小是黄种人的普遍现象，与种族、家族等后天因素有关，少女要到性完全成熟才能确定乳房是否发育不良，不要过早下结论。

第二节 社区妇女保健护理

一、概述

妇女占全国人口的1/2，在人类社会活动中肩负着建设祖国、孕育后代的双重任务，她们是社会主义物质财富和精神财富的创造者。她们的身心健康直接影响下一代的成长，而且关系到民族素质的提高。

（一）妇女健康的定义

WHO提出妇女健康的目标是提高妇女的生活质量，减少疾病，促进健康。健康不仅是身体没有疾病或不虚弱，还要求心理上即精神上健康和对社会适应的完好状态。衡量健康的标准即五快（食、便、睡、说、走） 和三良（良好的个性、处事能力和人际关系）。

社区妇女保健（woman health protection）：是以维护和促进妇女健康为目的，以预防为主，以保健为中心，以基层为重点、社区妇女为对象，防治结合，开展以生殖健康为核心的保健工作。

（二）社区妇女保健的目的和任务

1.目的　使妇女人人享有优质的生殖保健基本服务，减少发病率、伤残率和死亡率，提高妇女健康水平和出生人口素质，延长期望寿命，改善生活质量。

2.工作任务　包括围婚期保健、产期保健、产后保健、更年期保健和妇科疾病筛查，避孕咨询和知情选择，健康教育和精神卫生指导。

（三）社区妇女保健的现状

1.社区妇女保健工作成就

（1）随着围生医学的发展，孕产期监护技术的改进，母婴统一管理的实施，产前诊断技术的发展和新生儿特别是早产儿监护技术和用药及支持性营养补给上的进步，胎婴儿患病率及死亡率有了明显下降。

（2）生殖医学理论和实践的进展，试管婴儿和纤维手术的应用，提高了不孕症的诊断和治疗水平。

（3）避孕节育技术的发展和普及，使妇女能更好地控制自己的生育，因人工流产引起的严重并发症已明显减少。

（4）产后出血及感染得到更好的预防和控制，孕期内科并发症处理上的改进，使孕产妇死亡率有了大幅度的下降。

（5）乳腺癌的诊断和治疗方面的进展，预防子宫颈癌普查的实施，都降低了妇女恶性肿瘤的死亡率；对老年妇女常见的骨质疏松症有了进一步的了解，在预防和治疗方面取得进步。

2.问题与挑战

（1）全球妇女健康所面对的问题与挑战：贫困女性化依然严重，暴力侵害妇女的行为，包括家庭暴力和拐卖妇女、儿童的犯罪行为有增无减。艾滋病或艾滋病毒感染的人数上升。

（2）国内妇女保健的问题：①随着人类平均寿命的延长，更、老年期妇女在人口中的比例增长。②宫颈癌和乳腺癌的发病率也呈逐年上升趋势。③部分社区经济基础差。社区卫生服务建设投入不足，妇科检查床、胎心监护仪、B超等基础设施不够齐全，制约了妇女保健工作的开展。④辖区内妇女健康档案不齐全。由于城市流动人口多，社区卫生服务机构和人员目前还不足。未做到挨门逐户上门了解妇女健康状况。⑤重治疗轻保健，妇女保健工作重视程度仍不高，主动上门保健服务做得不够。⑥妇女健康知识宣传教育做得还不够。⑦社区护理人员整体素质有待加强。

3.妇女保健相关政策与法规

（1）《中华人民共和国人口与计划生育法》：2001年12月29日第九届全国人民代表大会常务委员会第二十五次会议通过，根据2015年12月27日第十二届全国人民代表大会常务委员会第十八次会议《关于修改〈中华人民共和国人口与计划生育法〉的决定》第一次修正，根据2021年8月20日第十三届全国人民代表大会常务委员会第三十次会议《关于修改〈中华人民共和国人口与计划生育法〉的决定》第二次修正），该法规定妇女享有计划生育权，促进性别平等，依法保障女婴及女孩生存和发展权利。

（2）《中华人民共和国母婴保健法》：是为了保障母亲和婴儿健康，提高出生人口素质，根据宪法制定。经中华人民共和国第八届全国人民代表大会常务委员会第十次会议于1994年10月27日通过。自1995年6月1日起施行。2017年11月4日第十二届全国人民代表大会常务委员会第三十次会议通过《中华人民共和国母婴保健法》修改。

（3）《中华人民共和国妇女权益保障法（修订）》：1992年4月3日第七届全国人民代表大会第五次会议通过，根据2005年8月28日第十届全国人民代表大会常务委员会第十七次会议进行修订，规定了妇女享受的政治、文化教育、劳动、财产、人格等各项权益。

二、妇女各时期的保健

（一）围婚期保健

1.概念

（1）围婚期保健（married period care）：围绕婚前、新婚、受孕前3个阶段，为保障婚配双方及其下一代健康所进行的以医疗保健、健康促进为主要目的和内容的服务。

（2）婚前保健：对即将婚配的男女双方在结婚登记前进行的健康检查和保健指导。目的是保障男女青年健康的婚配，防止各种疾病，特别是遗传性疾病的延续和传染性疾病的传播，避免有血缘关系和遗传病的人之间的结婚和生育，是优生优育的基础工作。

（3）孕前保健：是以提高出生人口素质，减少出生缺陷和先天残疾发生为宗旨，为准备怀孕的夫妇提供健康教育与咨询、健康状况评估、健康指导为主要内容的保健服务。

2.配偶的选择

（1）结婚年龄（我国婚姻法）：男方不得早于22周岁，女方不得早于20周岁。

（2）最佳生育年龄：一般25～30岁为最佳生育年龄。青年夫妇结婚后2～3年生育，有利于夫妇的健康、学习与工作。

（3）适宜的受孕时机：良好的身体状况、避免有害物质、春天时节。

3.婚前检查（examine before wedding）

（1）婚前检查的内容：①询问健康史、家族史、是否近亲婚配、月经史等。②全身体格检查。③生殖器检查：了解影响婚育的生殖疾病。④实验室检查：胸部透视，血常规、尿常规、梅毒筛查，血转氨酶和乙肝表面抗原检测、女性阴道分泌物滴虫、真菌检查。其他特殊检查，如乙型肝炎血清学标志检测，淋病、艾滋病、支原体和衣原体检查，B超、乳腺、染色体检查等，应根据需要或自愿原则确定。

（2）婚前检查异常情况的分类指导：①不准结婚：直系血亲；旁系血亲（外祖父母、同源而出生的男女）；精神分裂、狂躁抑郁性精神病、智力低下等。②暂缓结婚：如性病、麻风病未愈者、传染性疾病在规定隔离期内者、严重的脏器疾病等。③可结婚但不宜生育：如一方患严重的常染色体显性遗传病或双方均患某种遗传病等。④可结婚但子女要控制性别：女方为X连锁性遗传病如血友病，就要控制生女不生男。

4.计划生育

（1）避孕原理和方法：所谓避孕原理，就是用科学的方法来阻止和破坏正常受孕过程中的某些环节，以避免怀孕，防止生育。所采用的避孕方法很多，根据它们的避孕原理可以归纳为以下几种方法。

1）抑制卵巢排卵：使用具有抑制卵巢排卵作用的有女用短效、长效避孕药以及皮下埋植避孕剂等。卵细胞的发育和成熟受下丘脑和垂体的影响，这类避孕药能抑制下丘脑和垂体的功能来阻止卵细胞发育，从而达到避孕目的。另外，妇女在哺乳期也具有抑制卵巢排卵的作用，所以哺乳期也能避孕。

2）抑制精子的正常发育：从棉籽中提取的棉酚具有抑制精子的正常发育，长期服用棉酚可使精子数明显减少或完全消失，从而达到不能生育的目的。这种男用避孕药尚未推广使用。近几年来，有些地方采用物理方法（如超声波、微波、温热等刺激睾丸）来抑制睾丸的生精功能，也取得一定进展。

3）阻止精子和卵子结合：这类避孕方法较多，其目的是不让精子和卵子结合，以达到避孕的目的。例如避孕套、阴道隔膜等，使精子不能进入阴道，或进入阴道的精子不能进入子宫腔；外用避孕药具有较强的杀精子作用，将其放入阴道内能杀死已进入阴道内的精子，使精子不能进入子宫腔；男女绝育手术能阻止精子排出或阻止精子与卵子结合，是一种永久性的避孕措施；在性交过程中，采用体外排精或会阴部尿道压迫法，使精液排在阴道外或逆行射入自己的膀胱，使精液不进入阴道，但由于体外排精实际操作性差，不易达到真正避孕的目的，所以不建议使用。

4）阻止受精卵着床：子宫是孕育胎儿的地方，如果设法干扰子宫的内部环境，就不利于受精卵的生长发育。在子宫内放置节育环以及各种探亲避孕药均可使子宫内膜发生变化，阻止受精卵着床和发育。

5）错开排卵期避孕：错开排卵期避孕就是在安全期避孕，即利用月经周期推算法、基础体温测量法及宫颈黏液观察法等，掌握女性的排卵期，避开排卵期性交来避孕，使精子和卵子错过相逢的机会。由于很多女性排卵期并不是固定不变的，实际操作时难以掌握，所以建议在医师指导下进行。

（2）排卵期计算法

1）日程推算法：①月经周期正常者：排卵日期一般在下次月经来潮前的14天左右。卵子排出的前后几天里性生活容易受孕。将排卵日的前5天和后4天，连同排卵日在内共10天称为排卵期。以月经周期为28天为例，这次月经来潮的第一天在4月29日，那么下次月经来潮是在5月27日，则5月13日就是排卵日，5月8～17日这10天为排卵期。②排卵前安全期：从月经干净那天到排卵期开始的前一天的那段日期为排卵前安全期。排卵后安全期：从排卵期结束后的第一天到下次月经来潮的前一天为排卵后安全期。一般地说，排卵后安全期比排卵前安全期更安全。

2）基础体温测量法：正常情况下排卵时基础体温略下降，随后体温上升0.3～0.5℃，称双相型体温。如无排卵，体温不上升，整个周期间呈现低平体温，称单相型体温。若月经不规律或生活不规律，如夜班、出差、失眠、情绪变化、疾病等，不能用此法判断。正常月经周期，高温相维持14～16天，如果持续18天可疑妊娠，超过21天，确定妊娠。

3）接近排卵期黏液变的清亮，滑润而富有弹性，如同鸡蛋清状，拉丝度高，不易拉断，出现这种黏液的最后一天±48小时之间是排卵日。

4）点滴出血观测法：卵泡从卵巢中排出时，会把卵巢壁撕破，引起局部出血。通常，少量出血很快就在腹腔内被吸收了。但也有少数女性，出血量比较多，血液就会经过输卵管、子宫、阴道流到体外，在内裤上出现点滴样的血迹（或咖啡色分泌物），一般2～3天可自行停止，最长可为7天——“小月经”，医学上称为“排卵期出血”。

5）排卵试纸法：通过检测尿液中黄体生成素（LH；排卵前24～48小时达高峰）水平，经期规律者经期前14±3天检测，经期不规律者月经干净后第三天开始检测，在出现阳性或强阳性后的24～48小时排卵，不可使用晨尿。与早孕试纸不同，其准确率为75%，测试结果可能出现假阳性。

6）排卵期，乳头显得非常敏感。在洗澡、换内衣等乳头受到碰擦、挤压时会感到疼痛。乳头和乳腺管对雌激素很敏感，在排卵期产生的雌激素的作用下，乳头变大、变红、颜色变深，感觉变得很敏感，同时乳腺导管会变粗、变大、变长，把乳头往外顶。

7）B超动态监测法：B超监测排卵，操作简便、安全无创、可连续监测，动态观察卵泡生长发育成熟情况，准确预测排卵；检测不孕妇女卵泡发育详细情况，确认其有否卵泡发育成熟、有否排卵及排卵时间，为不孕妇女临床对症治疗提供可靠依据。自月经周期的第十天起，每2天B超监测1次，当发现卵泡直径达17mm时，应改为每天监测1次，当卵泡发育成熟直径达20～23mm时，必要时每天测2次，直至排卵为止。

5.孕前保健

（1）孕前检查：①询问：基本情况（年龄、现病史、既往史、月经婚育史；生殖道异常和手术史）；夫妇双方的家族史、遗传史；不良因素暴露史；个人生活习惯等；有无饲养宠物。②观察：体态、体型、营养状态、精神状态。③一般体检：身高、体重、血压、心肺、妇科检查、体重指数（BMI）=体重（kg）/身高（m）^{2}：体重过低：BMI＜18.5，正常体重：BMI=18.5～23.9，超重：BMI=24～27.9，肥胖：BMI≥28。④实验室检查：血、尿常规，阴道分泌物检查；肝肾功能；梅毒筛查、HIV自愿咨询检测。宫颈细胞学检查，丈夫精液检查。

（2）常见孕前健康问题：①年龄≥35岁：卵子易畸变。②有不良因素暴露史：如接触铅、汞、放射线、核素等，影响精子、卵子的质量及胚胎发育。③不良生育史。④双方有遗传病或家族史。⑤其他：重要脏器疾病、传染性疾病、性传播疾病、生殖系统疾病、免疫系统疾病及精神疾病等。

（3）孕前健康教育

1）孕检正常健康教育：①建立健康的生活方式，如合理营养，控制体重，口服叶酸；戒烟戒酒；避免接触不安全因素；远离宠物；调整避孕方式；指导乙肝、风疹、流感疫苗的接种工作。②生理知识宣教：推算排卵日期；孕前心理指导。

2）孕检异常健康教育：有不良因素暴露史：暂缓生育，督促调离不良的生活，工作环境年龄≥35岁、本人有不孕史及不良生育史、双方有遗传病或家族史，转上级医院咨询检查，遗传咨询，产前诊断等；有重要脏器疾病等内科疾病以及精神病，转上级医院明确诊断、进行治疗，提出能否妊娠的意见；急慢性传染病、生殖系统感染性疾病和性传播疾病，转上级医院。

（4）孕前6个月的准备工作：①选择最佳季节受孕，每年8～9月份是受孕的最佳季节。②停止口服或埋植避孕药。不能照射X线，不能服用病毒性感染或慢性疾病药物。③脱离有毒物品，如农药、铅、汞、镉、麻醉剂等。④夫妻都不能抽烟。调整自己的情绪，精神受到创伤或情绪波动如经历丧失亲人、意外的工伤事故等大喜大悲之后一段时间之内不宜怀孕。⑤到附近医院的妇产保健科咨询，在医生指导下服用叶酸。⑥要有一定的经济准备。⑦检查你饮用水的质量是否合格，水污染会影响胎儿的正常发育，一定要选择合适的净化装置。⑧清除夫妻身体内的烟尘与有毒物质，可食用春韭、海鱼、豆芽。

（二）孕期保健

1.概述

（1）概念：孕期保健（pregnant care）是专门针对孕妇的一种保健服务，为了保障母亲和婴儿健康，提高人口出生素质，内容包括：卫生、营养、心理、咨询、定期产前检查、怀疑先天性或遗传性胎儿异常的产前诊断及高危孕妇和胎儿重点监护等。

（2）分期：孕早期是指妊娠开始至妊娠12周末；孕中期是指妊娠第13～27周末；孕晚期是指第28周至足月妊娠。

（3）妊娠高危评估：详见表3-2-1。

表3-2-1 高危妊娠评分表

高危分类		5分	10分	15分	20分
		A级	B级	C级	D级
基本情况		年龄＜20岁或≥35岁 身高=145～150cm 体质指数：24＜BMI＜28 年龄≥30岁伴结婚2年不孕 轻度智力低下	年龄＞40岁 身高＜145cm 体质指数：28≤BMI＜32 产道（软、骨）畸形，骨盆狭小 胸廓畸形 中重智力低下 精神病静止期		胸廓畸形伴轻度肺功能不全 体质指数：BMI≥32 重度智力低下 精神病活动期
异常妊娠分娩史		自然流产2次 围产儿死亡史 人工流产≥2次 新生儿死亡史≥1次 先天异常儿史1次	自然流产≥3次 早产≥2次 死胎死产史≥2次 先天异常儿史≥2次 阴道难产史 瘢痕子宫（剖宫产史、肌瘤剜除史） 产后出血史		
妊娠合并症	心血管疾病	原发性高血压，BP持续≥140/90mmHg 心肌炎史	原发高血压，BP持续≥160/100mmHg 心脏病心功Ⅰ～Ⅱ级、心肌炎后遗症 心律失常	心脏病	心脏病心功Ⅲ～Ⅳ级 房颤 先天性心脏病（发绀型） 肺动脉高压
	肝病	乙肝和丙肝病毒携带者	肝内胆汁淤积症（ICP） 急性肝炎或慢性肝炎		重症肝炎 急性脂肪肝
	肾病		肾炎伴肾功能轻度损害		肾炎伴肾功能中度损害
	呼吸道疾病	肺结核稳定型	哮喘	肺结核活动型 肺心病	开放性、粟粒性肺结核 哮喘伴肺功能不全
	血液病	Hb＜100g/L	血小板＜75×10^9/L	重度贫血（Hb＜6g/L）	再生障碍性贫血 血小板≤50×10^9/L
	内分泌病	甲亢、糖尿病饮食控制不需用药者	甲亢、糖尿病不能饮食控制需用药者	甲亢危象、糖尿病酮症酸中毒	
	肿瘤		子宫肌瘤或卵巢囊肿≥6cm	恶性肿瘤	
	其他	偶发癫痫	癫痫需药物控制/自身免疫病静止期 性病（梅毒、淋病、尖锐湿疣、沙眼衣原体感染） HIV感染者	自身免疫病活动期 AIDS	
	胎位不正	孕32～36孕周横位、臀位	≥37周横位、臀位		

（续表）

高危分类		5分	10分	15分	20分
		A级	B级	C级	D级
妊娠合并症	先兆早产、胎膜早破	34～36孕周	＜34孕周		
	过期妊娠	孕41～42周	≥42孕周且胎盘功能低下		
	妊高征	轻度妊高征	中度妊高征	先兆子痫与子痫 Hellp综合征	
	产前出血	产前出血（28孕周前）	≥28孕周的边缘性及部分性前置胎盘 早期阴道出血不明	完全性前置胎盘 胎盘早剥	
	羊水量异常	羊水过多	羊水过多伴症状或羊水过少		
	胎儿因素		双胎、巨大儿 辅助生殖技术受孕	3胎以上	
	IUGR	宫高为第10百分位	宫高为＜第10百分位	宫高＜第5百分位	
	胎儿窘迫		胎动消失 胎心≥160≤120但＞100次/分 胎动＜20次/12小时	胎心＜100次/分 胎动＜10次/12小时	
	母子血型不合	ABO溶血症	Rh溶血症		已有过Rh溶血症史
环境及生活因素		被动主动吸烟≥每日20支 酗酒 文盲 无产前检查 流动人员 家庭经济困难（＜50元） 卫生条件差 孕妇的一级亲属有遗传病史 早孕期接触可疑致畸药物：农药、放射线等化学、物理因素 由居住地到医院需要1小时以上2项者	家庭中受歧视		
总分					
级别					

2.孕早期保健

（1）早期母体身体变化：早孕反应（停经6～12周多见）、尿频、乳房变化（增大、胀痛感、乳晕着色）、体重增加（不明显，平均增加1～2kg，其中胎儿约48g）。

（2）胎儿发育：从受精卵形成开始，细胞就不停地开始分化了，主要以细胞分裂为主，孕早期是胚胎发育非常敏感的时期。在此期间，如果受到疾病、外界不良因素（如药物、辐射、污染等）影响，非常容易导致胎儿发育的畸形。

（3）孕早期膳食要点：孕早期胚胎生长速度较缓慢，所需营养与孕前没有太大的差别。①按照孕妇的喜好，选择促进食欲食物。②选择容易消化的食物以减少呕吐，如粥、面包干、馒头、饼干、甘薯等。③想吃就吃，少食多餐。可以减轻呕吐，增加进食量。④为防止酮体对胎儿早期脑发育的不良影响，孕妇完全不能进食时，也应静脉补充至少150g葡萄糖。⑤为避免胎儿神经管畸形，在计划妊娠时就开始补充叶酸每日400～600μg。

（4）孕早期保健要点：①远离不良的工作生活环境，避免接触有毒有害物质（如放射线、高温、铅、汞、苯、砷、农药等）避免密切接触宠物。②选择舒适的服装。③保持平和的心境。④少用手机，不染发，少化妆。⑤继续补充叶酸每日400～800μg至孕3个月，有条件者可继续服用含叶酸的复合维生素。⑥慎用药物，避免使用可能影响胎儿正常发育的药物。⑦必要时，孕期可接种破伤风或流感疫苗。

（5）孕早期的检查要点：①及早确定是否怀孕：尿hcG测定或行B超排除宫外孕。②身体检查：测量血压、体重；常规妇科检查（孕前3个月未做者）；胎心率测定（采用多普勒听诊，妊娠12周左右）。③必查项目：血常规、尿常规、血型（ABO和Rh）、肝功能、肾功能、空腹血糖、HBsAg、梅毒螺旋体、HIV筛查（孕前6个月已查的项目，可以不重复检查）。

3.孕中期保健

（1）母体生理变化：胎动在18～20周出现、腹部增大、胎心搏动120～160次/分。母体不适：如饭后胃有胀满感和烧灼感，便秘，活动后易出汗，出现气促等；乳房继续增大；牙齿：牙龈增厚稍显松软，易出血。

（2）胎儿发育及产检：在妊娠中期，由于胎儿器官系统发育基本完善，所以，在此期间能够通过一些相关检查能大致了解胎儿发育是否正常：唐氏综合征筛查：14～20周；彩超筛查：22～26周；糖尿病筛查：24～28周行75g OGTT：空腹血糖＜5.1mmol/L，1小时血糖＜10.0mmol/L，2小时血糖＜8.5mmol/L。

（3）营养指导：孕中期是胎儿生长发育的加速期，母亲的热能及营养素的摄入十分重要，但不宜贪食、暴食，要使孕妇体重增长在合理范围。此期孕妇体重从10～20周，体重每周增长335g，20～30周每周增长450g，肥胖者体重增长则需要控制在每周200g左右。①补充充足的能量：孕4～6个月时，胎儿生长开始加快，母体子宫、胎盘、乳房等也逐渐增大，加上早孕反应导致的营养不足，孕中期需要补充充足的热量。②注意铁的补充：孕中期血容量及红细胞迅速增加，并持续到分娩前，对铁需要量增加。富含铁，吸收率又较高的食物包括动物肝脏和血、肉类，鱼类。③保证充足的鱼、禽、蛋、瘦肉和奶的供给。

（4）孕中期保健要点：①穿着宜宽大舒适，寝具不要过于柔软。②运动不宜剧烈，遵循自已的习惯进行。③禁喝浓茶、可乐和咖啡。④学习孕期体操。⑤开展胎教：胎教是促进胎儿大脑发育比较好的一种方法。大脑发育研究表明，大部分脑细胞是在出生前，即胎儿期形成的。

北京大学人民医院对出生5天内的胎教儿与非胎教儿进行神经行为测试显示，胎教儿在视觉、听觉、定向反应、头竖立、手握持反应、上下肢弹回、原始反射等方面均比非胎教儿强。孕中期是进行胎教的最佳时期，一般可采用音乐胎教、抚摸胎教和歌唱、语言胎教。

（5）孕中期常见的问题及对策

1）腰腿痛、腿抽筋的处理：孕中期胎儿长度发育最快，因此全身骨骼也相应发育，需要大量营养尤其钙质，如果营养不足，胎儿可能缺钙但较轻；孕妇会从骨中抽出足以补充胎儿需要的钙使胎儿生长发育，而本身则会出现骨密度下降及缺钙症状，应补钙（孕中期每日1 000mg，孕晚期和哺乳期每日1 200mg）。

2）心理问题及处理：多数孕妇对妊娠导致的生理变化逐渐适应，情绪趋于稳定。但是随之而来的各种担心增多，如担心胎儿生长发育不正常，会不会有畸形；担心胎儿性别，少数人有重男轻女的偏见。体形的变化逐渐明显，担心以后不能恢复。由于怀孕身体生理上的改变，腰酸、背痛、便秘等症状逐渐加重，有些孕妇还会失眠，因此，导致一部分孕妇心理难以保持平静，产生焦虑情绪。应广泛宣传有关妊娠、孕期胎儿宫内生长发育的科普知识，家人应督促孕妇定期作好产前检查，使孕妇对妊娠这一女性特殊的生理过程有所了解，认识到孕期的具体特点及可能出现的现象，特别是对胎儿生长发育的情况有所了解。

4.孕晚期保健

（1）母体生理变化：此时妊娠已经逐渐接近晚期，由于胎儿进入了一个生长快速的时期，所以子宫增大更加明显，但同时，母体内各器官系统的代偿能力更接近于极点，为分娩做好准备。妊娠晚期是妊娠并发症容易发生的时期，也是妊娠并发症容易加重的时期，这些都会给孕妇本身和胎儿造成危害，并直接影响到孕妇和胎婴儿的安危。①腹部增大明显：随着胎儿的生长，加之逐渐增多的羊水，使得子宫逐渐增大。子宫由非孕期的50g重量及10mL的容积，发展到孕末期的1 000g重量及5L的容积。②尿频：接近妊娠晚期的时候，胎儿的先露部逐渐进入骨盆入口，继而压迫膀胱，使孕妇常有尿频的感觉。加之夜间平卧后，白天潴留在下肢的水分逐渐回流至体循环，经肾脏排泄，故使得夜尿次数增加。③胎动：在妊娠晚期，自我检测胎动是非常重要的。④宫缩：自妊娠中期开始，可以出现不规律无痛性宫缩，尤其在临近分娩的时候次数可以增多，尤其是在夜间。⑤体重增加和腰腿痛。⑥水肿：到了妊娠晚期，大部分孕妇都会伴有下肢水肿，一般在午后加重，第二天晨起明显减轻或消退。如果每周体重增加在500g以上，或水肿不消退，甚至延及面部均需及时就医。

（2）胎儿的生长发育：进入晚期妊娠后，胎儿进一步进入生长发育期，妊娠到了中晚期后，母亲妊娠并发症或（和）妊娠并发症容易出现，危及母儿的安危。所以，在此期间除了关注胎儿生长发育外，更要关注胎儿宫内安危状况，也就是是否缺氧。因此，对胎儿的监测更为重要，比如孕妇要自我监测胎动。产前保健时在一定时期要做超声检查：一方面了解胎儿发育；另一方面要了解胎盘、羊水，有条件者监测胎儿相关血流的指标。必查项目：超声检查：评估胎儿大小、羊水量、胎盘成熟度、胎位和脐动脉收缩期峰值和舒张末期流速之比（S/D值）等。NST检查（每周1次）。

（3）营养指导：孕7～9个月胎儿体内组织、器官迅速增长，脑细胞分裂增殖加快。同时孕妇子宫增大、乳腺发育增快，对蛋白质、能量以及维生素和矿物质的需要明显增加。孕晚期胎儿生长快，孕妇体重增加以每周0.4～0.5kg为宜，肥胖者体重增加以每周200～300g为宜，不宜进食甜及油炸食物。补充长链多不饱和脂肪酸，增加钙的补充，保证适宜的体重增长。

（4）心理护理：①心理特征：此时期胎儿迅速生长发育，孕妇心理负担加重。由于腹部膨大、活动受限，子宫压迫作用产生尿频、便秘，使孕妇心烦，易受激惹。此外，由于预感临产将至，又无力加以避免和应对而产生恐惧和担忧，害怕分娩时疼痛、出血多，更怕难产，担心胎儿有危险等，这些可能给孕妇造成巨大的心理压力，情绪不稳定，精神上感到压力。②如孕中期一样，孕晚期过度焦虑不但可能影响胎儿的生长发育，也会使一些孕期并发症的发生率增加，如妊高征、早产等。对自然分娩的过度恐惧，使孕妇对分娩方式做出错误的选择，剖宫产率增加，与之相伴随的并发症也增加，如产后出血、小儿感知统合失调等。③孕晚期应注意孕妇情绪、认识和态度等方面的变化，及时给予心理咨询进行心理干预。对她们提供有关妊娠、分娩的知识，调动其主观能动性，更好地适应环境，保持身心的健康和谐。对于妊娠期许多躯体症状主诉；同时查无躯体疾病时，应警惕有抑郁情绪的可能。

（5）常见问题及指导：①产前出血：妊娠晚期阴道出血，同月经量，称为产前出血。最常见的是前置胎盘和胎盘早剥。②胎儿宫内生长受限。③早产：满妊娠28周到36周末的分娩为早产。④过期妊娠：平素月经周期正常，妊娠满42周及超过者为过期妊娠。

（6）分娩方式的选择：任何一次分娩，胎儿不管以哪种方式娩出，母儿都有一定的危险。现代医学发达，只能将这种危险降到最低。当阴道分娩对母亲或胎儿有危险时才选用剖宫产手术分娩。剖宫产是处理难产的一种手术产，只有在分娩发生障碍，或母体不能胜任阴道分娩（如母亲有严重心脏病，或有严重高血压，阴道分娩对母亲有一定危险；或母亲骨盆狭窄等）；或胎儿在宫内有一定的危险，或不能耐受阴道分娩的挤压（胎儿宫内窘迫、胎位异常），而采取的一种最快捷有效的方法。不能用它代替自然生理的阴道分娩。不能代替阴道产钳助产；也不是保证胎儿最聪明的分娩方式。

综上所述，孕晚期的保健要点为：定期产前检查，接受孕期健康教育；科学、合理的膳食，控制孕期体重增加不要超过12.5～15kg。胎儿体重控制在3.5kg以内，从而降低难产的发生率。正确认识自然分娩的意义，积极配合医生，做好自然分娩的心理准备。

（三）妇女产褥期保健

产褥期是指产妇从胎盘娩出到全身各器官（除乳腺外）恢复至接近未孕状态所需要的时间，一般为6～8周。此期刚经历完分娩的产妇，不仅要完成身体各器官及内分泌功能的恢复，同时还要承担着哺育新生儿的任务，家庭角色也在发生转变，产妇的生理、心理都发生了变化。所以，做好产褥期保健，预防产褥期疾病的发生，对有效促进母婴健康有重要的意义。

1.产褥期妇女的生理特点

（1）生殖系统的变化

1）子宫：胎盘娩出后的子宫逐渐恢复至未孕状态的过程称为子宫复旧，包括子宫体、子宫颈的复旧和子宫内膜的再生。①子宫体的复旧：胎盘娩出后子宫圆而硬，产后当日宫底平脐或脐下一横指，以后随着肌纤维的缩复作用，每日下降1～2cm，产后10天，子宫底降至骨盆腔，产后6周恢复至接近孕前大小；②子宫内膜再生：产后坏死脱落的子宫蜕膜组织随血液、黏液等经阴道排出，称为恶露。正常恶露持续4～6周，有血腥味，但无臭味，总量为250～500mL。3周后子宫内膜由基底层再生修复，形成新生功能层内膜，胎盘附着处的子宫内膜修复约需6周时间。③子宫颈复旧：产后4周宫颈可恢复至未孕时的形态。分娩时因宫颈3点、9点处发生裂伤，初产妇的宫颈外口由产前圆形变为产后“一”字形横裂。

2）阴道及外阴：产后，阴道壁松弛及肌张力降低在产褥期逐渐恢复，黏膜皱襞约于产后3周重新出现。但产褥期结束时仍不能完全恢复至未孕状态。分娩后的外阴轻度水肿，2～3天自行消退。会阴部如有轻度撕裂或会阴切口缝合术后均在3～5天愈合。处女膜因在分娩时撕裂形成痕迹，称处女膜痕，是经产妇的重要标志。

3）盆底：分娩可造成盆底肌及筋膜弹性减弱，并伴有盆底肌纤维的部分撕裂。如无严重损伤，产后1周内水肿和瘀血迅速消失，组织的张力逐渐恢复。如产后能坚持康复运动，盆底肌有可能恢复至接近未孕状态。如盆底肌及其筋膜发生严重断裂，又未能及时而准确地修复，或于产褥期过早参加体力劳动，影响盆底肌肉恢复，可导致阴道壁膨出，甚至子宫脱垂。

4）乳房：产褥期乳房的主要变化是泌乳。当婴儿吸吮乳头能促进乳汁分泌，并能反射性地引起乳汁喷出，因此，吸吮是保持乳腺不断泌乳的关键。排空乳房也是维持泌乳的重要条件。乳汁分泌还与产妇营养、睡眠、情绪和健康状况密切相关。所以，保证产妇休息、给予足够睡眠和可口、营养丰富的饮食，并避免精神刺激至关重要。

（2）生命体征变化：产妇生命体征体温大多在正常范围。如产程中过度疲劳、产程延长或产伤较重者，其体温在产后24小时内可稍升高，但不超过38℃。如乳房极度充盈可有低热，一般在12小时内自行恢复。脉搏略缓慢，为60～70次／分，于产后1周恢复正常，与副交感神经兴奋有关。由于产后腹压降低，膈肌下降，产妇以腹式呼吸为主，产妇的呼吸深慢，为14～16次／分。血压在产褥期无明显变化，如为妊高征产妇，其血压在产后变化较大。

（3）血液循环系统：产后72小时内，产妇循环血量增加，心脏负担加重，应注意预防心衰的发生，循环血量于产后2～3周恢复至未孕状态。产褥早期，产妇血液仍处于高凝状态，这有利于胎盘剥离创面迅速形成血栓，减少产后出血。

（4）消化系统：妊娠期胃肠肌张力及蠕动减弱，胃液分泌减少，于产后1～2周逐渐恢复。产妇在产后1～2天常感口渴，喜进流食或半流食。产褥期产妇活动减少，肠蠕动减弱，腹肌、盆底肌松弛，容易导致便秘发生。

（5）泌尿系统：妊娠期体内潴留的过多水分在产后主要由肾脏排出，故产后数日尿量增多。妊娠期肾盂及输尿管生理性的扩张一般在产后2～8周恢复。分娩过程中由于膀胱受压造成黏膜水肿、充血、肌张力降低，以及会阴伤口疼痛、不习惯卧床排尿等原因，容易发生尿潴留，尤其是产后24小时内。

（6）内分泌系统：产后雌激素、孕激素、胎盘生乳素水平急剧下降。催乳素水平因是否哺乳而异，哺乳产妇的催乳素于产后下降，但仍高于非孕水平，不哺乳者于产后2周降至非孕时水平。月经复潮和排卵时间因人而异，并受哺乳影响，不哺乳产妇通常在产后6～10周月经复潮，产后10周左右恢复排卵。哺乳产妇月经复潮延迟，有少数产妇整个哺乳期月经不服潮，但排卵平均在产后4～6个月恢复。所以哺乳期产妇月经复潮前仍有可能怀孕。

（7）其他特征：①腹壁：腹壁皮肤受妊娠子宫膨胀的影响，弹力纤维断裂，腹直肌呈不同程度分离，使产后腹壁明显松弛，需6～8周恢复。②产后宫缩痛：是指产褥早期，因宫缩引起下腹部阵发性疼痛。一般在产后1～2天出现，持续2～3天后自然消失。经产妇比初产妇多见，哺乳时反射性的子宫收缩可使疼痛加重。③褥汗：产褥早期，大量多余的组织间液需要排泄，使皮肤排泄功能旺盛，大量出汗。尤其是睡眠和初醒时明显，产后1周好转。

2.产褥期妇女的心理和社会特点

（1）心理特点：①羞怯与依赖：初为人母，回顾分娩过程和面对孩子，产妇容易产生羞怯心理。产后1～3天为产妇的依赖期，产妇更多关注自己的饮食和休息，较少关注新生儿，孩子的日常护理多依赖别人完成。产后第4天以后，产妇进入依赖-独立期，随着身体恢复变得较为独立，能进行自我护理，并将注意力转向新生儿，开始接纳并喜欢护理新生儿。产后14天以后，产妇完全进入新的角色，接受现实中的新生儿，与新生儿形成相互的认同和默契，独立完成新生儿的哺育和护理。②喜悦：孩子顺利出生，新生儿健康，产妇会感到满足、兴奋和喜悦。③焦虑：产妇在经历妊娠、分娩的痛苦折磨之后，不但身体疲惫虚弱，而且精神也会受到影响。如有新生儿窒息、产伤或畸形等意外事件可使产妇焦虑。也可因现实中母亲具有太多责任，婴儿性别不理想，尤其是丈夫及家人态度不积极，或有时没有任何诱因使产妇焦虑，表现为产后3～5天出现一过性的委屈、哭泣、情绪不稳、感情脆弱、失眠或忧郁、焦虑。一般持续1周左右会逐渐恢复正常。④产后抑郁症：产妇会出现情绪低落、郁郁寡欢、食欲不振、无精打采、活动降低等较为严重的产后抑郁症状，甚至无缘无故流泪或对前途感到无望，对育儿有抵触、对丈夫有敌意，更有甚者会有罪恶感产生，失去生存欲望。发病率在15%～30%。典型的产后抑郁症于产后6周内发生，可在3～6个月自行恢复，但严重的也可持续1～2年，再次妊娠则有20%～30%的复发率。⑤产后精神病：有0.14%～0.26%的抑郁症产妇，会出现沮丧的心情、幻觉、妄想、自杀或杀婴的精神症状，出现这种病症要及时到医院精神科进行诊治。

（2）社会特点：随着社会发展步伐的加快，人们的工作节奏越来越快，工作效率不断提高，竞争压力越来越大。目前的产妇多为初产妇，缺乏育儿经验，又面临着工作或再次就业的压力，需要更多的社会支持、工作单位的照顾、家庭成员的理解、关爱和帮助。

3.产褥期保健措施

（1）检查与检测：通过产后访视和产后检查对产妇进行检查与监测，产褥期对产妇家中访视至少4次，分别在出院后3天、产后7天、14天、28天进行。产妇产后42天应到医院进行全面身体检查，若有异常情况应提前进行检查，评估身体情况，及时发现和治疗产褥期疾病。检查与监测内容有：①一般情况：观察饮食、睡眠、大小便、全身感觉和精神状态等，确定产妇身体健康情况。②生命体征：产后要严密观察体温、呼吸、脉搏、血压的变化，尤其是产后2小时内，及时发现产后出血等异常情况。③子宫复旧及恶露情况：嘱产妇排尿、按摩子宫使其收缩，测量宫底高度、子宫下降的速度，观察恶露的量、颜色及气味，及时发现晚期产后出血、产褥感染、子宫复旧不良等异常情况。

（2）会阴护理：①会阴水肿：阴道分娩者产后有轻度水肿，一般在产后2～3天自行消退。每日用0.05%聚维酮碘液或2%苯扎溴铵（新洁尔灭）冲洗或擦洗外阴2～3次。如会阴水肿明显，可用50%硫酸镁湿热敷，产后24小时后也可用红外线照射减轻会阴水肿。②会阴伤口：会阴有伤口者，每日注意观察伤口有无红肿、渗血、血肿、硬结及分泌物。采取会阴伤口对侧卧位，防止恶露污染伤口。一般于产后5天拆线，如伤口感染，则需提前拆线引流或行清创处理，并定时换药。

（3）并发症：对妊娠合并心脏病的产妇应注意观察心脏功能，如出现胸闷、气短、心悸等症状应警惕心力衰竭。对妊娠期高血压疾病的产妇应注意观察血压、面部表情及精神状态，防止产后子痫发生。对妊娠合并病毒性肝炎者，应注意产后肝功能变化。

4.生活与卫生指导

（1）饮食指导：正常自然分娩的产妇，产后1小时可以进食流食或清淡半流食，以后逐渐过渡至普通饮食。应给予易消化、高蛋白质、低脂肪、高维生素及含铁食物，多进汤汁饮食，促进体力恢复及乳汁分泌。注意合理膳食、干稀搭配、粗细搭配、品种多样，可以少量多餐。应多吃鱼、肉、蛋、奶类制品、蔬菜、水果等含蛋白质、矿物质、维生素和粗纤维丰富的食物，忌食辛辣或过硬的食物。Ⅲ度会阴裂伤者产后1周内进无渣饮食。剖宫产术后产妇胃肠功能恢复者给流质饮食1天，半流质饮食1～2天，以后用普通饮食。流质饮食不宜饮用牛奶、豆浆和含糖多的食品，以免腹部胀气不适。产后不宜食用的食物：①过食韭菜、辣椒、胡椒等辛辣食物，可使产妇便秘或痔疮发作。②食用冷饭可影响消化功能，造成腹泻。③饮浓茶、咖啡、酒，会影响睡眠及肠胃功能，亦对婴儿不利。④食用雪糕、冰淇淋、冰凉饮料及冰冷食品，不利于消化系统的恢复。⑤食用过咸食品会导致浮肿。

（2）卫生指导：产后每天应进行洗漱，洗漱时用温水。因褥汗多，应勤洗澡，勤换内衣和床单，保持皮肤清洁舒适。洗澡以淋浴为宜，减少经阴道和尿道逆行感染的机会。注意保持会阴清洁，每日2次用1∶5 000高锰酸钾溶液、1∶2 000苯扎溴铵冲洗或擦洗会阴，勤更换消毒会阴垫。产妇有伤口者，休息时应采取健侧卧位，保持伤口干燥，利于合。会阴切缝合术后拆

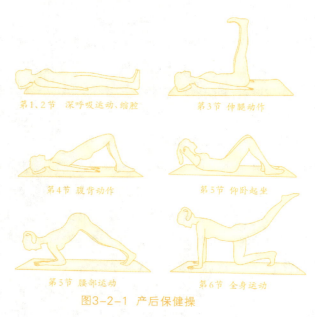

线1周内避免采用下蹲姿势，以防过度牵拉，影响伤口愈合。

5.休息与活动

（1）休息：产后宫缩痛和会阴部疼痛及分娩疲劳，会使产妇感到身体不适，产后应卧床休息。产妇的休息室应清洁安静、阳光充足、空气新鲜、温湿度适宜。夏季应保持室温22～24℃，冬季应保持室温20～22℃。每日开窗通风，但不应有对流风，避免受凉。床铺应保持整齐、清洁、干燥、松软。

（2）活动：经阴道自然分娩的产妇，产后6～12小时即可起床做轻微活动，产后24小时可在室内随意走动，如觉体力较差，可由护士或家属协助活动，行会阴侧切的产妇，可适当推迟活动时间。剖宫产术后3天可离床活动，鼓励产妇适当的床上活动，待伤口拆线后也应做产后健身操。产后腹肌、盆底肌、子宫韧带松弛，不宜过劳，避免长时间站立或蹲位，以免腹压增加，影响盆底组织恢复。产后适当的体育锻炼有利于子宫的复旧、恶露的排出、体力恢复、排尿及排便，避免或减少静脉栓塞的发生，且有助于骨盆底及腹肌张力的恢复。①产后保健操：产褥期最适宜的运动是产后保健操（图3-2-1），可以促进腹壁及盆底肌肉张力的恢复，避免腹壁皮肤过度松弛，预防腰骶痛、痔疮、张力性尿失禁、膀胱直肠膨出及子宫脱垂等，对体形的恢复也有好处，并且有利于今后适应一定强度的活动和工作。一般产后第二天可以开始做产褥期保健操（图3-2-1），根据产妇具体情况由弱到强，循序渐进地进行产后锻炼。产褥期保健操共7节，每节做8～16次，每1～2天增加1节，直至产后6周，6周以后可选择其他锻炼方式。②产后瑜伽：产后瑜伽练习，能帮助身体的恢复，又能保持体形，对产妇机体的恢复起到一定的作用。

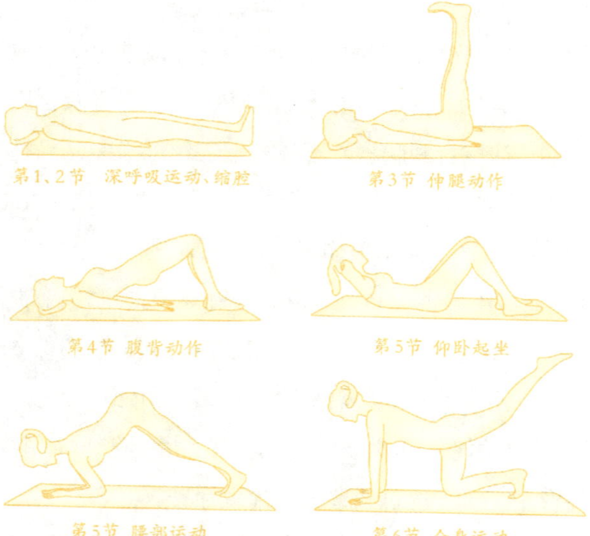
第1、2节　深呼吸运动、缩肛
第3节　伸腿动作
第4节　腹背动作
第5节　仰卧起坐
第5节　腰部运动
第6节　全身运动

图3-2-1　产后保健操

6.计划生育指导　产褥期不宜性生活，产后42天检查如生殖器官恢复正常后可恢复性生活。有性生活者应采取避孕措施，哺乳者以工具避孕为宜，不哺乳者可选用药物避孕。要求绝育者，若无禁忌，可在产后24小时内行输卵管结扎术，也可以择期施行手术。剖宫产者必须避孕2年后方可再次妊娠。

7.心理调适与保健

（1）倾听：认真倾听产妇诉说分娩经历或妊娠、分娩过程的感受，对产妇在妊娠过程中的努力、分娩过程中的配合要加以赞赏，强化产妇的愉悦心情，宣泄不良情绪，消减焦虑心理，防止抑郁。

（2）转移产妇注意力：新生儿的啼哭、产妇哺乳和对新生儿的护理，可促进母婴感情连接，使产妇的注意力由自身转向新生儿。同时，要帮助产妇认识到分娩已经结束，新生儿与母体已经分开，哺育新生儿的任务已经开始，使产妇从对妊娠、分娩过程的回顾中走出来，淡化分娩和初为人母带来的羞怯心理，学习进入新的角色。母婴同室或家庭式产妇休息室，使产妇24小时与新生儿密切接触，可加速产妇注意力的转移和母亲角色的转换。

（3）鼓励产妇独立：帮助产妇学习产褥期护理和新生儿护理知识和技能，制定护理计划，逐步参与，直至独立完成对自身和新生儿的护理，承担起母亲的责任。对新生儿的护理包括情感性护理和动作性护理。情感性护理是用积极的态度去观察婴儿的需求，用眼睛与之交流，从婴儿的哭闹中了解其需求。动作性护理包括给婴儿换尿布、沐浴、哺乳、更衣、观察大小便、抚摸等。鼓励产妇按自己的计划，将情感性护理和动作性护理有机结合起来，完成婴儿护理过程，实现从依赖到独立的过渡。

8.家庭与社会支持　指导丈夫及家人营造和谐的家庭氛围，树立正确的生育观念。应该热情地关心和体贴产妇，让产妇感觉到家庭的温暖、被重视的成就感，为产妇提供科学正确的产褥期生活方式。要理解和关心产妇的心理特点和变化，注意观察产妇的身体变化、饮食营养睡眠等状况，同时要以亲切温和的态度和产妇交流，以调节产妇的情绪，帮助其克服产后的低落情绪，顺利度过这一阶段。丈夫应主动协调好夫妻关系、婆媳关系，避免家庭矛盾的发生及使用刺激性语言，尽可能多陪伴在产妇身边，使产妇在分娩后处于最佳的心理状态。

医护人员要遵守保护性医疗制度，避免不良的语言刺激，耐心倾听和及时解答产妇提出的问题；如遇新生儿窒息、出生缺陷或死亡等意外，必须采取适当的时机与方式，与家属一起向产妇交代，并与分娩健康新生儿的产妇分开，以免触景生情，增加精神创伤。社区卫生服务机构应按时进行产褥期访视，做好检查、监测和指导。

9.产褥期常见疾病与预防

（1）尿潴留：产后4～8小时大多数产妇能自然排尿，个别产妇因分娩过程中膀胱受压致黏膜充血水肿、肌张力下降、产后疲倦、会阴伤口疼痛和不习惯床上排尿等，出现尿潴留。预防措施：①鼓励产妇产后2～4小时起床自行排尿，排尿时可采取半蹲、半立的姿势。②2～4小时不能自行排尿，鼓励多喝水，用温水冲洗外阴或产妇听水流声，诱导产妇排尿。③在下腹部放置热水袋热敷，或按摩膀胱，或针刺关元、气海、三阴交等穴位，或肌内注射新斯的明0.5mg促进排尿。④上述方法无效时可留置导尿管，每隔3～4小时开放1次，1～2天拔除导尿管可恢复自行排尿功能。

（2）产后便秘：常因产后缺乏活动、腹肌及盆底肌肉松弛、肠蠕动减慢引起。预防措施：①调整饮食，多食蔬菜和水果等含纤维素的食物。②尽早离床活动或做产褥期保健操。③产后便秘时可服用果导片，每晚1片，睡前服用；开塞露每日1支注入肛门内；液体石蜡15～30mL，睡前口服；温肥皂水灌肠等。

（3）产褥感染：常因分娩时及产后机体抵抗力减弱、生殖道防御功能下降、助产及产后感染机会增多引起。预防措施：①孕期加强卫生宣教，临产前2个月禁止性生活及盆浴；加强营养、增强体质；积极治疗外阴阴道炎、宫颈慢性疾病。②分娩期避免急产、滞产、胎膜早破、产道损伤、产后出血、胎盘胎膜残留等；产妇用物要清洁消毒，接产要严格无菌操作。③产后加强营养，早离床活动，促进恶露排出，用消毒会阴垫，保持外阴清洁卫生，产褥期禁止性生活和盆浴。

（4）子宫脱垂：常因分娩时盆底组织、子宫韧带被过度牵拉损伤，产后又过早参加体力劳动，特别是重体力劳动或腹压增加，影响盆底组织、子宫韧带修复所致。预防措施：①有头盆不称的产妇应及早行剖宫产结束分娩。②产后产妇避免过早做蹲式动作，避免重体力劳动。③积极治疗产后慢性咳嗽、便秘等疾病。④做缩肛运动，增强盆底肌肉张力。

（5）产褥中暑：常因夏季产妇休息室内通风不良，高温潮湿，体内余热不能及时挥发引起体温调节中枢功能障碍所致。预防措施：①破除不科学的风俗习惯，居室要通风，温度适宜，特别是夏季衣着应宽大透气，穿着舒适，利于散热。②做好产褥期卫生知识宣传，产妇和家属要能识别中暑的先兆症状，并能及时处理。

（6）晚期产后出血：常见于胎盘胎膜残留、胎盘附着面感染或复旧不全、剖宫产术后子宫切口裂开等。预防措施：①产后仔细检查胎盘、胎膜，发现残留及时清楚。②产后仔细观察子宫收缩情况，收缩不良及时应用缩宫素。③行剖宫产术时应认真缝合止血。④做好产褥期卫生指导，预防产褥感染。

（四）围绝经期妇女保健

1.相关概念

（1）围绝经期：指从接近绝经出现与绝经有关的内分泌、生物学和临床特征起至最后1次月经后1年内的期间，即绝经过渡期至绝经后1年。

（2）绝经：指月经完全停止1年以上。

（3）围绝经期综合征：以往称为更年期综合征，是妇女在绝经前后由于因雌激素水平波动或下降所致的以植物性神经系统功能紊乱合并神经心理症状为主的综合症，多发生于45～55岁。

2.围绝经期妇女的特征　围绝经期期是妇女卵巢功能逐渐退化、生殖器开始萎缩的衰减过渡时期。随着卵巢功能衰退，主要表现为以卵巢分泌性激素功能下降、卵泡发育停滞、不再排卵。其各系统也经历着一系列的改变。

（1）围绝经期内分泌变化

1）绝经过渡期的内分泌变化：绝经过渡期是绝经前开始出现卵巢分泌性激素的改变，逐渐丧失正常生殖功能，从有排卵的月经周期过渡到无排卵的月经周期，直至月经停止。常出现在45岁左右，平均持续4年。卵巢功能衰退首先表现为卵泡发育不稳定，卵泡数目逐渐减少，闭锁卵泡比率增高。卵巢激素的分泌也相应发生变化，如抑制素降低，导致雌激素、孕激素分泌也减少，又因为抑制素下降，导致促卵泡素（FSH）上升，升高的FSH再度刺激残留的卵泡出现雌激素上下波动与高雌激素现象，雌激素的上升又可抑制FSH，使FSH水平出现波动。因为绝经前数年卵泡上的FSH受体水平下降，高FSH不能使卵泡发育成熟，从而使卵巢功能紊乱；同时下丘脑、垂体的敏感性也有改变，高雌激素对促性腺激素的作用，缺乏一致性的抑制效果，可以同时出现高雌激素与高促性腺激素的情况，孕激素则持续在低水平。卵巢间质细胞在高黄体生成激素（LH）刺激下能产生雄激素。

2）绝经后的内分泌变化：绝经后，随着卵巢功能的衰竭，雌激素、孕激素明显下降，削减了对下丘脑、垂体的负反馈作用，可使垂体前叶分泌的FSH与LH均有上升，而且FSH的升高比LH上升更为明显，FSH上升可达正常育龄妇女的10～15倍，LH的上升约3倍，绝经10余年后两者才均稍有下降。

（2）血管舒缩症状：主要表现为潮热。其特点是反复出现短暂的面部和颈部皮肤阵阵发红，伴有烘热，继之出汗，一般持续30秒至5分钟。轻者每日发作数次，重者十数次或更多，夜间或应激状态易促发。此症状可历时1年，有时甚至长达5年或更长。围绝经期综合征的各种表现中，血管收缩症状最具普遍性。大多数患者症状是可控制的，并可自行缓解，但仍有20%的女性症状严重。

（3）精神神经症状：围绝经期妇女往往出现激动易怒、焦虑不安或情绪低落、抑郁寡欢、不能自我控制情绪等症状。睡眠不佳、记忆力减退、注意力不集中也较常见，甚至出现认知功能障碍。

（4）心脑血管疾病：绝经后妇女易发生动脉粥样硬化、心肌缺血、心肌梗死、高血压和脑卒中。可表现为心慌气短、胸闷不适、心律不齐、血压波动、头痛、眩晕、耳鸣、眼花等。

（5）泌尿生殖道症状：主要表现为泌尿生殖道萎缩症状，出现阴道干涩、性交疼痛、性欲减退、反复发作的阴道炎、尿道炎、膀胱炎、外阴炎、外阴瘙痒以及张力性尿失禁等。

（6）皮肤黏膜系统症状：表现为皮肤变薄、干燥甚至皲裂；弹性减退，光泽消失，皱纹增多；皮肤色素沉着，出现老年斑；皮肤营养障碍，出现瘙痒、多汗、水肿；皮肤感觉异常，出现麻木、针刺、蚁爬、温度降低等。还可见口干、口腔溃疡、眼睛干涩等。

（7）骨质疏松：围绝经期妇女约25%患有骨质疏松，可引起骨骼压缩、身材变矮，严重者可致骨折。

（8）消化系统症状：恶心、咽部异物感、嗳气、胃胀不适、腹胀、腹泻、便秘。

以上症状中，月经的改变，潮热、出汗、血压波动等血管舒缩症状，以及情绪烦躁、焦虑、抑郁等神经精神症状，出现较早，属近期表现；泌尿生殖道萎缩症状，是中期表现；骨质疏松及心血管疾病等，出现较晚，属远期表现。

3.围绝经期妇女保健措施

（1）健康的生活方式指导：大多数的妇女对其绝经的原因及表现都不够了解，当她们自感胸部向颈及面部扩散的阵阵上涌的热浪时，大多数的人都会以为自己生病了，社区医护人员需要帮助她们消除因绝经变化产生的恐惧心理。并且还要对家庭进行教育，帮助患者更快的接受现状。出现潮热症状主要是由于女性雌激素分泌减少，对此采用补充雌激素的办法可改善症状，但最好还是掌握“自我保健”方法：①放松身心：当潮热出现时应注意稳定情绪，采用放松和沉思方式，也可以喝一杯凉水。②衣服调剂：女性出外时不妨穿内外两件衣服，以便在潮热发作时增减，最好选择易吸汗的棉质衣物。③避免烟酒：酒精和尼古丁的刺激，会造成血压和精神方面的异常，故“围绝经期”女性不宜饮酒、吸烟，咖啡、茶等也应少饮。

（2）激素替代疗法指导：帮助患者了解用药的目的、药物剂量、适应证、禁忌证、用药时可能出现的不良反应等。激素替代治疗必须在医生的指导下进行，督促长期使用性激素者接受定期随访。如果患者出现身体上的不适到就近的医院就医。

（3）合理膳食：①膳食要清淡，尽量减少或避免富含胆固醇和饱和脂肪酸的食物。②多摄入富含纤维的蔬菜，如萝卜、黄瓜等，可增加胃肠蠕动，促进胆固醇的排泄。木耳、香菇能补气强身，益气助食。③降低食盐：围绝经期妇女由于内分泌的改变，可能会出现水肿、高血压，因此每天食盐摄入量应控制在3～5g。④增加钙铁 “围绝经期”妇女体内雌激素水平降低，骨组织合成代谢下降，易发生骨质疏松。因此，“围绝经期”女性要常食用奶制品等含高钙的食品。

（4）心理护理：围绝经期女性的激素水平波动大，身体出现种种不适，加之精神压力大，很容易出现抑郁症。社区护理人员应指导其学会心理调节，良好的情绪至关重要。①培养广泛兴趣：这样可从自己取得的成绩中看到自己的价值，引以为乐。②学会转移矛盾：当伤心、焦虑、生气时，应设法消除、缓和，变不利为有利，如听音乐、结伴郊游等。③优化夫妻关系，以温柔的回报和激情的响应缓和厌倦和排斥，努力使自己“恢复”过去。

（5）定期健康检查：其目的为贯彻预防为主、提高健康状况的一项重要措施。无病早防、有病早治、减低发病率、提高治愈率。普查工作的涉及面广，必须依靠社区领导及有关方面的支持和密切配合。①乳腺癌检查：30岁以上妇女掌握乳房自我检查方法，40岁以上每年做1次临床检查，50～59岁每1～2年进行X线检查。②宫颈癌检查：妇女有性生活开始，每1～3年进行1次宫颈脱落细胞涂片检查。③其他检查：每年体检主要内容为体重、血压，实验室检查主要为血脂、血糖，胸部X线检查。妇科常见检查详见表3-2-2。

表3-2-2　妇女疾病普查表

检查项目	疾病
白带常规	阴道炎
宫颈细胞学检查	宫颈癌
窥阴镜视诊	阴道、宫颈病变，如阴道囊肿、宫颈糜烂、息肉、腺体囊肿等
妇科内诊	子宫肌瘤、附件囊肿和盆腔炎等
乳房检查	乳腺增生、乳腺纤维瘤或乳腺癌等
妇科B超	子宫、附件疾患等

（五）老年期妇女的保健

随着我国老龄化社会的到来，老年人的健康问题也日益突出，而社区老年妇女保健护理工作是其中一项必不可少的组成部分，因此加强社区老年妇女保健护理工作有着重要的现实意义。

1.老年期妇女的生理、心理特点　进入老年期的妇女最突出的表现是绝经（menopause）。生理特征主要是衰老或老化。老年妇女容易产生孤独、寂寞、无助、失落感，渴望子女和他人的关心、陪伴。

2.老年期妇女常见的健康问题

（1）老年妇科疾病：阴道炎、子宫脱垂、膀胱膨出，尿失禁、外阴瘙痒、妇女生殖器恶性肿瘤（子宫内膜癌、宫颈癌）、性功能障碍等。

（2）低雌激素相关性疾病：如骨质疏松、冠状动脉粥样硬化、高血压、老年痴呆症等。

3.老年期妇女的保健措施

（1）创建保健护理档案，并向其发放自我保健老年手册。其中健康护理档案的主要内容要包括围绝经期症状、医疗史及体检情况等，并社区妇幼保健机构负责保管；而自我保健手册的主要内容则包括围绝经期保健要点、自我健康评价、常见妇科疾病及相关症状、体重与腰围记录、乳房及妇科检查记录等。

（2）要针对社区内老年妇女做定期体检，普通人群做到每年1次体检，而重点人群则每季度1次体检；体检内容包括血压、心肺功能、血糖血脂、乳腺、骨密度及妇女常规检查等。对重点人群进行跟踪检查，重点人群是指体现发现患有心脑血管疾病、骨质疏松、乳腺癌等疾病的人群，需进一步明确，并加强常规保健护理。

（3）情绪行为及饮食护理：围绝经期内妇女情绪不稳定，心理及生理上会发生一系列变化，因此针对老年妇女的情绪及行为护理十分必要。指导老年妇女学会回避与倾诉，学会自我调节，放松心情，减轻心理压力；加强其对更年期常见疾病的了解，掌握一些早期症状及防治知识。加强日常饮食护理，有大量研究报告显示，大豆中的大豆异黄酮-植物雌激素、大豆卵磷脂、植物固醇等物质对人体的血脂代谢等十分有利，特别是老年妇女多摄入豆类制品可以有效降低血脂及心血管疾病的发病率。此外，老年妇女钙质疏松也比较常见，而牛奶中含有丰富的天然钙，因此是比较理想的补钙食品。所以要指导老年妇女坚持饮用牛奶，以缓解围绝经期内常见的失眠、潮热、忧郁等症状。

第三节　社区老年人群保健护理

随着社会的发展，人口老龄化问题已日渐突显，预计到2040年，我国老年人口总数将增至3.74亿，占全国总人口数的24.48%，将进入老龄化高峰期。我国独生子女的政策削弱了儿女对老年人的照顾。相关调查数据显示，在我国1.67亿60岁以上老年人中，有一半过着“空巢”生活。人口老龄化带来了许多相应的社区保健需求，而健康老龄化观点的提出，使老年人的医疗预防保健工作更须加强。

一、概述

（一）相关概念

1.人口老龄化（aging of population）　是指在社会人口的年龄结构中，因年轻人口数量减少、年长人口数量增加而导致的老年人口系数相应增长的一种发展趋势。

2.老年人（the aged）　WHO将老年人分为：年轻的老年人是指年龄为60～74岁；年龄在75～89岁的人群称为老年人；90岁以上的老年人称为长寿老人。在我国《中华人民共和国老年人权益保障法》中是这样界定的：45～59岁为老年前期，60～89岁为老年期，90岁以上为长寿期。

3.老年人口系数（coefficient of aged population）　衡量人口老龄化的常用指标是老年人口系数，是判断社会人口是否老龄化和老龄化程度的指标。

老年人口系数＝老年人口数量/人口总数×100%

4.老年保健（health care in elderly）　在平等享用卫生资源的基础上，充分利用现有人力、物力，以维持和促进老年人健康为目的，发展老年保健事业，使老年人得到基本的医疗、康复、保健、护理等服务。

（二）老年保健原则

1.联合国保健原则

（1）参与原则：老年人应始终融合于社会，积极参与制定和执行直接影响其福祉的政策，并将其知识和技能传给子孙后辈；老年人应能寻求和发展为社会服务的机会，并以志愿工作者身份担任与其兴趣和能力相称的职务；老年人应能组织老年人运动或协会。

（2）独立原则：老年人应能通过提供收入、家庭和社会支助以及自助，享有足够的食物、水、住房、衣着和保健；老年人应有工作机会或其他创造收入机会；老年人应能参与决定退出劳动力队伍的时间和节奏；老年人应能参加适当的教育和培训方案；老年人应能生活在安全且适合个人选择和能力变化的环境；老年人应能尽可能长期在家居住。

（3）尊严原则：老年人的生活应有尊严、有保障，且不受剥削和身心虐待； 老年人不论其年龄、性别、种族或族裔背景、残疾或其他状况，均应受到公平对待，而且不论其经济贡献大小均应受到尊重。

（4）照顾原则：老年人应按照每个社会的文化价值体系，享有家庭和社区的照顾和保护；老年人应享有保健服务，以帮助他们保持或恢复身体、智力和情绪的最佳水平并预防或延缓疾病的发生；老年人应享有各种社会和法律服务，以提高其自主能力并使他们得到更好的保护和照顾；老年人居住在任何住所、安养院或治疗所时，均应能享有人权和基本自由，包括充分尊重他们的尊严、信仰、需要和隐私，并尊重他们对自己的照顾和生活品质做抉择的权利。

（5）自我充实原则：老年人应能追寻充分发挥自己潜力的机会；老年人应能享用社会的教育、文化、精神和文娱资源。

2.我国老年保健原则

（1）全面化原则：包括两方面的内容：①多层次：疾病、心理卫生、精神健康 、社会适应和生活质量等；②多阶段：治疗、预防、康复、健康促进等阶段。

（2）区域化原则：以社区为基础来提供老年保健，使老年人留在家庭中，保持良好的社会和心理状态。重点包括：①通过在家庭、邻居、社区一级提供保健和社会服务，帮助老年人及其照顾者；②长期护理机构通过专业或辅助性服务，日益深入社区为老年人服务。

（3）功能分化原则：对老年保健各个层面的重视，体现在老年保健的计划、组织和实施、评价方面。

（4）费用分担原则：随着日益增长的老年保健需求和日益紧缺的财政支持等原因，政府提出这一原则。主要内容包括：①政府承担一部分（税收）；②保险公司的保险金；③老年人自付一部分。

二、社区居家老年人保健指导

在社区中，大部分老年人身体状况良好，或有慢性疾病但没有明显的功能障碍。因此，社区护理人员的工作重心应该是指导其居家护理和保健，以便增强其自我生活能力，有效的保持健康的状态。

1.提供良好的生活环境　首先保持生活环境安静、整洁，空气新鲜、生活方便；其次，老年人的房间宜朝阳、采光充足、通风通气、干燥等，室内的温度保持在18～24℃，湿度应该保持在50%～60%。第三，由于老年人行动不便，故应保持地面无障碍物，特别是小块的地毯等，避免其不慎跌倒。注意地面不能有水渍，不能打蜡。卫生间最好有专门的扶手。

2.膳食原则及指南

（1）膳食原则：①饮食多样化，通过利用食物营养素互补的作用，达到全面营养的目的。不可因为牙齿不好而减少或拒绝蔬菜或水果，可以把蔬菜切细、煮软、水果切细，从而容易咀嚼和消化。②主食中包括一定比例的粗粮、杂粮。粗杂粮包括全麦面、玉米、小米、荞麦、燕麦等，比精粮含有更多的维生素、矿物质和膳食纤维。③每天饮用牛奶或食用奶制品。牛奶及其制品是钙的最好食物来源，摄入充足的奶类有利于预防骨质疏松症和骨折，虽然豆浆在植物中含钙量较多，但远不及牛奶，因此不能以豆浆代替牛奶。④吃大豆或其制品。大豆不但蛋白质丰富，对老年妇女尤其重要的是，其丰富的生物活性物质大豆异黄酮和大豆皂苷可抑制体内脂质过量。⑤适量食用动物性食品，禽肉和鱼类脂肪含量较低，较易消化，适于老年人食用。⑥多吃新鲜蔬菜、水果。蔬菜是维生素C等几种维生素的重要来源，而且大量的膳食纤维可预防老年便秘，番茄中的番茄红素对老年男性常见的前列腺疾病有一定的防治作用。⑦饮食清淡、少盐。选择用油少的烹调方式如蒸、煮、炖、焯，避免摄入过多的脂肪导致肥胖。少用各种含钠高的酱油料，避免过多的钠摄入引起高血压。

（2）老年人的膳食指南：随着年龄的增加，老年人器官功能逐渐衰退，容易发生代谢紊乱，导致营养缺乏病和慢性非传染性疾病的危险性增加。合理饮食对改善老年人的营养状况、增强抵抗力、预防疾病、延年益寿、提高生活质量具有重要作用。针对我国老年人生理特点和营养需隶，在一般人群膳食指南的基础上补充以下3条内容。

1）食物要粗细搭配、松软、易于消化吸收，随着人们生活水平提高，我国居民主食的摄入减少，食物加工越来越精细，粗粮摄入减少，油脂及能量摄入过高，导致B族维生素、膳食纤维和某些矿物质的供给不足、慢性病发病率增加。粗粮含丰富B族维生素、膳食纤维、钾、钙、植物化学物质等。老年人消化器官生理功能有不同程度的减退，咀嚼功能和胃肠蠕动减弱，消化液分泌减少。许多老年人易发生便秘，患高血压、血脂异常、心脏病、糖尿病等疾病的危险性增加。因此老年人选择食物要粗细搭配，食物的烹制宜松软易于消化吸收，以保证均衡营养，促进健康，预防慢性病。

2）合理安排饮食，使老年人保持健康的进食心态和愉快的摄食过程。家庭和社会应从各方面保证其饮食质量、进餐环境和进食情绪，使其得到丰富的食物，保证其需要的各种营养素摄入充足，以促进老年人身心健康，减少疾病，延缓衰老，提高生活质量。

3）重视预防营养不良和贫血。随着年龄增长，老年人可出现不同程度的老化，包括器官功能减退、基础代谢降低和体成分改变等，并可能存在不同程度和不同种类别的慢性疾病。由于生理、心理和社会经济情况的改变，可能使老年人摄取的食物量减少而导致营养不良。另外，随着年龄增长而体力活动减少，并因牙齿、口腔问题和情绪不佳，可能致食欲减退，热量摄入降低，必需营养素摄入减少，而造成营养不良。

3.良好的睡眠护理　老年人应该保持充足的睡眠，从而有效的缓解身体疲劳，恢复体力和精力。睡觉前，老年人可以适当地散步，或者用热水泡脚和洗澡，同时保证按点睡觉。对于床铺应该保持软硬度适中，过软或者过硬的床铺都会使老年人难以入睡，并且在睡醒后全身不适。对于枕头的高度，则是以保持在老年人的一肩高为宜，过高或者过低有可能会引起老年人呼吸困难或颈椎疾病。对于睡眠时间，应该保持在7～8小时，另外，午休0.5～1小时有利于老年人体力和精力的恢复。

4.保持适当的运动　老年人在进行运动时，为了避免身体不适，应该遵循以下原则：首先是老年人应该根据自身的健康状况选择适合的锻炼项目，从而使得全身肌肉和关节都能够得到很好的施展。例如，步行、慢跑、打拳、做操等。其次在进行锻炼时应该循序渐进，不得心急，运动量应由小到大，日积月累。同时锻炼应该持之以恒，不能随心所欲、断断续续，最好是每天都进行定量的锻炼。老年人在进行运动时不能超过自己的承受极限，以能够耐受较为适宜。在锻炼以后应该注意自我监护，从而有效的预防过度疲劳。老年人可以根据运动后的呼吸、脉搏等调整自己的运动量，使之与身体状况相适应。

5.保持良好的心态　鼓励老年人树立积极向上的生活目标，热衷于参加各种社区类公益活动，从而保持良好的心理和精神状态；心胸宽阔、豁达，时刻保持稳定、轻松、悠闲的生活情绪；注重培养多样化的兴趣，增添生活乐趣，丰富精神生活；保持良好的人际关系，多和老年朋友聊天，相互关心，从而缓解和消除不良的情绪，促进身心健康；鼓励家庭成员多关注老年人的心理需求，如有无法解决的心理问题及时寻求专业人士的帮助。

6.定期进行健康检查　老年人的各项身体功能和组织器官常年处于退化衰老的阶段，故定期进行相应的健康检查，及时发现相关疾病，早发现、早治疗，可改变临床结局。

7.老年人用药护理　当老年人患有慢性疾病时，需要定时的进行服药治疗，但是应该严格按照医嘱进行用药，不能够随意的滥用药物，也不能够随意地更改药剂的量和用药时间。由于老年人器官的功能减弱，药物代谢缓慢，因此药剂量不宜过大，药物种类不能过多，以免发生不良反应。应该时刻关注药物的不良反应，如有不良反应应立即联系医务人员，避免意外的发生。

三、社区老年养老模式

在老龄化越趋严重的情况下，所带来的就业、退休年龄、医疗、社保、养老等问题也急剧上升。那么未来养老该何去何从，目前国家也在大力发展养老行业，目的在于满足老年人口老有所依、老有所养。作为一名社区护士，就当前的养老类型来看，分析一下中国现有的几种养老模式，目前存在的养老类型主要有以下几种。

（一）居家养老

1.优点

（1）家庭养老促进代际交流，给予老年人精神归属感。家庭与老年人的关系是非常密切的，对于中国老年人，尤其如此。家庭是老年人毕生精力和努力的结晶，保留了老年人整个生命历程的印记，使老年人感到安全和对亲情需求的满足，满足老年人“叶落归根”的心理。

（2）家庭养老降低社会成本。与社会养老相比，家庭养老是把这个社会的养老负担转化为子女的负担，一旦政府的社会保障职能不能兑现，可以规避社会养老在基金管理方面的风险，同时也不存在服务和交易费用支出问题。

（3）家庭养老是中国传统道德强大内在力的必然结果，我国提倡尊老爱幼，在全社会形成养老尊老的风气，自古以来被认为是子女一种理所当然、责无旁贷的义务。

2.缺点

（1）加重家庭子女负担。现在大部分家庭都已经是独生子女家庭，将来随着老龄化的加剧，一对夫妇可能需要承担起两家老人的赡养责任。

（2）医疗条件可能不足。相对于集中养老来讲，家庭养老的条件肯定相对落后，特别是生活在偏僻农村的老人，基本的医疗条件也许也得不到满足，这对于年老体弱的老年人来说是一个弊端。

（3）家庭养老易产生家庭纠纷。特别是久病卧床的老人家庭。俗话说久病无孝子，长年照顾老年人个别子女或儿媳难免心存嫌隙，给家庭和睦造成一定影响。

（二）机构养老

是指为老年人提供饮食起居、清洁卫生、生活护理、健康管理和文体娱乐活动等综合性服务的机构。

1.机构养老的优点　老年人可以集中居住，便于管理和服务。同时在机构养老可以享受较为先进的设备器材、专业的护理条件、自由的活动范围、居住灵活、配套齐全的生活设施。

2.受经济条件及传统观念的制约及影响。

（三）居家与社会服务结合养老

通过政府购买服务，企业负责运营，是一种居家养老服务提升模式。老年人住在家中，由社会来提供养老服务。通过信息平台整合社会资源，根据老年人居住、需求等情况，打造综合服务型、护理康复型、嵌入照护型等各类功能型照料中心，为老年人提供流动健康服务车、紧急救援、家政服务指派、体检康复、送餐到家、上门家政等功能服务。能够充分整合利用家庭、社区资源，使养老成本大大降低。不过在医护的及时性上可能会存在延时，比如老年人在家摔倒请求救护的这种情况就会有延时性。

（四）医养结合机构

国家支持养老机构按规定开办康复医院、护理院、临终关怀机构和医务室、护理站等。鼓励执业医师到养老机构设置的医疗机构多点执业，支持有相关专业特长的医师及专业人员在养老机构开展疾病预防、营养、中医养生等非诊疗性健康服务。对养老机构设置的医疗机构，符合条件的按规定纳入基本医疗保险定点范围。同时运营方有医疗背景或能整合医疗资源及运营物业，在一定范围内，为长期卧床老年患者、残疾人、临终患者、绝症晚期和其他需要医疗护理的老年患者提供基础护理、专科护理，根据医嘱进行支持治疗、姑息治疗、安宁护理，消毒隔离技术指导、老年保健、营养指导、心理咨询、卫生宣教和其他老年医疗护理服务。医护有保障。

（五）居家养老和社区服务相结合

很多老年人养老并不想离开家，所以居家养老通常是指在社区建立一个支持家庭养老的社会化服务体系，由社区服务人员提供居家养老的服务，而不是由家庭成员所提供。提供“三助”“两托”“两咨询”服务：助餐、助理、助医；日托及全托服务；法律咨询和心理咨询等。符合政府养老产业政策，最主要是符合大部分老年人“养老不离家”的思想。

（六）旅居式养老

以天气气候条件和身体状况为前提，在外地短期租住旅游。一边旅游一边养老，这种条件下可以享受到优美的环境，独特的气候条件，愉悦身心，达到怡情养性、延年益寿的目的。不过服务对象有限制，应为自理老年人，身体条件不好者不可行；成本较高。

（七）抱团式养老

几个文化水平相仿、性格相投、志同道合的老年人在一起共同租住、生活、娱乐，相互帮助、照顾、交流、学习，每个人承担一定的家务。该方式凸显了老年人对集体互助养老方式的期望和对精神慰藉的需求，在一定程度上能解决空巢老年人的心理问题。但是，健康老年人参加“抱团养老”还行，困难的是那些患病和生活不能自理的老年人；大家住在一起，难免会面临日常家务负担、金钱支出的分担、彼此人际关系等问题。而且国家没有相关规范和要求。

（八）智慧养老

1.概述　智慧养老是面向居家老年人、社区及养老机构的传感网系统与信息平台，并在此基础上提供实时、快捷、高效、低成本的，物联化、互联化、智能化的养老服务。随着科技进步，新型养老方式日趋流行，社会上也涌现出一系列如只为父母设计的电视盒子等高科技产品，提升老人的晚年生活质量，最大程度的解决空巢老年人寂寞的问题，是智慧养老，候鸟式养老，信息化养老，中国式养老的新形式。智慧养老经过一年多的良好运营与快速成长，获得了政府、行业、公众及媒体的广泛关注与认可。让老年人充分享受物联网带来的便捷和舒适。

2.政策支持　基于智慧养老的各种优势，政府也大力支持，近年来出台文件有：2012年，全国老龄办首先提出“智能化养老”的理念，鼓励支持开展智慧养老的实践探索。2015年，国务院印发《关于积极推进“互联网+”行动的指导意见》，明确提出要“促进智慧健康养老产业发展”。2017年2月，工业和信息化部、民政部、国家卫生计生委印发《智慧健康养老产业发展行动计划（2017—2020年）》，计划在5年内建设500个智慧健康养老示范社区，意味着智慧养老驶入发展快车道。

3.智慧养老的应用

（1）远程监控老人生活：物联网“智慧养老”项目，就是利用物联网技术，通过各类传感器告知家人，使老人的日常生活处于远程监控状态。

比如，老年人在家中摔倒，地面的安全传感器就会立即通知此前协议约定的医护人员和老年人亲属；如果正在煮的东西长时间无人问津，那么，装在厨房里的传感器会发出警报，提醒健忘的老人家，或者万一老年人已经外出，也没有关系，如果报警一段时间还是无人响应的话，这时煤气便会自动关闭。

除了这些突发情况，物联网“智慧养老”的关怀还体现在细节之处，比如老年人住所内的水龙头一旦24小时都没有开启过，那么报警系统就会通过电话或短信提醒，看看老年人是否外出，还是出现了其他的意外。

（2）监测健康做隐形“伴侣”：“智慧养老”不仅将时刻保护老年人的安全，还能全方位监测老年人的健康状况。比如，借助手腕式血压计、手表式GPS定位仪等，不仅能随时随地监测老年人的身体状况，做一个随身携带的“药匣子”，同时，还能知晓他们的活动轨迹，发挥“隐形伴侣”的作用。据介绍，如果老年人想休闲，系统会告知老年人当天的电视节目、社区开展的活动等内容。如果家中房门上安装了娱乐传感器，老年人进门时，便会自动播放主人喜欢的音乐，并适时调节室内暖气和灯光。

（3）收费适当：目前，物联网“智慧养老”项目在南京鼓楼区的社会福利院和两个试点小区推开，300位老年人从中受益。而随着明年6月人数扩张，因该项目还处于示范推广期，收费也将低于正常的市场价格。

（4）智能腕表：2016年9月，北京市朝阳区八里庄街道在八里庄东里、八里庄西里、十里堡等3个社区进行“智慧养老·医养结合”试点，面向社区内老年人发放了350块智能腕表，可随时监测佩戴人的血压、血氧、心率等基本健康数据，设有一键呼救、亲情拨号等简易操作功能，为老年人提供安全保障。智能腕表还可通过移动互联网实现监测数据与老年人亲属、社区卫生服务中心“云同步”。

四、老年人常见的健康问题及护理

随着医学进步，经济发展和人类寿命延长，老年人机体组织自然老化，器官功能逐渐衰退，新陈代谢过程变慢，身体活动能力下降，人体各种器官的生理功能不同程度的减退。主要表现为活动能力的降低，听力、视力的减弱、记忆力和意志的减退、机体免疫功能衰退、抵抗力下降、营养吸收力降低、内环境平衡能力减弱、适应能力差。就目前老龄化现状，老年人有以下生理特点。

（一）老年人各系统衰老的特征

1.感知觉衰老

（1）视觉：由于眼部肌肉弹性减弱，眼眶周围脂肪减少，老年人可出现眼睑皮肤松弛，上眼睑下垂；下眼睑可发生脂肪袋状膨出，即眼袋。由于血液循环障碍、内分泌及交感神经系统失调等原因，老年人可出现眼球下陷。泪腺分泌泪液减少，覆盖角膜表面的液体减少，使角膜失去光泽。由于老年期瞳孔括约肌的张力相对增强，使瞳孔处于缩小状态，进入眼内的光线逐渐减少，使视野明显缩小。因此，老年人对强光特别敏感，到室外时往往感觉耀眼，由明到暗时感觉视物困难，并可能诉说视物不明亮。

（2）听觉：外耳道神经末梢萎缩而导致感音迟钝，中耳和内耳的骨质逐渐变硬和增生，鼓膜和前庭窗上的膜变厚、变硬，失去弹性。听神经功能逐渐减退，声波从内耳传至脑部的功能障碍，使老年人听力逐渐丧失，导致老年性耳聋。

（3）嗅觉：嗅神经数量减少、萎缩、变性。50岁以后，嗅觉的敏感性逐渐减退，嗅觉开始迟钝；同时，对气味的分辨能力下降，男性尤为明显。

（4）本体觉下降：本体觉是指肌、腱、关节等运动器官本身在不同状态（运动或静止）时产生的感觉。本体觉包括触觉、压觉、震动觉、位置觉、痛觉、温觉。老年人本体觉特点：平衡感差，敏感度下降。如本体感觉传导通路中，传导皮肤的精细触觉（辨别两点距离和物体的纹理粗细等）敏感度较差。

2.皮肤的改变

（1）皮肤外观改变：皮肤皱纹：皮肤脂肪减少，弹力纤维变性、缩短，使皮肤松弛、皮肤弹性差。随着年龄的增长，皱纹逐渐增多而深。皮肤色素沉着增加，可出现许多的色素沉着性斑片，即老年性色素斑。

（2）腺体萎缩：皮脂腺减少、萎缩，皮脂分泌减少，同时皮脂的成分也在改变，使皮肤表面干燥、粗糙、无光泽并伴有脱屑。汗腺减少，使汗液分泌减少，皮肤变得干燥，也降低了皮肤的排泄功能和体温调节功能。

（3）皮肤表皮层变薄，细胞层数变少，再生缓慢，发生损伤不易愈合。皮肤变薄，抵抗力下降，易受机械、物理、化学等刺激而损伤，长期卧床的老人易出现压疮等。

（4）皮肤的毛细血管较稀疏，因此面部皮肤变得苍白。血管脆性增加，容易发生出血现象，如老年性紫癜。

3.消化功能的衰退

（1）咀嚼、消化特征：老年人因牙周病、龋病、牙齿的萎缩性变化，出现牙齿脱落或明显的磨损，影响对食物的咀嚼和消化。

（2）味觉特点：舌乳头上的味蕾数目减少，使味觉和嗅觉降低，影响食欲。每个舌乳头含味蕾，75岁以上老年人减少至30～40个，出现味觉、嗅觉异常。

（3）消化道特点：①黏膜萎缩、运动功能减退，老年人食管黏膜逐渐萎缩，黏膜固有层的弹力纤维增加，可出现咽下困难。60岁以上的老年人50%胃黏膜萎缩性变化，胃黏膜变薄、肌纤维萎缩，胃排空时间延长，消化道运动能力降低，尤其是肠蠕动减弱易致消化不良及便秘。②消化腺体萎缩，消化液分泌量减少，消化能力下降。胃液量和胃酸度下降，胃蛋白酶不足，不仅影响食物消化，也易致老年人缺铁性贫血；胰蛋白酶、脂肪酶、淀粉酶分泌减少、活性下降，食物消化能力明显减退。③胰岛素分泌减少，对葡萄糖的耐量减退，肝细胞数目减少、纤维组织增多，解毒能力和合成蛋白质能力下降，致使血浆白蛋白减少，而球蛋白相对增加，进而影响血浆胶体渗透，导致组织液的生成及回流障碍，易出现水肿。

4.循环系统老化　随着年龄的增长，包绕在心脏外面的间质纤维、结缔组织增多，束缚了心脏的收缩与舒张。

（1）心脏瓣膜由于硬化和纤维化而增厚，柔韧性降低，影响了瓣膜的正常开放与关闭，从而产生狭窄及关闭不全，影响血流动力学变化，造成心功能不全；

（2）心脏传导系统发生退行性变，窦房结内的起搏细胞数目减少到78%～80%，老年人休息时心率减慢，当心脏传导系统纤维化达到一定程度时，可引起心脏传导阻滞。

（3）心肌收缩力减弱，心排血量减少，心室壁顺应性下降，使老年人心室舒张终末期压力明显高于年轻人，引起心排出量减少。另外，肥胖、吸烟和运动减少，也可使心排血量减少。70岁老年人心排出量仅为20岁青年人的40%。

（4）心电图改变：通过对心电图的观察，可以发现70岁以上的老年人心电图常出现：①心电轴逐渐左偏；②P-R间期轻度延长；③S-T段压低；④T波倒置；⑤右束支传导阻滞。

（5）血管老化：老年人的动脉、静脉和毛细血管均发生老化。如胶原、弹性蛋白及钙沉积使血管变硬、韧性降低、管腔缩小，周围血管阻力增加，使动脉血压波动过大，全身血流缓慢。老年人血管硬化，自主神经对血压调节功能减弱，易发生体位性低血压。由于动脉硬化，血管壁弹性降低和血管腔变窄，血管阻力增加，动脉搏动速度增快。因此，老年人容易患动脉硬化，冠心病、脑血管意外等疾病。

5.泌尿系统衰老

（1）人体肾脏功能大约从34岁开始下降，65岁以后下降速度加快。老年人机体对氨基和尿酸的清除率、肾小球滤过率、肾脏的浓缩与稀释功能均下降。老年人对钠代谢的调节能力受损，容易导致水钠潴留和急性肾衰竭。

（2）肾脏是药物及其代谢产物排泄的重要途径。尽管大多数药物可在体内被代谢，但肾脏排泄下降常导致代谢产物蓄积，老年人易发生药物蓄积中毒，从而影响了给药的安全性。

（3）老年人输尿管平滑肌层变薄，支配肌肉活动的神经细胞减少，输尿管收缩降低，将尿送入膀胱的速度减慢，并且容易反流，可引起逆行感染，如肾盂肾炎。

（4） 膀胱肌肉萎缩，肌层变薄，纤维组织增生，使膀胱括约肌收缩无力，膀胱缩小，膀胱容量减少。50岁以后，膀胱容量比20岁时减少约40%，由于肌肉收缩无力，使膀胱既不能充满，也不能排空，故老年人容易出现尿外溢，残余尿增多，尿频，夜尿量增多等。老年女性可因盆底肌肉松弛，膀胱出口处呈漏斗样膨出，常引起压力性尿失禁。

（5）老年人饮水减少，尿液中的代谢产物易在膀胱内积聚形成结石；结石在膀胱内被尿液冲击而滚动，长期刺激膀胱内壁，容易诱发膀胱癌。

6.骨骼肌肉特征 骨骼肌肉系统衰老过程的典型症状之一就是丢失。包括骨量丢失和骨骼肌质量和强度的丢失及激素的丢失。所有这些改变的相互作用均增加老年人脆性骨折的风险。随着年龄增加，骨骼中无机盐含量增加，含钙量减少；骨骼的弹性和韧性减低，脆性增加。故老年人易出现骨质疏松症，极易发生骨折。

7.神经系统老化

（1）老年人脑的体积逐渐缩小，重量逐渐减轻。45岁以后，由于神经细胞变性和胶质增生，脑重量逐渐减轻，到60～70岁时脑重量为1 200～1 300g，老年痴呆患者的脑重量减轻更加明显。

（2）轴突和树突也伴随神经元的变性而减少，使运动和感觉神经纤维传导速度减慢，老年人可出现步态不稳，蹒跚步态，或出现“拖足”状态，手的摆动幅度减小，转身时不稳，容易发生跌倒。

（3）老年人脑血管的改变是动脉粥样硬化和血脑屏障退化。脑动脉粥样硬化常导致脑供血不足、脑梗死或脑血管破裂出血，导致脑组织软化、坏死。

（4）老年人神经系统的生理性老化，很容易转化为病理性改变而出现一系列的神经精神疾病，常见的疾病有老年痴呆、震颤麻痹、脑血管疾病等。

8.精神情绪特征 人到老年不但生理方面发生改变，精神上也产生相应的变化，表现出特有的心理特征。

（1）老年人常出现的症状，表现为“精神易兴奋”“记忆下降”“注意力不集中”，时常情绪不良，如烦恼、紧张、压抑，休息后不容易缓解，经常感到“心有余而力不足”，但是对综合分析能力和判断影响较小。

（2）性格改变：老年人常常会悲观自卑，变得沉默寡言、情绪低落、郁郁寡欢、性格也变得孤僻。缺乏生活热情，有“老顽固”的称呼，固执已见，不容易接受新鲜事物。常常沉湎于回忆往事，悔恨无法挽回的美好情景。敏感多疑、固执刻板、因循守旧、心胸狭隘、嫉妒心强，难以倾听逆耳良言。别人说句话会反复考虑其含义，还有的因视听力老化“不信任他人”结果变得孤独离群。

综上所述，随着年龄的增长，老年人的健康状况逐渐衰退，易发生各种疾病，其疾病特点如下：①症状、体征不典型；②发病隐匿，病程长，恢复缓慢；③多种疾病并存；④易出现药物不良反应。

（二）老年人常见的健康问题和护理

1.跌倒

（1）概念：跌倒是指无论可否避免，在平地行走或从稍高处摔倒在地并造成伤害。研究和预防老年人的跌倒问题是老年护理学的重要内容。

（2）跌倒的危险因素：①内在因素：包括视觉问题、平衡问题、一过性脑缺氧、晕厥、颈动脉窦性晕厥、骨质疏松症等疾病（表3-3-1）、心理因素、药物因素（表3-3-2）等。②外在因素：地面、通道、照明、楼梯、扶手、睡床、室温等（表3-3-3）。③计时起立及行走（TUG）试验：测量老人的行走能力。④检测体位性低血压：平卧5分钟测量血压、心率，患者起立后1分钟和3分钟后测血压、心率。收缩压下降≥20mmHg或舒张压下降≥10mmHg或出现头晕提示异常。⑤30秒坐位起立试验。⑥4步平衡试验：评估患者平衡能力的实验，测试4种逐渐增加难度的站立姿势，可以抱住双臂保持平衡，不能挪动脚步，尽量保持姿势10秒。

表3-3-1　引起跌倒危险的几种疾病

疾　病	损害的功能
认知症	中枢性作用
帕金森病、脑卒中、脊髓病、小脑退行性变、颈动脉窦过敏，周围神经性病、基底椎关节功能不全	神经运动性
白内障、青光眼、与年龄相关的黄斑退行性变	视力
急性迷路炎，良性阵发性位置头晕，听力丧失	前庭
周围神经性病（如糖尿病所致），维生素B_{12}缺乏	本体感受
关节炎、足畸形、鸡眼	肌肉骨骼性
立位性低血压，代谢性疾病（如甲状腺疾病），心肺疾病，其他急性病（如败血症）	系统性

表3-3-2　引起跌倒危险的常见药物

机　制	药　物
降低警觉或抑制中枢性作用	止痛药（特别是阿片类药） 精神活性药（特别是抗抑郁药，长效苯二氮䓬类，吩噻嗪）
减少大脑血液灌注量	抗高血压药（特别是血管扩张剂） 抗心律失常药 利尿剂（特别是患者脱水时）
引起直接前庭中毒	氨基糖苷类药 大剂量袢利尿剂
导致椎体外系综合征	吩噻嗪

表3-3-3 老年人跌倒风险评估表

运动	权重	得分	睡眠情况	权重	得分
步态异常和（或）假肢	3		多醒	1	
行走需要辅助设施	3		失眠	1	
行走需要旁人帮助	3		夜游症	1	
跌倒史			用药史		
有跌倒史	2		新药	1	
因跌倒住院	3		心血管药物	1	
精神不稳定状态			降压药	1	
谵妄	3		镇静、催眠药	1	
痴呆	3		戒断治疗	1	
兴奋和（或）行为异常	2		糖尿病用药	1	
意识恍惚	3		抗癫痫药	1	
自控能力			麻醉药	1	
大便和（或）小便失禁	1		其他	1	
频率增加	1		相关病史		
保留导尿	1		精神科疾病	1	
感觉障碍			骨质疏松症	1	
视觉受损	1		骨折史	1	
听觉受损	1		低血压	1	
感觉性失语	1		药物/乙醇戒断	1	
其他情况	1		缺氧症	1	
			年龄80岁及以上	3	

评分标准：
低危：1～2分；中危：3～9分；高危：10分及以上。

（3）跌倒的预防：针对不同原因导致的跌倒采用不同预防措施。

1）组织灌注不足所致的跌倒：对高血压、心律失常、血糖不稳定、体位性低血压所致的眩晕。首先，要帮助老人分析可能的危险因素和发病的前驱症状、掌握发病规律，积极防治可能诱发跌倒的疾病；其次，有效控制血压，防止低血糖的发生；再次，老人一旦出现不适症状应马上就近坐下或搀扶其上床休息。在由卧位转为坐位、坐位转为立位时，速度要缓慢。改变体位后先休息1～2分钟。

2）平衡功能差所致的跌倒：助步器能提供良好的侧向稳定性，因此，借助合适的助步器能部分降低跌倒的危险。对平衡功能差的老年人还应加强看护。另外，住院老年人为预防跌倒，除上述措施外，还应了解跌倒史和是否存在跌倒的危险因素。在其床尾和护理病历上作醒目的标记，建立跌倒预防记录单。

3）感知功能障碍（视、听觉减退）所致的跌倒：居室照明应充足，看电视、阅读时间不可过长，避免用眼过度疲劳。外出活动最好在白天进行。指导老年人正确使用助听器。每半年至一年接受一次视、听力检查。听力检查时注意老年人有无耳垢堆积。

4）肌肉力量减退所致跌倒：持之以恒地参加健身运动，能增强老年人的肌肉力量、柔韧性、协调性、平衡能力、步态稳定性、灵活性，减少跌倒的发生。适宜于老年人的运动形式有步行和慢跑、游泳、太极拳、园艺和静力运动。

5）发生跌倒后的处理：护理评估有①病史评估，包括跌倒史、用药史、此次跌倒的过程、有无害怕跌倒的心理、其他疾病或情况。②体格检查、监测生命体征的变化，进行详细的全面检查。

2.噎食

（1）概念：噎食指食物堵塞咽喉部或卡在食管的第一狭窄处，甚至误入气管，引起呼吸窒息。

（2）临床表现：患者在进食中突然发生严重呛咳、呼吸困难，且出现面色苍白或青紫者，即可能是噎食窒息。

（3）预防措施：①选择易吞咽易消化的食物，并根据老年人的具体情况准备相应的食品；② 老年人在进食时注意力应集中，尽量保持座位，每次进食量不宜过多，速度不宜过快；③进食过程中可喝汤和水，以利于食物咽下，但吞咽困难或意识障碍者不可直接喝清水以防呛咳或者误吸，可加入食品黏稠剂；④对于吞咽困难严重者，可采用空吞咽的方法来诱发吞咽反射；⑤卧位老年人进食时，可采用侧卧位，抬高头部位，偏瘫的老年人喂食时，应从健侧放入食物，食物不能放入口腔深处或留在上颚；⑥进食后应指导卧床的老年人保持坐位半小时以上，并协助其漱口，对有认知障碍的老年人，应确认口腔内有无尚未吞咽的食物，以防误吸。

（4）急救措施：①后背拍击法：站在老年人左侧，将老年人向前倾，右手挡住老年人前胸，左手适当用力拍击其后背，使堵住气道的食物受震动而能吐出，缓解梗阻。②腹部冲击法：站在老年人身后，双手穿过其腰部，一手握拳，拇指侧朝向老年人腹部，放在胸骨下和脐眼中点；另一手抓住握拳手，使用快速向内向上的力量冲击老年人腹部。每一次冲击应单独、有力地进行，反复冲击。使肺里的气体冲击大气管，将气管食物排出，恢复气道功能。

3.疼痛

（1）概念：疼痛（pain）是由感觉刺激而产生的一种生理、心理反应及情感上的不愉快经历。慢性疼痛是常见的病症，好发部位以背部、下肢、头面部居多。疼痛对老年人特别是临终前老年人的心理健康影响极大。

（2）临床表现：老年人疼痛表现为持续性疼痛的发生率高于普通人群，骨骼肌疼痛的发生率增高，疼痛程度加重，功能障碍与生活行为受限等症状明显增加。另外，老年人疼痛经常伴有抑郁、焦虑、疲劳、睡眠障碍、行走困难和康复缓慢的特点。

（3）疼痛的类型：根据发生机制和临床特点，可分为以下几种。

1）躯体性疼痛：冷、热、机械力以及化学物质等刺激皮肤、皮下组织、肌肉、骨骼等部位的伤害感受器，使之激活产生的疼痛称为躯体性疼痛。骨关节退行性变、手术后疼痛或转移性骨肿瘤的疼痛，均来自皮肤或骨筋膜或深部组织。躯体疼痛通常容易定位，表现为钝痛或剧痛。风湿性关节炎、骨关节退行性变、骨折导致的躯体性疼痛在老年人中比较常见。

2）内脏性疼痛：内脏的痛感受器分布于脏器的被膜、腔壁组织间以及进入内脏器官组织的脉管壁上，分布比较稀疏。对切割、烧灼等刺激不敏感，但牵拉、缺血、痉挛和炎性物质等刺激易引起较剧烈的疼痛。内脏性疼痛多难以定位。表现为压榨样疼痛，可牵涉皮肤痛。内脏性疼痛以腹腔脏器的炎症性疾病较为多见。

3）神经性疼痛：当周围神经或中枢神经系统的组织结构受到直接损伤。释放大量异常信息可引起神经性疼痛。神经性疼痛其疼痛性质为放射样烧炙痛，常伴有局部感觉异常。疱疹后神经痛、糖尿病性周围神经病、椎管狭窄、三叉神经痛、脑卒中后疼痛均属此类。糖尿病性周围神经病、肿瘤也可能损害神经而导致神经性疼痛。

根据起病的急缓和持续的时间可分为急性疼痛和慢性疼痛。①急性疼痛的特征是急性起病，持续时间多在1个月内，有明确的原因，如骨折、手术。急性疼痛常伴有自主神经系统症状，例如心跳加快、出汗，甚至血压轻度升高。②慢性疼痛的特点是起病较慢，一般超过3个月，多与慢性疾病有关，如糖尿病性周围神经病变、骨质疏松症，一般无自主神经症状，但伴有心理障碍如抑郁的发生较多。

（4）疼痛的评估

1）疼痛临床评估要点：疼痛部位、范围；确定疼痛时，了解是深部疼痛还是表浅疼痛，评估疼痛部位时，必须注意疼痛是局限性的、弥散性的，还是沿神经走行分布的，确定位置时尽量避免用专业术语，可用人体正反面轮廓图协助确定。

2）疼痛程度评估：缺乏客观评价指标，多用量表；一个患者应始终使用同一量表；记录方法：平均疼痛程度（API）是指在过去一个阶段的大部分时间内患者的疼痛程度，了解平均疼痛程度对于止痛方案的效果都是非常重要的。当前的疼痛程度（PPI）是指询问当时患者的疼痛情况，多个时间点当前的疼痛程度的变化情况可用于评价某一止痛措施的止痛效果。最重的疼痛程度（WPI）指过去一段时间内最痛的程度，应注意了解引起疼痛加剧的诱发因素，如体位的改变、不适当的运动和饮食等，了解最重的疼痛程度的程度和诱因有助于决定在某些情况下是否需要“额外的”止痛措施。最轻的疼痛程度（LPI）：掌握最轻的疼痛程度（LPI）的情况于确定疼痛缓解的时间及当时的客观条件。明确疼痛类型，有助于指导老人采用恰当的止痛方法。

3）详细询问健康史：疼痛部位、性质、开始时间、持续时间和强度，加强或缓解疼痛的因素，询问目前正在使用哪些药物治疗，疼痛对食欲、睡眠和日常生活的影响，现存的疾病及与疼痛症状间的关系等。

4）疼痛评估的方法：视觉模拟疼痛量表、口述描绘评分、面部表情量表、疼痛日记评分法、情绪评分。

5）评估心理、社会状况：抑郁、焦虑、社会适应能力下降的老人常伴有疼痛。慢性疾病、丧失亲人给老年人带来非特异性的痛苦感觉，尤其在部分老年女性。

6）认知障碍老人的疼痛评估：充分考虑各种生理和病理因素；需要家属的帮助获得资料；观察患者的日常活动；选择合适的疼痛评估工具；固定专人使用同一方法进行评估；观察止痛效果。疼痛评估量表详见表3-3-4。

（5）疼痛的治疗：药物治疗最好使用长效缓释剂。①非甾体类抗炎药（NSAID）：适用于短期治疗炎性关节疾病（痛风）和急性风湿性疾病（风湿性关节炎）的主要药物，也是肿瘤的早期和辅助止痛药物。该类药物有天花板效应（即在达到最高极限时，剂量增大并不提高止痛效果。②阿片类镇痛药物适用于急性疼痛和恶性肿瘤引起的疼痛。老年人中使用阿片类药物其半衰期长于年轻人，止痛效果好，但老年人常因间歇性给药，而造成疼痛复发。③抗抑郁药：除了抗抑郁效应外还有镇痛作用，可用于治疗各种慢性疼痛综合征。此类药包括三环类抗抑郁药如阿米替林（amitriptyline）和单胺氧化酶制药，三环、四环类抗抑郁药不能用于严重心脏病、青光眼和前列腺肥大患者。④曲马朵主要用于中等程度的各种急性疼痛和手术后疼痛，由于其对呼吸抑制作用弱，适用于老年人的镇痛。⑤外用药：辣椒素是一种新的止痛物质，使用安全。它可以抑制传导神经纤维中疼痛物质的外溢，因而止痛。辣椒素广泛用于关节炎、带状疱疹、糖尿病引起的周围神经病变。辣椒素可以缓解骨骼肌疼痛和神经痛导致的炎症反应和皮肤过敏。多瑞吉止痛贴芬太尼透皮贴剂适用于不能口服的患者和已经适应于大剂量阿片的患者。每贴2.5mg，3天更换1贴。

4.便秘

（1）概念：便秘是指正常的排便形态改变，大便次数减少，粪便干硬，排便困难，并需要用力排完后尚有残便感。每周排便次数少于3次，提示存在便秘。排便频率正常，但符合以上定义，仍视为便秘。

（2）便秘的原因与类型：①根据胃肠道系统有无器质性疾病，分为：功能性（原发性），如饮食与排便习惯不良、生理功能退行性改变、长期卧床，使用便盆。器质性（继发性）如胃肠道梗阻或蠕动异常、医源性便秘（药物、手术）、神经精神性便秘。②按粪便贮留部位不同，分为结肠性和直肠性。

（3）便秘评估：①收集病史：疾病史、一般健康史、身体活动功能评估、环境史、心理社会史、身体评估。②腹部检查：视诊、听诊、叩诊、触诊。③肛门直肠检查：视诊、触诊。④其他检查。

表3-3-4　疼痛评分量表

疼痛强度（视觉模拟评分法）：

0——1——2——3——4——5——6——7——8——9——10

0 无痛　　　　　　　　　　　1 ～ 3 轻度疼痛（睡眠不受影响）
4 ～ 6 中度疼痛（睡眠受影响）　7 ～ 10 重度疼痛（严重影响睡眠）

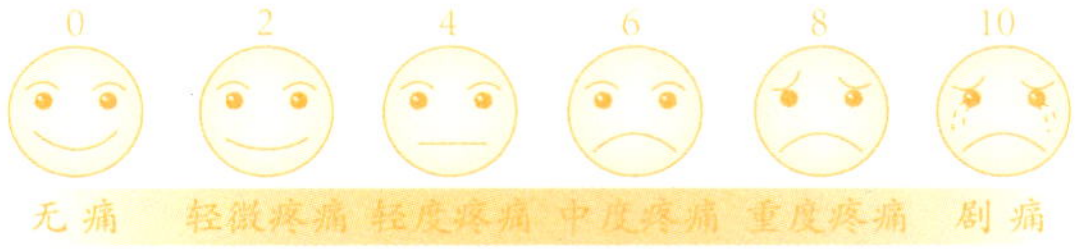
0
2
4
6
8
10
无痛
轻微疼痛
轻度疼痛
中度疼痛
重度疼痛
剧痛

疼痛性质	□刀割痛 □酸胀痛 □闷胀痛 □撕扯痛 □压榨痛 □牵拉痛 □烧灼痛 □针刺痛 □电击痛 □切割痛 □暴裂痛 □绞痛 □其他 ____________
伴随症状	□恶心 □呕吐 □便秘 □腹泻 □瘙痒 □口干 □眩晕 □麻木 □抑郁 □焦虑 □抑郁 □发热 □其他 ____________

疾病诊断：

疼痛区号	占体表面积百分比（%）
25,26,27	0.50
4,5,16	1.00
3,8,9,10,11,30,31,32,33	1.50
1,2,21,22,23,24,44,45	1.75
6,7,12,13,28,29,36,37	2.00
38，39	2.50
14,15	3.00
19,20,42,43	3.50
34,35	4.00
17,18,40,41	4.75

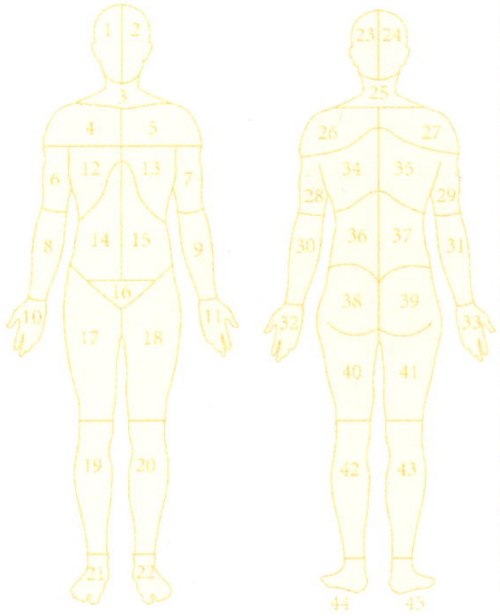

＋号表示感觉障碍部位

【评分标准】：（1）每个区无论大小均定为 1 分，即使只涂盖了一个区的一小部分也是 1 分，总评分反映疼痛区域的数目。（2）用不同记号表示不同的疼痛强度，分别为：斜线表示轻度痛；横线表示中度疼痛；竖线表示重度疼痛。（3）最后计算患者疼痛占体表面积的百分比。

【注意事项】　（1）测痛前一定要先给受试者讲清楚该方法的步骤。（2）老年人常难以正确涂盖皮肤分区以形容疼痛。（3）皮肤疼痛区域的涂盖可受患者情感和疾病长期性等因素的影响。（4）不适用于头痛患者。

疼痛得分：　　　　　　百分比：

（4）护理措施：①非药物措施：调整饮食结构、调整行为 、满足老年人私人空间需求、腹部自我按摩。②用药护理：用药原则包括：一般不宜经常使用；少用刺激性强的泻药；口服泻药对直肠下粪块堵塞者无效，需灌肠治疗；伴有腹痛者诊断未明前，不可滥用泻药。相关药物使用的注意事项为：蜂蜜2 030mL，温开水溶，清晨空腹饮用。甘油、液体石蜡或香油10～20mL，每晚睡前服。长期使用影响脂溶性维生素的吸收。番泻叶3～5g，每晚沸水泡汁服。仅作用于结肠或远端回肠，服后8～10小时起效。酚酞（果导）0.1g，每晚睡前服。服药后4～8小时排出软便。一次给药可维持3～4天。西沙比利：胃肠动力药，用于与运动功能失调有关的假性肠梗阻导致的推进性蠕动不足及慢性便秘患者的长期治疗。每日15～40mg，分2次服，早餐前及睡前服。1周可改善症状，严重者2～3个月可达理想治疗效果。

5.大便失禁

（1）概念：大便失禁是指粪便随时呈液态流出，自己不能控制。大便失禁常同时伴随便秘和尿失禁发生。多见于65岁以上的老年人，女性多于男性，多产的老年妇女发生率最高。这是一种会伤害自尊的身体功能减退现象，常造成老年人焦虑、惧怕、尴尬，严重影响他们的日常生活与社会交往。

（2）护理措施：①重建良好的排便习惯；②调整饮食；③局部护理；④应用止泻剂；⑤针灸；⑥生物反馈治疗；⑦健康指导：进行盆底肌锻炼和自我评价。

6.尿失禁

（1）概念：尿失禁是指尿液不受主观控制而自尿道口溢出或流出。尿失禁是老年人中最为常见的疾病，女性的发病率高于男性。许多老年人认为尿失禁是人体正常老化的结果，尤其是一些女性羞于就医，故而就诊率远低于发病率。衰老影响着下尿路的功能，但在男性老年人中，尿失禁更多是由各种疾病引起的。尿失禁对大多数老年人的生命无直接影响，但可造成身体异味，皮肤糜烂，反复尿路感染，是导致老年人孤僻、抑郁的原因之一。

（2）类型：①急迫性尿失禁指在完全上运动神经元性病变时出现不自觉的自发性排尿。常由于非泌尿生殖系统的因素，如认知功能的障碍、排尿环境及体能等因素的限制导致的尿失禁。②压力性尿失禁主要发生在咳嗽、大笑、提重物、打喷嚏等增加腹部压力时，有少量的尿液不自主的流出。主要与盆底肌肉松弛和尿道括约肌力量减弱有关。老年经产妇女由于雌激素水平下降对尿道、引道产生的影响，以及分娩造成的骨盆底肌肉松弛等原因，易发生此种类型的尿失禁。③充溢性尿失禁：由于膀胱不能完全排空，处于充盈状态，导致尿液不自主地溢出。见于慢性前列腺增生、粪便嵌顿、尿道狭窄引起的下尿路梗阻和脊髓损伤。④反射性尿失禁：指患者在膀胱充盈量较少的情况下，就出现很强烈的尿意，且不能很好的控制，在到达厕所之前尿液就已经流出。多数是由于非自主的膀胱收缩或膀胱逼尿肌不稳定引起。⑤功能性尿失禁。

（3）护理评估：①询问是否患有下列疾病：阿尔茨海默病、脑卒中、脊髓疾患、糖尿病、泌尿系统疾病。②询问诱发尿失禁的原因，如咳嗽、打喷嚏等，与尿失禁发生的时间关系，失禁时流出的尿量及失禁时有无尿意。③询问尿道手术史及外伤史，与尿失禁的关系。对女性老年人还要追问既往分娩史、有无阴道手术史。④询问是否饮酒和服药情况。

（4）护理措施：行为治疗是压力性、急迫性及其他混合性尿失禁的首选治疗方法。包括：①盆底肌训练：教育患者此项练习的重要性和长期性要求，教会患者学会正确进行肌肉收缩，教会患者在日常生活中如何运用肌肉。②意识清楚，有尿意的急迫性尿失禁患者适合采用膀胱行为治疗：制定规律排尿计划，逐渐增加排尿间隔时间；留置导尿者，逐渐延长开放导尿管间隔时间；教会患者控制小便的技巧，鼓励患者。③排尿习惯训练可用于对排尿有认知障碍的患者，具体措施为：制定有针对性排尿计划，训练患者无论有无尿意，应遵守规定时间排空膀胱，及时调整计划，对患者行为的改善，及时给予反馈。④间歇性导尿：适用于残余尿量过多或无法自行解出小便者。

7.营养缺乏——消瘦

（1）老年人的营养需求：由于所处环境、生活习惯、从事职业以及身体素质等因素间存在差异，老年人对营养的需求也有所差异。对于老年人的营养需求，应重点注意以下几方面。①热量：维持理想体重；体质指数（BMI）=体重（kg）/身高的平方（m^2）；BMI正常为男性20～25，女性19～24，BMI大于以上标准为肥胖，BMI17～19为轻度慢性热量缺乏，BMI 16～17为中度慢性热量缺乏，BMI<16为重度慢性热量缺乏（消瘦）。②蛋白质和脂肪：因为相较于青年或中年人而言，老年人更多地进行分解代谢，需要摄入一定量的蛋白质，以补充氨基酸。如牛奶、蛋类、豆制品、鱼类等，都能为老年人提供必需的蛋白质营养。老年人每日所需补充的蛋白质量，与其体重应成正比，保持在合理范围内，一般每日摄入量1～1.2/kg，女性略高于男性。选择优质蛋白质。脂肪则有助于促进老年人吸收维生素，老年人应当通过豆油、植物油等摄入一定量脂肪。如果老年人的蛋白质和脂肪过量，将会危害其消化系统，使胆固醇及血脂含量升高，危害健康。③碳水化合物：碳水化合物的主要作用是促进消化，同时还能为老年人提供一定热量，富含碳水化合物的食物主要有水果、蔬菜、多糖类食物等，同时要减少双糖类食物的食用量，否则将会造成血脂上升，进而引发高血脂等疾病。通常情况下，把握糖类的摄入量。每日至少摄入可消化的糖类50～100g，否则可发生酮症，还可引起组织蛋白分解过多及水、钠的丢失。④维生素：维生素所提供的营养，对保障老年人的身体健康具有非常重要的促进作用。B族维生素具有水溶效果，维生素C能够提高老年人的身体抵抗力，维生素D能够溶脂，维生素E能够抗氧化。维生素通常可以由老年人从水果、粗粮豆制品中获得。各种维生素的摄入量为：维生素A800μg，维生素D10μg，维生素E12mg，维生素C60mg，维生素$B_1$1.2mg，维生素$B_2$1.2mg，烟酸12mg。⑤其他物质：无机盐和水分对于老年人而言，同样是不可缺少的重要营养物质。无机盐中的钠、钾有助于老年人对钙的吸收，预防老年人骨质疏松问题，但需要注意的是，盐过量将可能会造成老年人高血压等疾病。每日摄入钙至少

800mg，钙磷比为1∶1。食盐：每日供给量6～8g，高血压、冠心病或慢性肾病<5g。另外，老年人每天还应当通过汤类食品或饮用白开水，补充2 000mL 左右的水量，将能够优化肾脏的排毒功能，提高睡眠质量。

（2）护理评估：健康史、身体状况、辅助检查、心理社会状况。

（3）护理措施：①饮食治疗：补充足够的蛋白质和热量，烹调时注意食物的色、香、味。定期（隔周1次）称体重，并根据医嘱定期测定血清蛋白浓度及清、球蛋白的比值。②控制原发病：对因原发病严重所致的营养不良，应积极治疗原发病，以阻断恶性循环，增强患者的免疫力。对因服药引起的食欲下降要在医生的指导下调整药物的剂量与品种。③提供援助：对无力自行采购和烹制食物的老年人提供相应的帮助。尽可能地让老年人与家人一起用餐或集体进餐。重视老年人的心理健康，创造和谐、交流的气氛，有针对性地作好心理疏导，鼓励老年人参加有益的社交活动。④健康指导。

8.听力障碍

（1）概念：老年性耳聋是指随着年龄的增长，双耳听力进行性下降，高频音的听觉困难和语言分辨能力差的感应性耳聋。

（2）护理评估：健康评估、身体状况、辅助检查、心理社会状况。

（3）护理措施：指导患者重视听力测试。协助患者适应听力减退的生活。教育家属理解和帮助听力减退的老年人。调整与听力减退患者的沟通方式。帮助患者适应助听器：看懂说明书，掌握各种旋钮的使用方法，正确运用功能开关，正确使用音量控制，学会调节音调，保持助听器的正常工作状态，进行适应性自我训练，使用2～3个月后的重新调整。

9.视觉障碍

（1）护理评估：内容包括健康史、视功能的变化与视觉状况、辅助检查、心理社会状况。

（2）护理措施：给予适宜的光线、选择合适的阅读材料、对物品进行特殊设计、增加特别的动作以提高安全性、及时佩戴和更换眼镜、使用助视器。

随着社会的进步和医疗技术的发达，我国人均寿命逐年提高，人口老龄化已成为医疗界乃至全社会共同面临的问题，对于医务人员来说，运用现有的医疗护理手段，尽最大可能提高老年人的生活质量，是我们现阶段的重要任务。

案例回顾

本章节教学案例中的婴儿、产妇、产妇的婆婆均出现不同的健康问题，经过学习，相信大家对她们的健康问题及护理方法都有了清晰的认识。

随着社会经济的发展和生活水平的提高，人们对健康的需求也日益增长，提高人们生活和生命质量已成为社区医疗保健服务的新目标，在新的经济和社会形势下，如何开展以社区为中心，以家庭为单位，以妇女、儿童、老年人为重点服务对象的社区医疗、护理、保健、咨询服务，对社区卫生服务工作提出了新的实践挑战！作为社区护理人员，要熟悉社区重点人群的特点和健康需求，以提高其生命质量为目标，为该类人群提供专业的、有温度的护理服务。

第四章 社区慢性病患者的护理与管理

上智云图
数字资源素材

章前引言

随着社会经济的发展和城市化进程的加快，目前疾病谱和死亡谱也发生了变化，由于慢性非传染性疾病已经取代急性传染性疾病，因此也就成为影响我国社区居民健康的主要问题，如恶性肿瘤、糖尿病、心脑血管疾病、慢性阻塞性肺部疾病、精神心理性疾病等。慢性非传染性疾病通常是终身性疾病，其发病率、致残率、死亡率高，医疗费用昂贵，给家庭和社会带来巨大的经济负担。慢性病患者的大部分时间是在家庭和社区生活中度过。为提高社区慢性患者群体的自我健康管理能力，改善和提高患者的生活质量，控制慢性病的发病率、致残率和死亡率，在社区开展慢性病患者的护理与管理具有积极的作用。

学习目标

1. 理解慢性病的流行病学特点和社区管理原则。
2. 识记慢性病的概念和危险因素。
3. 掌握运用所学知识为社区慢性病患者制定管理计划并进行管理。

思政目标

1. 培养慢性病患者对疾病的自我管理和自我监测能力。
2. 学会改善和提高患者生活质量的方法，减轻家庭疾病负担。
3. 理解慢性病患者居家护理的相关知识和技能，增强家庭照顾者的健康意识。

案例导入

崔先生，70岁，身高179cm，体重82kg，2小时前起床时自感右侧肢体无力和言语不清，伴头晕，无头痛。既往有糖尿病病史14年，冠心病史16年，高血压病史20年，嗜酒10余年。身体评估：T36.5℃，P86次/分，R18次/分，BP172/96mmHg；神志清，运动性失语，右上肢肌力3级，右下肢肌力3级，Babinski征阳性，头颅CT提示多发性脑梗死。入院后给予保护神经，改善循环等药物治疗后转社区医院继续康复治疗。

工作任务：

1. 告知患者和家属各类慢性病的病因、危险因素、临床表现等，指导其改变不良生活方式。
2. 教会患者及家属识别疾病进展与并发症的症状。
3. 教会患者及家属各类慢性病并发症预防处理的方法。
4. 指导患者及家属规律服药，观察药物疗效和不良反应。
5. 指导患者及家属借助社区医疗机构进行康复锻炼，定期随访。

思考题

1. 该案例中的崔先生出现了什么健康问题？
2. 作为社区护理人员，应给予怎样的健康指导和护理？

第一节 概述

一、慢性病的概念及其特点

（一）概念

WHO将慢性病（chronic disease）定义为病情持续时间长、发展缓慢的疾病。原卫生部于2011年颁布的《全国慢性病预防控制工作规范（试行）》中指出，慢性病是慢性非传染性疾病（noninfectious chronic disease，NCD）的简称，是对一类起病隐匿、病程长且病情迁延不愈、非传染性、病因复杂或病因未完全确认的疾病的概括性总称。是一组发病率、致残率和死亡率高，严重耗费社会资源，危害人类健康的疾病，也是可预防可控制的疾病。

WHO的调查显示，慢性非传染性疾病是西太平洋区域的重要健康和发展事项，人口老龄化已使得非传染性疾病成为死亡和发病的主要原因。在西太平洋区域每天约有2.65万人死于慢性非传染性疾病，近半数的慢性非传染性疾病死亡发生在70岁以下的人群。不健康的生活方式（如使用烟草和乙醇、不健康的饮食和缺乏身体活动）和环境变化（如室内和室外空气污染）是慢性病常见的危险因素。慢性病的危险因素大多可通过有益的干预措施加以预防。据估计，约80%的早发心脏病、卒中和2型糖尿病以及40%的癌症，可通过健康饮食、定期锻炼和避免吸烟等生活行为方式的干预加以预防。

（二）分类

1.按国际疾病系统分类法（ICD−10）分类　慢性非传染性疾病分为：①精神和行为障碍：阿尔茨海默病、抑郁症等；②呼吸系统疾病：慢性阻塞性肺疾病（COPD）等；③循环系统疾病：高血压、冠心病、脑血管病等；④消化系统疾病：脂肪肝等；⑤内分泌、营养代谢疾病：血脂异常、糖尿病等；⑥肌肉骨骼系统和结缔组织疾病：骨关节病、骨质疏松症；⑦恶性肿瘤：肺癌等。

2.按影响程度分类　根据慢性病对患者产生影响的程度不同，可将慢性病分为致命性慢性病、可能威胁生命的慢性病、非致命性慢性病3类。每类慢性病又按起病情况分为急发性和渐发性两种。

（1）致命性慢性病：①急发性致命性慢性病包括急性血癌、胰腺癌、乳腺癌转移、恶性黑素瘤、肺癌、肝癌等；②渐发性致命性慢性病包括肺癌转移中枢神经系统、后天免疫功能不全综合征、骨髓造血衰竭、肌萎缩侧索硬化等。

（2）可能威胁生命的慢性病：①急发性可能威胁生命的慢性病包括血友病、镰刀细胞性贫血、卒中、心肌梗死等；②渐发性可能威胁生命的慢性病包括肺气肿、慢性酒精中毒、阿尔茨海默病、胰岛素依赖性成人糖尿病、硬皮病等。

（3）非致命性慢性病：①急发性非致命性慢性病包括痛风、支气管哮喘、偏头痛、胆结石、季节性过敏等；②渐发性非致命性慢性病包括帕金森病、风湿性关节炎、慢性支气管炎、骨关节炎、胃溃疡、高血压、青光眼等。

（三）危险因素

慢性病的种类很多，发生的原因也相当复杂。常见的慢性病危险因素有以下几个方面。

1.不良的生活方式　常见的不良生活方式主要包括不合理膳食、缺乏身体活动、吸烟、饮酒。

（1）不合理膳食：长期规律的合理膳食，膳食中充足的营养素能维护和促进人体健康，提高机体免疫能力，抵御各种疾病；而膳食不平衡的问题，成为慢性病发生的主要危险因素，相当一部分中国人的心脏疾病、脑卒中和2型糖尿病死亡率与膳食因素有关。不合理膳食具体表现为饮食结构不合理、烹饪方法不当、油盐过度消费、不良饮食习惯等。膳食结构不合理包括高盐、高胆固醇、高热量饮食、低纤维素饮食；不当的烹饪方法如腌制和烟熏等；不良饮食习惯可表现为每日进食时间无规律、暴饮暴食等。

（2）缺乏身体活动：运动可以加快血液循环，增加肺活量，促进机体新陈代谢；增强心肌收缩力，维持各器官健康。但由于生活节奏快和交通工具便利，人们常常以车代步，活动范围小，运动量不足。调查显示：人群中11%～24%属于静坐生活方式，31%～51%体力活动不足，大多数情况下每天活动不足30分钟。这是造成超重和肥胖的重要原因，也是许多慢性病的危险因素。有数据表明，22%的冠心病、11%的缺血性脑卒中、14%的糖尿病、10%的乳腺癌、16%的大肠癌是因缺乏体力活动所致。

（3）使用烟草：吸烟是恶性肿瘤、慢性阻塞性肺疾病、冠心病、脑卒中等慢性病的重要危险因素；吸烟者心脑血管疾病的发病率要比不吸烟者高2～3倍；成人吸烟会给他人特别是儿童造成危害。吸烟量越大、吸烟起始年龄越小、吸烟史越长，对身体的损害越大。WHO将烟草流行作为全球最严重的公共卫生问题列入重点控制领域。

2.自然环境和社会环境　自然环境中空气污染、噪音污染、水源土壤污染等，都与癌症或肺部疾病的发生密切相关。如生活污染：垃圾、人畜粪便和水体污染等；化学污染：工业废水、废气、废渣等；电磁辐射：家电、手机、交通等；环境噪音：交通、工业、建筑、生活等。社会环境中健全的社会组织、教育程度的普及、医疗保健服务体系等都会影响人们的健康水平。

3.个人的遗传和生物以及家庭因素　慢性病可以发生于任何年龄，但发生的比例与年龄成正比。年龄越大，机体器官功能老化越明显，发生慢性病的概率也越大。家庭对个体健康行为和生活方式的影响较大，许多慢性病如高血压、糖尿病、乳腺癌、消化性溃疡、精神分裂症、动脉粥样硬化性心脏病等都有家族倾向，这可能与遗传因素或家庭共同的生活习惯有关。

4.精神心理因素　现代社会生活工作节奏加快，竞争激烈，人际关系复杂。生活及工作压力会引起紧张、焦虑、恐惧、失眠甚至精神失常。长期处于精神压力下，可使血压升高、血中胆固醇增加，还会降低机体的免疫功能，增加慢性病发病的可能。

（四）特点

从慢性病的发生过程看，其具有以下几方面的特点。

1.一果多因，一因多果　一果多因是指一种慢性病可以由多种因素共同作用导致。一因多果指同一个病因如不健康饮食、缺乏身体活动、吸烟酗酒、环境污染、长期心理压力等可导致多种疾病，如心血管疾病、恶性肿瘤、肥胖、糖尿病和慢性呼吸道疾病等。

2.发病隐匿，潜伏期长　慢性病的早期症状往往比较轻而容易被忽视，起病隐蔽，过程缓慢，初期无典型的临床症状或不明显，因而早期不易被发现。慢性病在病因的长期作用下，器官损伤逐步积累，直至急性发作或者症状较为严重时才被发现。

3.病程长　大多数慢性病的病程长，甚至是终身患病，无法治愈或根治。

4.可预防　通过对环境、生活方式等可改变因素的干预能预防或减缓其发病。

5.不可治愈　大多数慢性病的病因复杂或不明，故无法进行病因治疗，临床上也无特效的治疗方法，亦无确实有效的特异性预防手段，主要是对症治疗以减轻症状、预防伤残和并发症。

6.对生活质量影响大　因病程长，不可治愈，而且同时患多种慢性病，对患者的生活质量影响较大。

二、慢性病的流行病学特点

（一）慢性病成为死亡的主要原因

WHO的调查显示西太平洋区域75%以上的死亡是由慢性非传染性疾病造成。每年仅心血管病在西太平洋区域造成的死亡人数就不少于300万。据我国第三次居民死因调查的数据显示，慢性非传染性疾病死亡率占总死亡率的比例从20世纪90年代初的76.5%上升到82.5%。我国城市前四位死亡原因依次是：恶性肿瘤、脑血管病、心脏病、呼吸系统疾病；农村依次是脑血管病、恶性肿瘤、呼吸系统疾病、心脏病，第五位是损伤和中毒，前五位的死亡原因累计占死亡总数的85%。

（二）慢性病的危险因素日益流行

全球化和城市化对不健康生活方式和环境变化的发展起到了推动作用。这些常见的危险因素可以表现或发展为慢性病更直接的危险因素或中间危险因素，如高血压、高血糖、高血脂、肥胖和肺功能障碍。中间危险因素又使个体易患“四种致命疾病”，即心血管病、癌症、慢性呼吸道疾病和糖尿病。从全球角度来看，慢性病主要危险因素的暴露水平有新变化，包括：①吸烟率下降；②经常饮酒率下降；③主动参加体育锻炼的人数增加；④超重和肥胖者增加；⑤血脂异常患病率上升；⑥城市居民膳食结构不尽合理；⑦其他变化（城市化趋向明显、人口老龄化突出等）。

（三）慢性病相关的医疗费用上升

慢性病通常是终身性疾患，病痛、伤残不仅严重影响患者的健康和生活质量，而且极大地加重了家庭和社会的经济负担。慢性非传染性疾病的卫生服务需求与利用的增加直接导致我国医疗费用的迅速上升，其上升速度已经超过国民经济和居民收入的增长，带来社会和经济负担。以残疾调整寿命年（disability adjusted life year，DALY）来计算，慢性病带来的经济负担占高收入国家疾病负担的92%，占中等和低收入国家及地区疾病负担的约63%。慢性病发病年龄也似有提前的趋势，影响劳动力人口健康。

三、慢性病患者的社区管理模式

（一）社区卫生服务机构开展慢性病管理的意义

1.有利于利用慢性病的自身特点，提高治疗效果。慢性病多是由不健康的生活方式造成的，治疗方法以非药物治疗为主，药物治疗为辅。社区卫生服务机构对慢性病患者进行健康管理，可以有目的地改善患者的生活方式，改变导致慢性病的部分危险因素，可以从根本上提高慢性病的治疗效果。

2.有利于降低成本，促进社区人群的健康。社区卫生服务机构在社区开展健康管理，可以利用慢性病一些相同危险因素，对人群进行群体健康管理，针对全体人群和不同目标的高危人群，预防和控制一组慢性病的共同危险因素，是一种低投入、高效益的慢性病防治规划。

3.有利于发挥社区卫生服务机构的优势，更好地利用卫生资源。在治疗慢性病方面，社区卫生服务机构有诸多优势，如面对的是相对稳定的社区居民；慢性病患者居住距离卫生机构近；社区卫生服务机构价格较低廉；有相对完备的卫生人力资源等。这些都有利于慢性病持续、稳定的治疗，便于与居民之间的充分沟通，促进预防救治。另外也有利于分流患者，达到合理利用卫生资源的目的。

4.有利于降低医疗费用。社区健康管理的投资小，效益高。在社区卫生服务机构开展慢性病健康管理，不仅可以以缓解国家不断增长的医疗费用，而且可以减轻慢性病患者及其家庭的经济负担。

（二）慢性病患者的管理原则和策略

1.原则　WHO慢性非传染性疾病行动框架中，强调个人在慢性非传染性疾病防治中的责任，建立伙伴关系等。任何地区和国家在制订慢性病防治策略和选择防治措施时，都至少要考虑以下原则。

（1）强调在社区及家庭水平上降低最常见慢性病的共同危险因素，进行生命全程预防。

（2）三级预防并重，采取以健康教育、健康促进为主要手段的综合措施，把慢性非传染性疾病作为一类疾病来进行共同防治。

（3）全人群策略和高危人群策略并重。

（4）发展鼓励患者共同参与、促进和支持患者自我管理、加强患者定期随访、加强与社区和家庭合作等内容的新型慢性非传染性疾病保健模式。

（5）加强社区慢性非传染性疾病防治的行动。

（6）改变行为危险因素预防慢性非传染性疾病时，应以生态健康促进模式及科学的行为改变理论为指导，建立以政策及环境改变为主要策略的综合性社区行为危险因素干预项目。

2.策略　WHO给出的慢性病防治行动计划主要含有3个层面的策略。

（1）环境层次，通过政策和监管干预措施。

（2）共同和中间危险因素的层次，通过人群生活方式干预。

（3）疾病早期和已明确阶段的层次，通过对全人群（筛查）、高危个体（改变危险因素）和患者（临床管理）进行干预，促使在3个层次发生变化。需要采取行动包括：宣传、研究、监测和评价；领导多部门合作和社区动员等。

（三）慢性病患者社区管理的工作任务与模式

慢性病患者社区管理的工作任务主要由3个部分组成，即健康调查、健康评价和健康干预。健康调查即收集人群的健康资料；健康评价即根据所收集的健康信息对居民的健康状况及危险因素进行评估、分析；健康干预即针对居民的健康状况和危险因素，制订并实施合理的健康改善计划，以达到控制危险因素、促进健康的目的。由于慢性病病种多样，进行慢性病的社区管理首先要由社区卫生服务机构通过健康体检、健康调查等方式收集健康信息；在所收集信息的基础上，确定居民的健康状况和危险因素，对患病人群和高危人群进行筛选；针对不同人群进行重点干预。

目前，社区卫生服务机构进行慢性病患者社区管理多采用全科团队模式，由全科医生、社区护士、公共卫生医师等组成专业团队，对一定数量的社区居民提供服务。这一管理模式可以充分发挥团队成员的优势和特长，相互协作，共同为社区居民提供服务。社区护理人员在慢性病管理中的作用体现为以下几点。

1.作为全科团队成员与其他卫生技术人员协同开展工作。社区护理人员在全科团队工作中，应发挥自己的专业持长，与其他团队成员一起完成社区慢病管理工作任务，收集和分析人群的健康状况，解决人群的主要健康问题。

2.利用全科的知识和技能延伸护理服务范围。社区护士是面向社区人群的复合型护理专业技术人员，在一个相对开放、宽松的工作环境中为社区居民进行服务。由于影响人群健康的因素是多方面的，社区护士的服务除了预防疾病、促进健康、维护健康等基本内容外，还要从整体全面的观点出发，从卫生管理、社会支持、家庭和个人保护、咨询等方面对社区人群进行全面的健康服务。

3.一专多能的综合服务能力满足社区群众多方面的需求。社区护理是一专多能的综合性服务，其目标是满足社区人群的健康需求。既要对重点患者进行身心整体护理，又能针对重点人群进行公共卫生指导；既要指导患者进行恢复期康复锻炼，又能开展健康教育；既要开展社区卫生防疫，又能协助管理慢性病患者。

4.在社区卫生服务中心、社区居委会与社区人群中起到桥梁和纽带作用。与社区居委会建立良好的合作关系。定期深入每一个家庭，与他们进行有效的沟通，建立相互信任的人际关系，及时将各种信息进行传递和反馈，为社区卫生服务工作深入开展做好准备。

第二节　常见慢性病患者的社区护理与管理

一、高血压患者的社区护理与管理

（一）疾病概述

原发性高血压（primary hypertension）是以体循环动脉压升高为主要临床表现得心血管综合征，通常简称为高血压。高血压常与其他心血管病危险因素共存，是重要的心脑血管疾病危险因素，可损伤重要脏器，如心、脑、肾的结构和功能，最终导致这些器官的功能衰竭。

（二）血压水平分类和定义

见表4–2–1。

表4–2–1　血压水平分类

分类	SBP（mmHg）		DBP（mmHg）
正常血压	＜120	和	＜80
正常高值血压	120～139	和（或）	80～89
高血压	≥140	和（或）	≥90
1级高血压（轻度）	140～159	和（或）	90～99
2级高血压（中度）	160～179	和（或）	100～109
3级高血压（重度）	≥180	和（或）	≥110
单纯收缩期高血压	≥140	和	＜90

注：当SBP和DBP分属于不同级别时，以较高的分级为准。适用于成年男性和女性。

（三）高血压危险分层

见表4–2–2。

表4-2-2 高血压危险分层

其他危险因素和病史	高血压		
	1级	2级	3级
无	低危	中危	高危
1～2个其他危险因素	中危	中危	很高危
≥3个其他危险因素或靶器官损害	高危	高危	很高危
临床并发症或合并糖尿病	很高危	很高危	很高危

（四）流行病学

高血压患病率和发病率在不同国家、地区或种族之间有差别，工业化国家较发展中国家高，美国黑人约为白人的2倍。高血压患病率、发病率及血压水平随年龄增加而升高。高血压在老年人较为常见，尤以单纯收缩期高血压为多。

我国自20世纪50年代以来进行了6次（1959年、1979年、1991年、2002年、2012年、2015年）较大规模的成人血压普查，高血压患病率分别为5.11%、7.73%、11.88%、18.8%、25.2%与27.9%，总体呈上升趋势。2012年前我国人群高血压知晓率、治疗率和控制率分别为30.2%、24.7%、6.1%，随着新媒体、智能手机的出现，扩大了传播面，加快了传播速度。2015年我国人群高血压知晓率、治疗率和控制率达到51.6%、45.8%、16.8%，较以往有了很大的进步，但还需继续努力，让每一个人都能获益。

目前国内高血压患病率和流行存在地区、城乡和民族差别，随年龄增长而升高。北方高于南方，华北和东北属于高发区；沿海高于内地；城市高于农村；高原少数民族地区患病率较高。男、女性高血压总体患病率差别不大，青年期男性略高于女性，中年后女性稍高于男性。

（五）病因和发病机制

1.病因

（1）遗传因素：高血压具有明显的家族聚集性。可能存在主要基因显性遗传和多基因关联两种方式。

（2）环境因素。

（3）饮食：不同地区人群血压水平和高血压患病率与钠盐平均摄入量显著正相关，但同一地区人群中个体间血压水平与摄盐量并不相关，摄盐过多导致血压升高主要见于对盐敏感的人群。钾摄入量与血压呈负相关。高蛋白质摄入属于升压因素。饮食中饱和脂肪酸或饱和脂肪酸和（或）多不饱和脂肪酸比值较高也属于升压因素。饮酒量与血压水平线性相关，尤其与收缩压相关性更强。我国人群叶酸普遍缺乏，导致血浆同型半胱氨酸水平增高，与高血压发病正相关，尤其增加高血压引起脑卒中的风险。

（4）精神应激：城市脑力劳动者高血压患病率超过体力劳动者，从事精神紧张度高的职业者发生高血压的可能性较大，长期生活在噪声环境中听力敏感性减退者患高血压也较多。此类高血压患者经休息后症状和血压可获得一定改善。

（5）吸烟：吸烟可使交感神经末梢释放去甲肾上腺素增加而使血压增高，同时可以通过氧化应激损害一氧化氮（NO）介导的血管舒张引起血压增高。

（6）其他危险因素：①体重（体重指数BMI），BMI=体重kg/身高m^2。②药物：服用避孕药妇女血压升高发生率及程度与服药时间长短有关，多为轻度、可逆。③睡眠呼吸暂停通气综合征（sleep apnea ventilation syndrome，SAHS）：SAHS患者50%有高血压，高血压升高程度与SAHS病程和严重程度有关。

2.发病机制　高血压的发病机制目前还未统一归纳起来，有交感神经系统活性亢进，肾素－血管紧张素－醛固酮（RAAS）系统激活，细胞膜离子转运异常和胰岛素抵抗、大动脉弹性等。

（六）临床表现

1.症状和体征　早期多无症状；常见头痛、头晕，头痛最明显，表现为持续性钝痛或搏动性胀痛；循环系统可见心力衰竭，乏力，疲倦，心慌之症；肾小动脉硬化，肾功能减退时可引起夜尿、多尿，尿中含蛋白、管型及红细胞，氮质血症及尿毒症。眼底出现改变，视网膜动脉变细，眼底出血或棉絮状渗出，视神经盘水肿。高血压体征一般较少。周围血管搏动、颈部或腹部血管杂音、心脏杂音。心脏听诊可闻及主动脉瓣区第二心音亢进、收缩期早期喀喇音。

2.急进型高血压　以青壮年为多见，发病率仅为1%～5%。又称恶性高血压，血压显著升高（通常＞200/120mmHg），并有头痛，视力模糊，眼底出血、渗出和视盘水肿，肾脏损害突出，持续蛋白尿、血尿与管型尿。

3.并发症

（1）高血压危象：血压＞180/110mmHg，交感神经活性增高，血儿茶酚胺增高，外周阻力突然上升。多表现为血压明显升高，头痛、面色苍白或潮红、烦躁、眩晕、恶心、呕吐、心悸、气促及视力模糊等症状，动脉痉挛累及相应的靶器官产生缺血症状（心绞痛）。

（2）高血压脑病：血压突然明显升高，突破脑血管的自身调解机制，脑血流灌注过多，造成脑组织液形成过多而引起脑水肿。多表现剧烈头痛、恶心、呕吐、烦躁、抽搐、意识模糊，甚至昏迷。

（3）其他常见的并发症：心力衰竭和冠心病、慢性肾衰竭、主动脉夹层、失明等。

（七）诊断及治疗要点

1.诊断　主要依据诊室测量的血压值：在未使用降压药物的情况下，非同日3次测量血压，收缩压SBP≥140mmHg和（或）舒张压DBP≥90mmHg。SBP≥140mmHg和DBP＜90mmHg为单纯性收缩期高血压。患者既往有高血压史，目前正在使用降压药物，血压虽然低于140/90mmHg，也诊断为高血压。24小时动态血压监测的高血压诊断标准为：平均SBP/

DBP24h≥130/80mmHg；白天≥135/85mmHg；夜间≥120/70mmHg。家庭血压监测的高血压诊断标准为≥135/85mmHg，与诊室血压的140/90mmHg相对应。

主要相关检查包括血尿粪三大常规、生化检查、血糖、心电图，有条件者可选做动态血压监测、心脏超声、颈动脉超声、尿蛋白、X线胸片、眼底检查、动脉弹性功能测定等。

2.治疗要点

（1）治疗原则：①达标、平稳、综合管理降低发生心血管并发症和死亡的总危险。②降压目标：一般高血压患者血压达标值：SBP＜140mmHg，DBP＜90mmHg。如果能耐受治疗，大多数患者的血压靶目标值应降至 SBP＜130mmHg，DBP＜80mmHg；接受降压治疗的＜65岁患者，建议大多数患者收缩压靶目标值范围为120～129mmHg；糖尿病、慢性肾脏疾病患者：SBP＜130mmHg，DBP＜80mmHg；65岁及以上人群：建议靶目标值范围150/90mmHg，能耐受者目标值可进一步降到140/90mmHg。80岁以上高血压患者血压降至150/90mmHg以下。脑卒中后的高血压患者：SBP＜140mmHg，DBP＜90mmHg；低于60mmHg的冠心病患者，在密切监测血压的前提下逐渐实现SBP达标。

（2）生活方式干预：适用于各级高血压患者，包括正在使用降压药物治疗的患者，主要从生活饮食、起居、锻炼、戒烟限酒等方面着手，让他们重建生活方式，减少危险因素。

（3）药物治疗：所有高血压患者一经诊断，建议在生活方式干预的基础上，及早启动药物治疗。降压药物治疗方案有：①从小剂量开始，逐步递增。②血压≥160/100mmHg、高于目标血压20/10mmHg的高危患者，或单药治疗未达标者应联合降压治疗，包括自由联合或单片复方制剂。采用合理的药物联合达到最大的降压效果，减少不良反应。③推荐使用长效降压药提高治疗的依从性和降低血压的变异性，建议选用可提供24小时平稳而持续的长效降压药。④有并发症应合理选用降压药。

（4）个体化治疗：结合患者的年龄、病程、血压、靶器官损害的具体情况，兼顾患者经济条件及个人意愿，选择适合患者的降压药物。

目前常用的降压药物有钙通道阻滞剂（calcium channel blockers，CCB）、利尿剂、血管紧张素转换酶酶抑制剂（ACEI）、血管紧张素Ⅱ受体阻滞剂，β受体阻滞剂，常用降压药物名称、作用、注意事项见表4-2-3。

表4-2-3　常用降压药物名称、作用、注意事项

分类	药名	主要作用	注意事项
钙通道阻滞剂（CCB）	硝苯地平 氨氯地平 拜新同 坟地沙坦酯 盐酸地尔硫革	适用于多数类型的高血压，尤其对老年高血压、单纯收缩期高血压、稳定性心绞痛、冠状动脉或颈动脉粥样硬化、周围血管病患者适用	对伴有心力衰竭或心动过速者应慎用，少数患者可有头痛、踝部水肿、牙龈增生等不良反应

（续表）

分类	药名	主要作用	注意事项
利尿剂	呋塞米 螺内酯 托拉塞米	对老年高血压、心力衰竭患者尤其有益。可与ACEI或ARB、CCB合用	大剂量利尿剂对血钾、尿酸及糖代谢可能有一定影响，要注意定期检查血钾、血糖及尿酸。痛风为禁忌证
血管紧张素转化酶抑制剂（ACEI）	培哚普利 卡托普利 福辛普利 盐酸贝那普利	适用于1～2级高血压，尤对高血压合并慢性心力衰竭、心肌梗死后、心功能不全、心房颤动预防、糖尿病肾病、非糖尿病肾病、代谢综合征、蛋白尿/微量白蛋白尿患者有益	对双侧肾动脉狭窄、妊娠、高血钾者禁用；注意咳嗽等不良反应，偶见血管神经性水肿等不良反应
血管紧张素受体阻滞剂（ARB）	厄贝沙坦 替米沙坦 缬沙坦 氯沙坦钾 氯沙坦钾氢氯噻嗪	适用于1～2级高血压，尤对高血压合并左心室肥厚、心力衰竭、心房颤动预防、糖尿病肾病、代谢综合征、微量白蛋白尿、蛋白尿患者有益，也适用于ACEI引起的咳嗽而不能耐受者	对双侧肾动脉狭窄、妊娠、高血钾者禁用；偶见血管神经性水肿等不良反应
β受体阻滞剂	美托洛尔 富马酸比索洛尔	小剂量适用于高血压伴心肌梗死后、冠心病心绞痛、快速性心律失常、慢性心力衰竭或心率偏快（心率80次/分及以上）的1～2级高血压。对心血管高危患者的猝死有预防作用。可与CCB合用	注意支气管痉挛、心动过缓等不良反应

（八）保健指导

1.疾病知识介绍

（1）向患者及家属介绍与高血压相关的知识，解释高血压的危险因素以及对健康的危害，以引起患者及家属的高度重视。

（2）教会高血压患者及家属正确测量血压的方法：建议使用经认证合格的上臂式医用电子血压计，定期校准。安静放松：去除可能有影响的因素（测量前30分钟内禁止吸烟，饮用咖啡或茶等，排空膀胱），安静休息至少5分钟。测量时取座位，双脚平放于地面，放松且身体保持不动，不说话。位置规范：上臂中心点与心脏呈同一水平线上，袖带下缘应在肘窝上2.5cm（约两横指）处，松紧合适，以袖口可插入1～2指为宜。必须养成定时、定体位、定部位、定血压计测量血压的习惯。

（3）重视并发症（糖尿病、肾病、血脂异常）的治疗，指导患者和家属观察病情变化和并发症征象，当有血压突然升高或出现胸痛、水肿、鼻出血、心悸、剧烈头痛、视物模糊、恶心呕吐、肢体麻木、偏瘫、嗜睡、昏迷等症状时应及时就医。

（4）指导患者定期门诊随访：①随访频率：血压达标患者至少每3个月随访1次，血压未达标患者，2～4周随访1次。符合转诊条件者建议按照转诊要求操作。②随访内容：随访时应询问上次随访至今是否有新诊断的并发症（如冠心病、糖尿病、脑卒中等），每次随访应查体（检查血压、心率、监测体重及腰围），生活方式评估及建议，了解服药依从性及不良反应发生情况，必要时调整治疗。③年度评估：所有患者每年应进行1次年度评估，可与随访结合，除了进行常规体格检查外，每年至少测量1次体重和腰围。建议每年进行必要的辅助检查，包括血尿粪三大常规检查、生化全套、心脏超声，心电图等。

2.饮食指导

（1）合理膳食：减少膳食脂肪、营养均衡，控制总热量；具体策略，总脂肪占总热量＜30%，饱和脂肪＜10%。瘦肉类每日50～100g，奶类每日250g，蛋类每周3～4个，鱼类每周3次左右，少吃糖类和甜食，新鲜蔬菜每日400～500g，水果100g。增加纤维素摄入，减少脂肪摄入可使收缩压和舒张压分别下降6mmHg和3mmHg（图4–2–2）。

（2）减少食盐摄入：每人每日食盐摄入量逐步降至＜6g；具体策略：①减少用盐及含钠高的调味品（包括味精、酱油），加醋减盐、吃辣减盐；②避免或减少含钠高的加工食品，如咸菜、火腿、各类炒货和腌制品；③烹调时使用定量盐勺（啤酒瓶盖去掉胶皮垫后水平装满可盛6g食盐）；④宣传高盐饮食的危害（图4–2–3）。

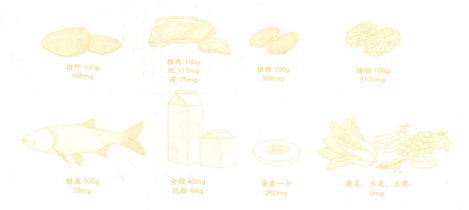

图4–2–2　每100克食物中胆固醇的含量

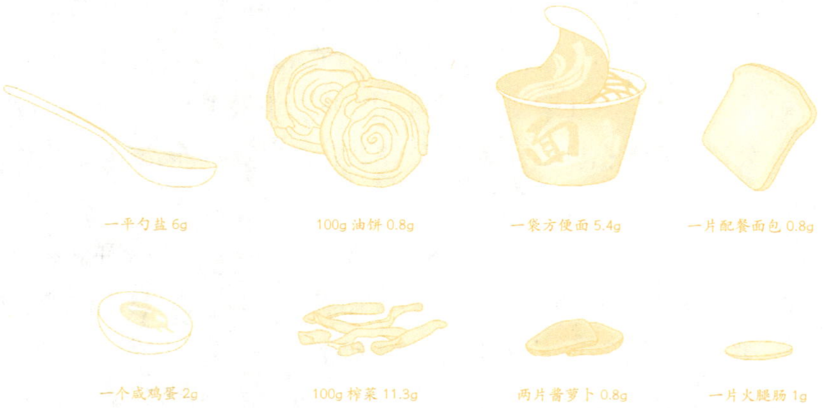

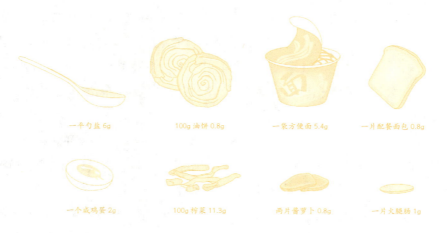

图4–2–3　食物中盐的含量

（3）限制饮酒：不饮或限制饮酒（白酒每日＜50mL、葡萄酒每日＜100mL、啤酒每日＜300mL。过量饮酒显著增加高血压的发病风险，限制饮酒可降低血压；建议高血压患者不饮酒；如饮酒，应少量并选择低度酒，避免烈性酒。

3.生活指导

（1）合理安排休息：老年高血压患者应保证足够的睡眠，不限制一般的体力活动，避免重体力活动。

（2）戒烟：彻底戒烟，避免被动吸烟。戒烟虽不能直接降压，但可降低心血管疾病风险；强烈建议患者戒烟；1～2周准备期后“突然停止法”戒烟；戒断症状明显者应用戒烟药物对抗；防止复吸。

（3）安排合理的运动方式和运动量：高危患者运动前需进行评估，运动方式的选择根据血压水平和年龄有所不同，一般可进行步行、慢跑、太极拳、游泳、气功及跳舞等。运动强度因人而异，建议强度：中等；频次：每周5～7次；持续时间：累计30～60分钟。运动时上限心率=170−年龄；运动时间可以累计。

4.安全指导

（1）注意避免体位性低血压，有头晕、眼花、耳鸣等症状时，要卧床休息，抬高床头，上厕所或外出要有人陪伴。

（2）严重时，可协助其在床上大小便。伴恶心、呕吐时，将吐痰杯放在触手可及之处，呼叫器放在手边。

（3）避免危险因素，如剧烈运动、迅速改变体位、活动场所光线暗淡、有障碍物、地面潮湿光滑、厕所无扶手等，必要时病床加床栏。

5.用药指导

（1）向患者讲明高血压是慢性病，强调药物治疗的重要性，需终身服药。按时按量服药，切勿自行增减药物、停服、突然撤换药物。

（2）服药期间起床不宜太快，动作不宜太猛，服药后不要站立太久。

（3）注意观察药物的不良反应，应注意血电解质变化，尤其是用噻嗪类和袢利尿剂时应注意补钾，防止低血钾症。同时也要注意观察是否出现心动过缓、心动过速、支气管痉挛、低血糖、刺激性干咳及血管性水肿等不良反应。

6.心理指导　鼓励患者倾诉焦虑不安的情绪，并给予倾听和必要的安慰解释，解除患者心中的顾虑。指导患者通过采取多种形式分散自己对疾病的注意力，起到减轻病痛的作用，如看电视、讲故事、相互交谈、读书看报等。指导家属给予患者理解、宽容和支持，减轻精神压力，保持心理平衡。必要时心理治疗、药物治疗，减少心脑血管疾病的发生率和死亡率。

二、糖尿病患者的社区护理与管理

糖尿病（diabetes mellitus，DM）是由于胰岛素分泌绝对或相对不足而引起的一种代谢紊乱综合征，临床以高血糖为主要特点，是一种慢性、终身性疾病。如病情控制不佳，可引起酮症酸中毒、高渗性昏迷等急性代谢紊乱，也可导致眼、肾、神经、血管、心脏等器官的损害，重者可以致残、致死，给患者及其家属带来了巨大的痛苦。糖尿病是社区常见病、多发病，糖尿病的防治及其管理是社区卫生服务面临的重要任务。

（一）糖尿病的流行病学特点

糖尿病已成为发达国家继心血管病和肿瘤之后的第三大慢性病。近30多年来，我国糖尿病患病率显著增加。1980年全国14省市30万人的流行病学资料显示，糖尿病的患病率为0.67%。1994—1995年全国19省市21万人的流行病学调查显示，25～64岁人群糖尿病患病率为2.51%，糖耐量减低（IGT）患病率为3.20%。2010年中国疾病预防控制中心和中华医学会内分泌学分会调查了中国18岁及以上人群糖尿病的患病情况，显示糖尿病患病率为9.7%。2013年我国慢性病及其危险因素监测结果显示，18岁及以上人群糖尿病患病率为10.4%。2015—2017年中华医学会内分泌学分会在全国31个省进行的甲状腺、碘营养状态和糖尿病的流行病学调查显示，我国18岁及以上人群糖尿病患病率为11.2%。各民族有较大差异，各地区之间也存在差异，以2型糖尿病（T2DM）为主，1型糖尿病（T1DM）和其他类型糖尿病少见，男性高于女性，我国经济发达地区的糖尿病患病率高于中等发达地区和不发达地区，未诊断的糖尿病比例较高，肥胖和超重人群糖尿病患病率显著增加。

（二）糖尿病的危险因素

1.不可改变的危险因素　包括遗传因素、年龄、先天的子宫内营养环境不良等。

（1）遗传因素：国内外报道普遍认为糖尿病具有遗传倾向性，表现为糖尿病有明显的家族聚集现象。有糖尿病家族史者的患病率比无糖尿病家族史者高，其中2型糖尿病的遗传倾向更为明显。

（2）年龄：由于身体各组织老化、功能下降，胰岛素分泌不足，加之运动、饮食、健康问题积累等，糖尿病的发病率随着年龄增长而逐渐增加。

（3）先天的子宫内营养环境不良：子宫内营养不良可致胎儿体重不足，而低体重儿在成年后肥胖则发生糖尿病及胰岛素抵抗的机会增加。

2.可改变的危险因素　包括不良生活方式、生物源和化学因素等。

（1）不良生活方式：不合理饮食，包括高热量、高脂肪、高胆固醇、高蛋白质、高糖、低纤维素食物；静坐生活方式；酗酒；心境不良等。

（2）生物源和化学因素：病毒感染，如1型糖尿病与柯萨奇病毒、腮腺炎病毒、风疹病毒、脑心肌炎病毒有关。化学毒物和某些药物可影响糖代谢并引起葡萄糖不耐受，对这类药物敏感者可导致糖尿病。

（三）糖尿病的诊断与评估

1.糖尿病的诊断标准　1980年以来国际上通用WHO的诊断标准，1997年美国糖尿病协会（American Diabetes Association，ADA）提出修改糖尿病诊断标准的建议，WHO专家委员会于1999年公布了协商性报告，1999年10月我国糖尿病学会采纳新的诊断标准。糖尿病诊断标准为，糖尿病症状加任意时间血浆葡萄糖水平≥11.1mmol/L（200mg/dL）；或空腹血浆葡萄糖（fasting blood glucose，FPG）≥7.0mmol/L（126mg/dL）；或口服葡萄糖耐量试验（oral glucose tolerance test，OGTT）中2小时葡萄糖水平（2hPG）≥11.1mmol/L（200mg/dL）。诊断标准中，糖尿病症状指多尿、烦渴多饮和体重减轻；空腹是指8～10小时内无任何热量摄入；血浆葡萄糖推荐采用葡萄糖氧化酶法测定静脉血浆葡萄糖；空腹血浆葡萄糖正常为3.9～6.0mmol/L；任意时间指一日内任何时间，无论上一次进餐时间及食物摄入量；任意时间血浆葡萄糖水平与OGTT 2小时葡萄糖水平相同，均以≥11.1mmol/L为诊断标准，见表4-2-4）。

表4-2-4　糖尿病血糖测定标准表（mmol/L）

血糖	正常血糖	糖尿病前期	糖尿病
空腹血糖	3.9 ～ 6.0	6.1 ～ 6.9	≥ 7.0
OGTT 或餐后 2 小时血糖	＜ 7.8	7.8 ～ 11.0	≥ 11.1
诊断标准	有糖尿病症状加空腹血糖≥ 7.0 或随机血糖≥ 11.1；或 OGTT、餐后 2 小时血糖≥ 11.1		

2.常见健康问题

（1）糖尿病症状：2型糖尿病患者在早期常无症状，常在体检或诊疗其他疾病时发现尿糖阳性，空腹血糖正常或高于正常水平，餐后2小时血糖高于正常水平，糖耐量试验显示降低。1型糖尿病患者"三多一少"即多尿、多饮、多食和体重减轻较明显。由于糖代谢异常，能量利用减少，负氮平衡和失水等原因，患者可出现疲乏、虚弱无力感。由于尿糖局部刺激，患者可出现皮肤瘙痒，尤其是女性外阴，在并发真菌感染时瘙痒更严重。血糖升高较快时可使眼房水、晶体渗透压改变而引起屈光改变致视力模糊。许多患者无任何症状，仅于健康检查或各种疾病就诊化验时发现高血糖。

（2）急性并发症：包括低血糖、酮症酸中毒。①低血糖：多由进食量过少、药物剂量过大、活动量过多、服药时间不当等引起。糖尿病患者血糖低于≤3.9mmol/L，即需要补充葡萄糖或含糖食物。轻者表现为心慌、大汗、无力、手抖、饥饿感等；严重者可出现意识模糊、嗜睡、抽搐、昏迷乃至死亡；部分患者在多次低血糖症发作后会出现无警觉性低血糖症，可无先兆直接进入昏迷状态。②糖尿病酮症酸中毒：是糖尿病的一种严重急性并发症，常见于1型糖尿病患者，多发生于代谢控制不良、伴发感染、严重应激、胰岛素治疗中断、饮食失调等情况；2型糖尿病如代谢控制差、伴有严重应激时亦可发生。糖尿病酮症酸中毒的主要表现为糖尿病症状加重，出现极度口渴、多饮、多尿伴恶心、呕吐、头痛、头晕、烦躁等症状，血糖>16.7mmol/L，尿酮体（+～++++），如果没有及时得到控制，病情将进一步恶化，重者出现神志不清、昏迷。

（3）慢性并发症：包括心脑血管病、糖尿病肾病、糖尿病眼病、糖尿病足等。①糖尿病患者发生高血压、冠心病、脑卒中等心脑血管系统疾病的概率是非糖尿患者群的2～3倍。冠心病和脑血管疾病已成为糖尿病患者的主要致死原因。②糖尿病肾病是一个逐渐发展的过程，早期一般没有症状，尿常规化验正常或只有微量白蛋白尿，经过合理治疗大多数可以逆转；而一旦出现大量蛋白尿、全身水肿、高血压、贫血等症状时，往往已经进入晚期阶段，此时病情已经不可逆转，最后逐渐发展至肾功能衰竭。③糖尿病眼部病变早期往往没有任何症状，需要通过眼底检查才能发现。常见的眼部病变包括视网膜病变、白内障、青光眼。糖尿病眼病的发生率高，对视力损害严重，重者可致失明。④糖尿病导致的神经病变以多发性周围神经病变最为常见，表现为对称性肢端感觉异常，呈袜套状分布，伴麻木、针刺、灼热感，继之出现肢体隐痛、刺痛或烧灼痛，夜间及寒冷季节加重，后期累及运动神经可出现肌力减弱、肌萎缩和瘫痪。⑤自主神经病变也较常见，表现为排汗异常、腹泻或便秘、体位性低血压、尿失禁或尿潴留等。⑥下肢血管病变以下肢动脉硬化较为常见，血管病变的早期表现是足部皮肤干燥、汗少、肢体发凉、怕冷、下肢疼痛、间歇性跛行，严重供血不足可致肢端坏疽。⑦糖尿病足是指糖尿病累及患者足部出现以足病溃疡、坏疽或坏死为特征性表现得一种糖尿病慢性并发症。糖尿病患者下肢远端神经病变，下肢外周血管病变，足部感染是造成糖尿病足发病高危因素，糖尿病足预后差，糖尿病患者的截肢率是非糖尿病患者的40倍，糖尿病足在许多国家已经成为截肢的首要原因。除上述并发症外，糖尿病患者还容易出现骨质疏松、牙周炎、皮肤感染、甲状腺功能亢进和性功能障碍等问题。

（四）糖尿病患者的社区管理

1.糖尿病患者的社区管理内容

（1）糖尿病筛查：社区卫生服务机构需对辖区内35岁及以上2型糖尿病患者进行规范社区管理。对工作中发现的2型糖尿病高危人群进行有针对性的健康教育，每年至少测量1次空腹血糖，并接受医务人员的健康指导。

（2）糖尿病患者随访：对确诊的2型糖尿病患者，每年提供4次免费空腹血糖检测，至少进行4次面对面随访。随访内容包括：①测量空腹血糖和血压，并评估是否存在危急情况，如出现血糖≥16.7mmol/L或血糖≤3.9mmol/L；收缩压≥180mmHg和（或）舒张压≥110mmHg；有意识或行为改变、呼气有烂苹果样丙酮味、心悸、出汗、食欲减退、恶心、呕吐、多饮、多尿、腹痛、有深大呼吸、皮肤潮红；持续性心动过速（心率超过100次/分）；体温超过39℃或有其他的突发异常情况，如视力突然骤降、妊娠期及哺乳期血糖高于正常等危险情况之一，或存在不能处理的其他疾病时，须在处理后紧急转诊。对于紧急转诊者，乡镇卫生院、村卫生室、社区卫生服务中心（站）应在2周内主动随访转诊情况；②若不需紧急转诊，询问上次随访到此次随访期间的症状；③测量体重，计算体质指数（BMI），检查足背动脉搏动；④询问患者疾病情况和生活方式，包括心脑血管疾病、吸烟、饮酒、运动、主食摄入情况等；⑤了解患者服药情况。

（3）分类干预：①对血糖控制满意（空腹血糖值<7.0mmol/L）、无药物不良反应、无新发并发症或原有并发症无加重的患者，预约进行下一次随访；②对第一次出现空腹血糖控制不满意（空腹血糖值≥7.0mmol/L）或药物不良反应的患者，结合其服药依从情况进行指导；③对连续2次出现空腹血糖控制不满意或药物不良反应难以控制以及出现新的并发症或原有并发症加重的患者，建议其转诊至上级医院，2周内主动随访转诊情况；④对所有的患者进行针对性的健康教育，与患者一起制定生活方式改进目标并在下一次随访时评估进展。告诉患者出现哪些异常时应立即就诊。

（4）健康体检：对确诊的2型糖尿病患者，每年进行1次较全面的健康体检，体检可与随访相结合。内容包括体温、脉搏、呼吸、血压、身高、体重、腰围、皮肤、浅表淋巴结、心、肺、腹部等常规体格检查，并对口腔、视力、听力和运动功能等进行初步检测。

2.糖尿病患者社区管理的服务要求

（1）对于2型糖尿病患者的健康管理由全科医生负责，应与门诊服务相结合，对未能按照健康管理要求接受随访的患者，乡镇卫生院、村卫生室、社区卫生服务中心（站）应主动与患者联系，保证管理的连续性。

（2）随访包括预约患者到门诊就诊、电话追踪和家庭访视等方式。

（3）乡镇卫生院、村卫生室、社区卫生服务中心（站）要通过本地区社区卫生诊断和门诊服务等途径筛查和发现2型糖尿病患者，掌握辖区内居民2型糖尿病的患病情况。

（4）发挥中医药在改善临床症状、提高生活质量、防治并发症中的特色和作用，积极应用中医药方法开展糖尿病患者健康管理服务。

（5）加强宣传，告知服务内容。使更多的患者愿意接受服务。

（6）每次提供服务后及时将相关信息记入患者的健康档案。

3.糖尿病患者社区管理的工作指标

（1）糖尿病患者规范管理率＝按照要求进行糖尿病患者健康管理的人数/年内已管理的糖尿病患者人数×100%。

（2）管理人群血糖控制率=年内最近一次随访空腹血糖达标人数/年内已管理的糖尿病患者人数×100%。最近一次随访血糖指的是按照规范要求最近一次随访的血糖，若失访则判断为未达标，空腹血糖达标是指空腹血糖<7mmol/L。

（五）社区糖尿病患者的健康指导

1.饮食指导　合理饮食是糖尿病治疗的一项基础措施，无论糖尿病的类型、病情轻重、是否用药物治疗，都必须持之以恒，严格执行饮食控制。饮食指导的原则包括以下几点。

（1）根据患者的实际需求（体重、劳动强度等）合理控制总热量，以维持理想体重为原则。

（2）蛋白质、脂肪、糖类的比例合理，帮助患者均衡各种营养素的摄入。

（3）合理配餐，定时定量，少量多餐，以减少单次餐后胰岛β细胞负担。

（4）对于使用胰岛素治疗者，可在两餐间或睡前加餐以防低血糖的发生。

2.运动指导　运动疗法可以提高胰岛素的敏感性，减轻胰岛素抵抗，有利于控制血糖，并能改善糖尿病机体内分泌紊乱状态、氧化应激状态，减少口服降糖药或胰岛素的使用剂量。此外，运动疗法还可以增加患者间的交流，有利于缓解对疾病的担心和焦虑，增强患者战胜疾病的自信心。糖尿病患者的运动指导主要包括以下几点。

（1）根据病程、疾病严重程度、并发症、年龄、家庭状况以及运动习惯的不同，对应相应的适应证和禁忌证。

（2）对于合并各种急性感染、严重糖尿病慢性并发症、有明显酮症或酮症酸中毒倾向、有较严重的周围神经病变、频发低血糖、血糖波动较大者，禁忌使用运动疗法。

（3）在运动前需要对血糖、糖化血红蛋白、血酮、心电图、肺活量、血压、下肢血管彩超、负荷后心率变化等进行全面的体检，对于空腹血糖≥14mmol/L且出现酮体者应避免运动，运动前血糖＜5.6mmol/L应摄入额外的糖类后再运动。

（4）运动应遵循安全性、科学有效性和个体化3个基本原则，运动应选择强度较低、持续时间长、有节奏的有氧运动，从而使心肺功能得到充分锻炼。

（5）运动不在于一次锻炼很久，而在于持之以恒，每天坚持，但需要遵循因人而异、量力而行的原则，运动时机一般以餐后60～90分钟最佳，运动频率以每周3～5次为宜。

（6）运动时需预防低血糖的发生，并注意随身携带包括个人联系方式、糖尿病病情说明等信息的病情说明卡。

3.药物治疗指导　糖尿病药物治疗包括口服降糖药物治疗和胰岛素治疗。根据患者的降糖目标、现有血糖情况、重要脏器功能和经济承受能力等因素制定合理、便利、可行的降糖方案。可以优先考虑不易出现低血糖的口服降糖药物，如二甲双胍、α糖苷酶抑制剂、DPP4i等。对没有禁忌证的老年糖尿病患者，合理使用GLP−1RA和SGLT2i在降糖的同时可能具有改善心、肾结局的作用。要根据患者特定的身体状况避免使用可能对患者造成潜在不良影响的药物。使用胰岛素时，要充分考虑患者胰岛素治疗的获益、使用的便利性和可能出现的问题，还需要斟酌患者的视力、双手配合精细操作的能力、出现低血糖时的自我应对能力等因素。针对口服降糖药物治疗的患者，社区护士应指导患者遵医嘱服药，根据所服用药物的特点，掌握正确服药的方法，同时熟悉药物可能引起的不良反应，并做好应对措施，见表4−2−5。

表4-2-5 口服糖尿病药物作用特点

药物种类	代表药	作用机制	低血糖	主要不良反应
双胍类	二甲双胍	减少肝脏葡萄糖的输出和改善外周胰岛素抵抗	单用不引起低血糖	胃肠道反应
磺脲类	格列苯脲	通过刺激胰岛 β 细胞分泌胰岛素，增加体内的胰岛素水平而降低血糖	可诱导低血糖	低血糖、胃肠道反应，少见皮疹、血象异常、肝功能损害、黄疸
	格列吡嗪			主要为低血糖，可有胃肠道反应，少见皮疹、血象异常、肝功能损害、黄疸
	格列齐特			低血糖，胃肠道功能障碍
	格列喹酮			极少数人有皮肤过敏反应、胃肠道反应，轻度低血糖反应
				偶见过敏反应
格列奈类	瑞格列奈	通过刺激胰岛素的早时相分泌而降低餐后血糖	可导致低血糖	低血糖、体重增加
	那格列奈			
α 糖苷酶抑制剂	阿卡波糖	通过抑制碳水化合物在小肠上部的吸收而降低餐后血糖	单用不引起低血糖	胃肠道反应如腹胀、排气等
	伏格列波糖			
	米格列醇			
DPP-4 抑制剂	维格列汀	通过抑制 DPP-4 而减少 GLP-1 在体内的失活，使内源性 GLP-1 的水平升高，产生降血糖作用	单用不引起低血糖	鼻咽炎、头痛、上呼吸道感染等
	西格列汀			
	利格列汀			
	沙格列汀			
	阿格列汀			
SGLT2 抑制剂	恩格列净	通过抑制肾脏肾小管中负责从尿液中重吸收葡萄糖的 SGLT2，降低肾糖阈，促进尿葡萄糖排泄，从而达到降低血液循环中葡萄糖水平的作用	单用不引起低血糖	生殖泌尿道感染，罕见的不良反应包括酮症酸重度（主要发生在 1 型糖尿病患者
	卡格列净			
	达格列净			
噻唑烷二酮类	罗格列酮	增加靶细胞对胰岛素作用的敏感性	单用不引起低血糖	体重增加和水肿，绝经后妇女服用该类药物增加骨折和骨质疏松风险
	吡格列酮			

4.自我监测　指导患者在多个时间点进行血糖监测，可以随时了解到血糖控制变化趋势，对于控制糖尿病病情、预防慢性并发症均具有重要意义。对于血糖平稳的患者，使用胰岛素治疗者建议每日自我监测至少3次，非胰岛素治疗者建议自我监测频率应适应治疗方案的需要。对于糖尿病孕妇，建议每周中1～2天全天进行自我监测。对于老年糖尿病患者要教会他们正确使用便携式血糖仪，并告知自我血糖监测记录。对于不能独立完成自我监测血糖者，可请家属或其他人员协助完成。

5.足部护理指导　糖尿病足溃疡和坏疽是糖尿病患者致残、致死的重要原因之一。在日常生活中，糖尿病患者应重视足部护理，防止足部发生外伤，或发生之后能及时处理，防止足部的感染和病情进一步发展。

（1）每天检查足部：检查内容包括双足有无皮肤破损、裂口、水疱、小伤口、红肿、鸡眼、胼胝体等，尤其要注意足趾之间有无红肿、皮肤温度是否过冷或过热、足趾间有无变形，触摸足部动脉搏动是否正常。如发现皮肤有破损、水疱等，应去医院处理；如有胼胝体、鸡眼等，也应在医生指导下处理。切勿自行用针头刺破水疱，或以锐器刮除胼胝体，或用鸡眼膏等腐蚀性药物处理，这些都可能引起足部的感染。糖尿病患者每年至少行足部检查1次，高危人群每次随诊或每3个月检查1次。足底有溃疡者可以每1～3周复查1次或根据病情随时就诊。

（2）养成每日用温水洗脚的良好习惯：水温不宜太冷或太热，一般不超过37℃；泡脚时间不宜过长，以10～15分钟为宜。洗前用手腕掌侧测试水温，若对温度不太敏感，可用水温计或请家人代劳；洗完后用柔软的毛巾擦干，注意擦干两脚趾缝之间的位置；如足部比较干燥，可涂抹适量的润肤乳，以保持足部皮肤润滑，防止发生皲裂。

（3）定期修剪趾甲：对于糖尿病患者而言，正确修剪趾甲非常重要。修剪趾甲方法不当，趾甲过短或过长折断都容易伤及甲周组织，引起甲沟炎。正确修剪趾甲的方法：一般在洗脚后，用趾甲刀横向直剪，因为洗脚后的趾甲较软，比较容易修剪，并且横剪不容易伤及皮肤；趾甲长度与趾尖同一水平即可，不要太短；无论是修剪趾甲、拔甲、趾甲支架还是使用化学烧灼法去除嵌甲均需要由经过专业培训的医护人员进行，不宜去公共浴室或修脚处修理嵌甲。

（4）选择合适的鞋袜：建议糖尿病患者穿合适、具有足保护作用的鞋子，包括有足够的长度、宽度和深度。袜子需保持干燥、透气，应选择无接缝、无压迫性的跟帮、白色或浅色的棉袜，因其吸汗、柔软舒适，渗液易被发现。不可拆卸的减压装置和减压鞋对于糖尿病足底溃疡的预防和治疗有明显的效果，基于足跖压力和足部形状设计和制造的矫形减压器更有效预防和减少高危患者足溃疡发生。建议根据患者的实际情况选择合适的减压装置来预防足溃疡。

（5）防止冻伤、烫伤、外伤：糖尿病患者由于足部感觉神经病变，足部的感觉不敏感，容易受到创伤。因此，糖尿病患者在生活中应注意保护足部，避免发生冻伤、烫伤和其他外伤。冬天应注意足部保暖，但严禁用热水袋、火炉等给足部取暖；每次穿鞋前注意检查鞋内有无异物等。

6.低血糖的预防　低血糖症是指由多种原因引起的血糖浓度的过低所致的综合征。糖尿病患者一般以血浆血糖浓度＜3.9mmol/L为低血糖的诊断标准。临床常见的糖尿病低血糖有以下两类，反应性低血糖和药物性低血糖，预防措施为以下内容。

（1）相关人员要掌握糖尿病的基本知识，提高对低血糖的认识。熟悉低血糖的症状以及自我处理低血糖症状的方法。

（2）指导患者养成随身携带《患者信息卡》和高糖食品。

（3）胰岛素注射时要剂量准确，严格按操作程序执行。病情较重，无法预料患者餐前胰岛素用量时，可以先进餐，然后再注射胰岛素，以免患者用胰岛素后尚未进食而发生低血糖。

（4）对于强化治疗的患者，要随时监测血糖，每日4次，即空腹+三餐后。如空腹血糖高应加测凌晨2时或4时的血糖。控制在4.4～6.1mmol/L为宜，餐后血糖＜8mmol/L，睡前血糖为5.6～7.8mmol/L，凌晨时血糖≥4mmol/L。

（5）老年患者血糖控制不宜太严，空腹血糖≤7.8mmol/L，餐后血糖≤11.1mmol/L即可。

（6）并发感染、厌食、呕吐、腹泻等，应积极治疗并发症。

（7）有备无患，遵从糖尿病治疗计划，并小心应付计划外的变化。

7.糖尿病患者心理调适指导　糖尿病是一种慢性终身性疾病，患者都可能发生各种心理问题。焦虑、抑郁等消极情绪也会影响血糖的控制，因此，加强糖尿病患者的心理护理，使患者保持良好的心态，是社区糖尿病患者管理的重要内容。指导内容包括：

（1）提供糖尿病的相关知识，使患者正确认识疾病，协助患者建立应对糖尿病的信心；

（2）认真倾听患者的叙述并观察患者的心理活动，给患者提供充分的理解与支持，及时肯定患者取得的进步；

（3）鼓励患者家属支持和积极参与糖尿病控制，使患者感到家人的支持与关心；

（4）教给患者一些心理调适的技巧，包括放松训练、音乐疗法等。

8.外出活动的指导　糖尿病患者驾驶时一定要在身边准备糖果或其他富含碳水化合物的食物，以避免发生低血糖而导致严重后果。对于旅行的糖尿病患者，在出发前应该进行健康评估，对于存在足部病变、空腹血糖超过11.1mmol/L者应暂缓旅行。在旅行中，建议随身携带血糖仪，增加监测次数，同时做好足部护理，保护好足部和踝关节部位，避免过度疲劳。

（六）糖尿病中医适宜技术

1.针灸法　针灸法治疗糖尿病的优势在于不良反应少，选穴法以足三里、三阴交、脾俞为主。针刺足三里等穴位有较好的降低血糖的效果，并能调节患者胃肠功能，促进胃肠蠕动。灸法是目前常用的治疗糖尿病的中医技术。

2.八段锦　八段锦是国家体育总局在挖掘整理我国优秀传统功法的基础上，组织编创的易筋经、八段锦、五禽戏、六字诀等4种健身气功之一。经常练习八段锦有利于减少体脂，提高机体对葡萄糖的吸收，减轻外周组织对于胰岛素的抵抗，提高肌肉组织对葡萄糖的利用率，调节糖代谢。练习八段锦有利于津液分布和气血运行，从而达到经络所过、主治所及、脏腑所属、主治所为的目的。

3.中药熏洗　糖尿病周围神经病变，在常规治疗基础上配合活血化瘀等中药熏洗足浴和足部穴位按摩，提高神经传导速度，降低疼痛评分。

4.物理治疗　中医学认为，不同的疾病都是由于经络中气血淤滞不通所致，物理治疗仪是将针灸疗法、经络学说与现代电子技术相结合的一种疗法，其利用电脉冲刺激穴位，恢复经络途径和神经体液途径，进而改善机体的微循环。常用的物理治疗包括激光治疗、磁疗、中低频脉冲治疗等方式。

三、冠心病患者的社区护理与管理

（一）疾病概述

冠状动脉粥样硬化性心脏病（coronary atherosclerotic heart disease），是当今世界威胁人类健康最重要的心血管疾病之一，其主要病理生理机制是冠状动脉粥样硬化狭窄或阻塞所致的心肌缺血坏死，发病年龄多在40岁以后，男性多于女性。从流行病学调查来看，欧美发达国家的发病率明显高于我国。但近年来随着经济的发展，各种危险因素和不良生活习惯逐渐增多，2020年中国心血管学报道：心血管病死亡占城乡居民总死亡原因的首位，农村为45.50%，城市为43.16%。心血管病的疾病负担日渐加重，尤其凸显的是农村居民的心血管病死亡率大幅升高。

冠心病是多重危险因素综合作用的结果，既包括不可改变的因素如年龄和性别，也包括可以改变的因素血脂异常、吸烟、高血压、糖尿病、腹型肥胖、心理社会压力、摄入水果蔬菜少、饮酒、规律的体力活动少等。

临床分型：①慢性心肌缺血综合征，又被称为稳定性冠心病，其最具代表性的病种是稳定型心绞痛，包括隐匿型冠心病、稳定型心绞痛及缺血性心肌病等。②急性冠状动脉综合征包括ST段抬高型心肌梗死、非ST段抬高型心肌梗死及不稳定型心绞痛。

（二）心绞痛

心绞痛（angina pectoris）是指冠状动脉供血不足，导致心肌急剧的、暂时的缺血、缺氧所产生的临床综合征。根据WHO心绞痛分型可分为：劳力性心绞痛和自发性心绞痛。根据心绞痛自然病程分型可分为：稳定型心绞痛和不稳定型心绞痛。

1.临床表现

（1）典型表现：以发作性胸痛为主要临床表现，疼痛部位主要在胸骨体上段或中段之后，可波及心前区，有手掌大小范围，甚至横贯前胸，界限不很清楚。常放射至左肩、左臂内侧达环指和小指，或至颈、咽或下颌部。性质：胸痛常为压迫、发闷或紧缩性，也可有烧灼感，但不尖锐，不像针刺或刀扎样痛，偶伴濒死的恐惧感。发作时，患者往往不自觉地停止原来的活动，直至症状缓解。持续时间：通常持续数分钟至10余分钟，大多数情况下3～5分钟，很少超过30分钟，疼痛呈阵发性，可数天或数周发作1次，亦可1天内发作多次，发作时，患者立即停止原有活动或舌下含服硝酸甘油后可缓解。若症状仅持续数秒，则很可能与心绞痛无关。

（2）疼痛发作时，患者可有面色苍白、出冷汗、血压升高、心率增快等症状，可闻及第四心音奔马律。缓解后无阳性体征。

2.辅助检查　主要有心电图（包括24小时动态心电图）、运动负荷试验、放射性核素检查、冠状动脉造影和冠脉CT等，见表4-2-6。

表4-2-6　辅助检查名称及临床意义

检查项目	标准值	异常值
心电图（ECG）	静息状态下正常心电图	ST段压低0.1mV以上，T波倒置。静息心电图ST段压低（水平型或下斜型）或T波倒置的患者，发作时可变为无压低或直立的所谓“假性正常化”
心电图负荷试验	正常心电图	激发心肌缺血的心电图检查：ST-T异常
动态心电图	正常心电图	发心电图ST-T改变和各种心律失常
超声心动图	无异常	部分心室壁活动异常
颈动脉超声	无异常	内膜中层厚变增加和（或）存在粥样斑块
冠状动脉造影	冠状动脉无狭窄、闭塞	是有创性检查方法，目前仍然是诊断冠心病金标准：冠状动脉因腔内（粥样斑块）堵塞，造成血管腔狭窄、闭塞，影响循环血流，导致心肌缺血、缺氧坏死

（三）心肌梗死

心肌梗死（myocardial infarction，MI）是指在冠状动脉病变的基础上发生冠状动脉血供急剧减少或中断，以致相应心肌发生持续而严重的心肌缺血，引起部分心肌缺血性坏死。基本病因是冠状动脉粥样硬化。偶见病因冠状动脉痉挛、冠状动脉炎症、心肌桥、冠状动脉夹层等。

1.临床表现

（1）先兆表现：多数患者在发病前数日会出现先兆表现，常见的有全身乏力、胸部不适，活动时心悸、气急，伴有恶心呕吐、腹泻、便意、头晕、烦躁、濒死感等现象。最为突出的是可以新发生心绞痛或原有心绞痛加重，心绞痛疼痛时间较以往持续时间更久，舌下含服硝酸甘油后不能缓解，同时伴有恶心、呕吐、大汗、心动过缓、严重心律失常或血压波动较大等。

（2）典型表现

1）疼痛：剧烈而持久的疼痛。疼痛的性质和部位与心绞痛相似，常发生于安静或睡眠时，但程度更剧烈，多伴有大汗、烦躁不安，呈压榨性、窒息感、烧灼感、恐惧及濒死感可持续数小时或数天，特别是休息和服用硝酸甘油后也不能缓解，少数患者无疼痛，开始即表现为休克或急性心力衰竭。部分患者可向上腹部放射，易被误诊为急腹症。疼痛也可向下颌、颈部、背部放射而被误诊为其他疾病。

2）心律失常：多数心肌梗死的患者伴有心律失常，多发生在起病1～2天，尤以24小时内最多见，心律失常以室性心律失常最多见，尤其是室性期前收缩，如频发（每分钟5次以上）、多源、成对出现、短阵室速或呈RonT现象的室性期前收缩，常为室颤的先兆。室颤是急性心肌梗死早期的主要死亡原因。下壁心肌梗死则易发生房室传导阻滞及窦性心动过缓。

3）低血压和休克：低血压和休克通常发生于起病后数小时至1周内，主要为心源性休克，这是由于心肌广泛坏死、心排血量骤降所致，患者表现为烦躁、面色苍白、皮肤湿冷、脉搏细而快、尿量减少（＜20mL/h）、意识模糊、晕厥。

4）心力衰竭：主要为急性左心衰，表现为呼吸困难、咳嗽、发绀、烦躁等症状，重者可出现肺水肿。应用Killips心功能分级：Ⅰ级：无心力衰竭征象，但PCWP（肺毛细血管楔压）可升高；Ⅱ级：轻至中度心力衰竭，肺啰音出现范围小于两肺野的50%，可出现第三心音奔马律、持续性窦性心动过速或其他心律失常，静脉压升高，有肺瘀血的X线表现；Ⅲ级：重度心力衰竭，出现急性肺水肿，肺啰音出现范围大于两肺的50%；Ⅳ级：出现心源性休克，收缩压＜90mmHg，尿量＜20mL/h，皮肤湿冷，发绀，呼吸加速，脉率＞100次/分。

5）体征：体格检查心浊音界正常或轻度、中度增大；心率可增快，亦可减慢；心律不齐；心尖部第一心音减弱，可闻及第三或第四心音奔马律：部分患者发病2～3天出现心包摩擦音，亦有部分患者在心前区闻及收缩期杂音或喀喇音。

（3）主要的并发症：①乳头肌功能失调或断裂；②心脏破裂；③栓塞；④心室壁瘤；⑤心肌梗死后综合征。

2.辅助检查

（1）心梗三项：①肌红蛋白：25～58ng/mL，最早出现，无特异性；②肌钙蛋白：0.000～0.014 ng/mL，有特异性；③同工酶：0.10～4.94ng/mL，呈倍数增长。

（2）血液检查：起病24～48小时后发热、白细胞计数增高，中性粒细胞增多，嗜酸性粒细胞减少或消失，红细胞沉降率增快，C反应蛋白（CRP）增高，均可持续1～3周。常伴有胃肠道恶心、呕吐症状（表4–2–7）。

表4–2–7　血清心肌坏死标记物

检测项目	开始升高时间	达高峰时间	恢复时间
肌红蛋白	1 ～ 2 小时	4 ～ 8 小时	24 小时
肌钙蛋白 T	2 ～ 4 小时	10 ～ 24 小时	24 ～ 48 小时后
肌钙蛋白 I	3 ～ 4 小时	11 ～ 24 小时	7 ～ 10 天
同工酶	4 小时	16 ～ 24 小时	3 ～ 4 小时后

（3）心电图：心电图可出现特征性和动态性改变。

1）特征性改变（图4–2–4）：在面向透壁心肌坏死的导联上出现病理性Q波，宽而深；在面向坏死区周围心肌损伤区的导联上出现ST段弓背向上抬高；在面向损伤区心肌缺血区的导联上出现T波倒置。

2）动态性改变：起病数小时内无异常或出现异常高大、双支不对称的T波；数小时后，ST段明显抬高，弓背向上，与直立的T波形成单相曲线；数小时至2天内出现病理性Q波，同时R波减低，为急性期改变，Q波70%～80%永久存在；若急性心肌梗死早期不进行干预，抬高的ST段在数天至2周内逐渐回到基线水平，T波变平坦或倒置，为亚急性期改变；数周至数月后，T波呈V形倒置，波谷尖锐，两支对称，为慢性期改变，倒置的T波可永久存在，也可在数月至数年内逐渐恢复。

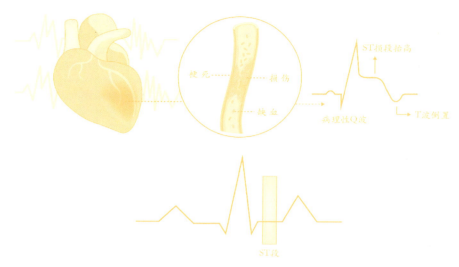

图4-2-4　急性心肌梗死心电图的特征改变

（四）诊断

一般根据患者的典型症状、心电图及心肌酶谱等的改变可做出明确的诊断。但由于老年患者会出现不典型症状，诊断时应尤其重视，必要时要根据情况做心电图及心肌酶谱检查。

心绞痛发作时，大多数患者可出现暂时性ST段压低。肌红蛋白在急性心肌梗死后出现最早，肌钙蛋白1（cTn1）和T（cTnT）出现稍迟，但特异性高CK-MB增高的程度能较准确地反映梗死的范围，峰值越高，梗死范围越大，其高峰出现时间是否提前有助于判断溶栓治疗是否成功。

（五）治疗要点

1.心绞痛

（1）一般治疗：发作时立刻休息，一般患者在停止活动后症状即可消除。平时应尽量避免各种确知的诱发因素。

（2）药物治疗：硝酸酯类药物、β受体阻滞剂、伊伐布雷定（用于不能耐受β受体阻滞剂或经β受体阻滞剂充分治疗后窦性心率仍超过70次/分的心绞痛患者）、钙离子拮抗剂、抗凝药物、降脂药、改善心肌细胞代谢药等。常用药名、剂量、主要作用及观察要点（表4-2-8）。

表4-2-8 常用药名、剂量、主要作用及观察要点

药名	剂量	主要作用	观察要点
硫酸氢氯吡格雷片	75mg	减少血小板凝集，预防冠脉血栓形成溶栓治疗	是否有出血倾向 监测血小板聚集功能
阿司匹林	100mg	降低血小板聚集力，从而起到抗凝的作用	有消化性溃疡及胃肠道疾病应在医生指导下使用 是否有出血倾向
他汀类药物	20mg	能有效降低TC和LDL-C水平、延缓斑块进展、稳定斑块及抗炎等作用	定期监测肝酶（氨基转移酶）及肌酸激酶等生化指标
硝酸甘油	5mg	扩张血管	是否发生头痛、恶心、呕吐 是否发生低血压 是否发生晕厥、面红、药疹
β受体阻滞剂	25mg/47.5mg	减慢心率，减弱心肌收缩力，降低血压，减少心肌耗氧量和心绞痛发作，增加运动耐量，有效预防心绞痛的发作	静息心率不少于50次/分
钙通道阻滞剂（CCB）	30mg/90mg	通过改善冠状动脉血流和减少心肌耗氧量发挥缓解心绞痛的作用	外周水肿、便秘、心悸、面部潮红，低血压也时有发生，其他不良反应还包括头痛、头晕
代谢性药物	20mg	通过调节心肌能源底物，抑制脂肪酸氧化，优化心肌能量代谢，改善心肌缺血及左心功能，缓解心绞痛	
血管紧张素转化酶抑制剂（ACEI）或血管紧张素Ⅱ受体拮抗剂（ARB）	80mg/100mg	能抑制转换酶使血管紧张素Ⅱ产生减少，但血管紧张素Ⅱ还可以通过许多其他酶促反应，从血管紧张素Ⅰ转变而来	低血压、咳嗽、血清肌酐升高、高钾血症

（3）介入治疗冠状动脉造影（SCA）、经皮冠状动脉腔内成形术（PTCA）、冠状动脉内支架植入术（PCI）、定向冠状动脉内斑块旋切术（DCA）、冠状动脉内斑块旋磨术、冠状动脉内斑块旋吸术、激光血管成形术、经心肌血运重建术。

（4）外科手术：冠状动脉旁路移植术（CABG）即冠脉搭桥术。

2.心肌梗死　治疗目标是缩小梗死范围，保护和维持心脏功能。通过早期、完全、持久再灌注，尽量减少心肌氧耗，维持心肌氧供和需氧之间的平衡，达到预防再栓塞的效果，最大可能拯救缺血心肌。

（1）急性期应绝对卧床休息；当患者合并低氧血症，且SpO2＜90%或PaO2＜60mmHg时应吸氧；若SpO2＞90%不推荐吸氧；无禁忌者立即给予拜阿司匹林150～300mg嚼服，继以每日75～100mg长期维持，或氯吡格雷片600mg负荷（年龄＞75岁负荷量300mg），每日1次，3日后改为75～150mg，每日1次，长期服用。

（2）床旁心电、血压、呼吸的监测3～5日；床边除颤仪及抢救车呈备用状态。

（3）止吐、止痛：可肌内注射甲氧氯普胺止吐，可选用哌替啶（杜冷丁）或吗啡止痛。

（4）溶栓治疗：急性胸痛发病未超过12小时（最好是3～6小时），使用尿激酶（UK）、链激酶（SK）、重组组织型纤维蛋白溶酶原激活剂（rt−PA）溶解冠状动脉内的血栓，可使闭塞的冠状动脉再通，心肌得到再灌注，濒临坏死的心肌可能得以存活或使坏死范围缩小。对于老年患者来说，其绝对禁忌证必须关注：①既往发生过出血性脑卒中或颅内出血，近6个月发生过缺血性卒中的患者。②2～4周内有活动性内脏出血、外科大手术、创伤史等。③中枢神经系统损伤、肿瘤或动静脉畸形。④明确高度可疑或不能排除主动脉夹层。⑤出血性疾病或有出血倾向的患者，严重肝、肾功能损害及恶性肿瘤等。⑥24小时内接受非压迫性穿刺术（如肝脏活检、腰椎穿刺）。

（5）介入治疗：主要是经皮冠状动脉腔内血管成形术（PTCA）及支架植入术。

（6）抗休克、消除心律失常、治疗心力衰竭等：补充血容量、应用升压药及血管扩张剂、纠正酸中毒，及时消除心律失常，以免演变为室颤等严重心律失常，甚至猝死，但急性心肌梗死后24小时内尽量避免使用洋地黄类药物。

（7）其他治疗：包括溶栓治疗后的抗凝疗法、调脂、β受体阻滞剂和钙通道阻滞剂、血管紧张素转换酶抑制剂（ACEI）及极化液疗法。常用药名、剂量、作用及观察要点（表4−2−9）。

表4−2−9 常用药名、剂量、主要作用及观察要点

药名	剂量	主要作用	观察要点
低分子肝素钠	0.4mL 4250U	抗血小板凝集，防止血栓形成	观察口腔、皮肤黏膜有无出血点，大小便颜色，及时发现出血先兆 关注出、凝血时间
低分子肝素钙	0.4mL 4000U		
依诺肝素钠注射液	0.4mL 4 000U	预防及治疗静脉栓塞性疾病和血栓形成	
硝酸甘油注射液	5mg	用于冠心病心绞痛的治疗及预防，也可用于降低血压或治疗充血性心力衰竭	观察血压情况，使用时避光 监测有无头痛、眩晕、心悸、恶心、呕吐、出汗、面红、药疹 记录使用时间，到72小时应告知医生
培哚普利片	8mg	用于轻、中度及严重的高血压 改善心肌重构	观察血压 干咳最常见，血管神经性水肿严重但罕见
琥珀酸美托洛尔缓释片	47.5mg	抑制心肌收缩力，减慢心率，减少心输出量，降低心肌需氧量，降血压	监测心律、心率 哮喘者慎用，哮喘发作者禁用
阿托伐他汀钙片	20mg 20mg	调节血脂，稳定斑块 延缓动脉粥样硬化程度，抗炎、保护神经和抗血栓等作用	监测血脂变化 监测肝、肾功能及时发现有无横纹肌溶解
瑞舒伐汀钙片	10mg		
爱通立	20mg 50mg	纤维蛋白降解，溶解血块	监测生命体征的变化 观察口腔、皮肤黏膜有无出血点，大小便颜色，及时发现出血先兆，有无牙龈炎症 关注出凝血时间

（续表）

药名	剂量	主要作用	观察要点
盐酸替罗非班注射液	12.5mg	适用于不稳定心绞痛或非Q波心肌梗死患者，预防心肌缺血事件 用于冠脉缺血综合征患者行冠脉血管成形术或冠脉内斑块切除术，预防与经治冠脉突然闭塞有关的心脏缺血并发症	观察患者有无出血 观察有无药物不良反应

（六）保健指导

1.疾病知识指导

（1）向患者及家属讲解冠心病（尤其是心绞痛和心肌）的诱发因素，如饱餐、过劳、情绪激动等，积极治疗原发病。定期门诊随访。

（2）讲解疾病发生、发展的过程，教会患者自我观察病情如舌下含服硝酸甘油后不能缓解应警惕心梗的发生，教会患者及家属在冠心物发作时如何自救，如立刻就地作息，放松心情，保持环境安静而温暖。

（3）必要时打急救电话联系医院，呼叫急救车，切忌勉强步行。

2.活动指导　冠心病康复期分为三期：Ⅰ期院内康复、Ⅱ期院外早期康复或门诊康复期、Ⅲ期院外长期康复期。

（1）Ⅰ期院内康复

1）运动康复启动时机：①过去8小时内无新发或再发胸痛心肌损伤标志物水平没有进一步升高；②无明显心力衰竭失代偿征兆；③过去8小时内无新发严重心律失常或心电图改变。康复干预通常于入院24小时内开始，如果病情不稳定，应延迟至3～7天后酌情进行。

2）具体计划：①患者运动康复和恢复日常活动的指导必须在心电和血压监护下进行院内四部曲（表4–2–10）；②运动量宜控制在较静息心率增加20次/分左右；③患者感觉不大费力（Borg评分＜12）；④CABG患者术后需进行呼吸训练，用力咳嗽促进排痰，预防肺部感染。为防止用力咳嗽时手术伤口震裂，可让患者手持定制的小枕头，保护伤口。

表4–2–10　各种活动的代谢当量

步骤	代谢当量（METs）	活动类型	心率反应适合水平（与静息心率比较）
第1步	1.0～	被动运动：缓慢翻身、坐起 床边椅子坐立 床边坐便	增加5～15次/分
第2步	2.0～	床边座位热身：床旁行走	增加10～15次/分
第3步	3.0～	床旁站立热身：大厅走动5～10分钟，每日2～3次	增加10～20次/分
第4步	3.0～4.0	站立热身 大厅走动5～10分钟， 每日3～4次 上1层楼梯或固定踏车训练 坐位淋浴	增加15～25次/分

(2) Ⅱ期院外早期康复或门诊康复期

1）运动康复时机：①一般在出院后1～6个月进行；②PCI、CABG后常规2～5周进行。

2）具体计划：①做好患者评估、患者教育、日常活动指导、心理支持。②每周3～5次心电和血压监护下的中等强度运动，包括有氧运动（行走、慢跑、骑自行车、游泳、爬楼梯，以及在器械上完成的行走、踏车、划船等）、抗阻运动（如俯卧撑、哑铃或杠铃、运动器械以及弹力带，初始推荐强度为：上肢为一次最大负荷量的30%～40%，下肢为50%～60%，Borg评分11～13分注意运动过程中用力时呼气，放松时吸气，不要憋气）及柔韧性训练（每一部位拉伸时间6～15秒，逐渐增加到30秒，如可耐受，可增加到90秒，期间正常呼吸，强度为有牵拉感觉同时不感觉疼痛，每个动作重复3～5次，总时间10分钟左右，每周3～5次）等。建议初始从20分钟开始，根据患者运动能力逐步加运动时间每次持续30～90分钟，共3个月左右。③推荐运动康复次数为36次，不低于25次。④其他运动方式：太极拳、八段锦等中医传统康复方法及体外反搏应用于冠心病患者的康复。通常采用心率评估运动强度：目标心率=（最大心率－静息率）×运动强度%+静息心率。此法不受药物（β受体阻滞剂等）的影响，临床上最常用。各种活动代谢量见表4-2-11。

(3) Ⅲ期院外长期康复期

1）活动时机：心血管事件1年后的院外患者。提供预防和康复服务是Ⅱ期康复的延续。此期的关键是维持已形成的健康生活方式和运动习惯，低危患者的运动康复无须医学监护，中、高危患者的运动康复中仍需医监护纠正危险因素和心理社会支持。

表4-2-11 各种活动的代谢当量

活动项目	kJ/min	kcal/mm	METs
家务活动			
整理床铺	7.2	4.1	3.4
穿衣	8.8	2.1	1.8
沐浴	8.8	2.1	1.8
简单地清洁房间	11.3	1.8	2.3
治疗性活动			
轻木工活、磨砂板、抛光、纺织，篮筐	12.6	3.0	2.5
轻度的机械性活动	11.7	2.8	2.3
步行			
每小时 2km，每日 3km	9.6	2.3	1.9
每小时 3.5km 远足	11.7	2.8	2.3
每小时 5.0km 远足	15.9	3.8	3.2
园艺劳动			

（续表）

活动项目	kJ/min	kcal/mm	METs
用水桶浇水	10.0	2.4	2.0
挖掘	7.5	1.8	1.5
耙地	8.8	2.1	1.8
种花、种菜	10.5	2.5	2.1
用尖镐挖土	11.7	2.8	2.3
修剪树枝	13.8	3.3	2.8

2）具体措施：以护士为主导健康宣教为主，对患者进行全面护理评估后制订个性化康复方案，通过电话及家访予以指导监督。随着信息化技术发展，相关研究者通过由医生、护士、康复师、营养师、心理治疗师组成专业康复小组对患者制定个性化的心脏康复方案，并基于微信或App信息管理平台实时对患者进行个性化指导、评估及监督。近期开始关注从医院到社区到家庭的三级心脏康复体系，联合家庭医生上门随访的心脏康复模式，并逐渐开展互联网加三级医院与社区卫生服务中心心脏康复转诊模式。

3.睡眠管理　失眠（<6小时）和睡眠过多（>9小时）是年龄>35岁、无心脏病史成年人发生冠心病的独立危险因素。可通过以下方式治疗：①综合治疗：躯体治疗结合心理治疗；②镇静安眠药治疗要短程、足量、足疗程；③个性化治疗：根据患者年龄、过去疗效、患者的药物治疗意愿和对治疗药物的选择、耐受性及治疗费用等因素，选择合适药物进行治疗；④选择有适应证处方的药物。

4.饮食指导

（1）一般不须禁食，宜进低热量、低脂、低胆固醇、低盐（每日<6g）、高维生素、易消化的饮食，多食蔬菜、水果等含纤维高的食物。控制体重指数（BMI：18.5～23.9），控制血糖（糖化血红蛋白<7%），控制血压（<130/80mmHg）。

（2）戒烟限酒，避免暴饮暴食，注意少量多餐。

5.排便指导

（1）可适当在腹部沿顺时针方向进行按摩。

（2）若患者无腹泻，嘱患者多进食富含纤维素的食物如水果、蔬菜等，无糖尿病者可每日清晨给予蜂蜜20mL加温开水同饮。

（3）可适当应用缓泻剂，发现患者出现排便困难，可遵医嘱予以杜密克口服或开塞露纳肛应用。

6.用药指导

（1）抗血小板药物：若无禁忌证，所有冠心病患者均应长期服用阿司匹林每日80～100mg，若不能耐受可用氯吡格雷每日75mg代替。发生ACS或接受PCI治疗的患者，需联合使用阿司匹林每日100mg和氯比格雷每日75mg治疗12个月。

（2）β受体阻滞剂和ACEI/ARB：若无禁忌证，所有冠心病患者均应使用β受体阻滞剂和ACEI/ARB。β受体阻滞剂可选择美托洛尔、比索洛尔和维地洛，将患者清醒时静息心率控制在55～60次/分。

（3）他汀类药物：若无他汀使用禁忌证，即使入院时患者TC和（或）LDL-C无明显升高，也可启动并坚持长期使用他汀类药物。

（4）遵医嘱用药，指导患者外出需有人陪伴。教会患者或其家属随身携带药物，如硝酸甘油、异山梨酯、救心丸、复方丹参滴丸等药物。

（5）指导患者或其家属将硝酸甘油放置在棕色瓶内避光保存，使用前注意有效期，药瓶开封后每6个月更换1次，以确保疗效。同时应密切观察药物的不良反应，防止发生低血压，并告知患者及家属不得随意调节药物种类和剂量。

7.心理指导　由于不良情绪会增加心肌耗氧量，不利于病情的控制，因此在患者冠心病发作时了解患者对疾病的担忧，了解患者的生活环境、经济状况、社会支持，给予有针对性的治疗措施。通过一对一方式或小组干预对患者进行健康教育和咨询。促进患者伴侣和家庭成员、朋友等参与患者的教育和咨询。轻度焦虑抑郁治疗以运动康复为主，对焦虑、抑郁症状明显者给予对症药物治疗病情复杂或严重时应请精神科会诊或转诊治疗。

通过完善从医院到社区、家庭的三级心脏康复体系，建立心脏康复模式标准化、专业化及信息化、远程化，促进心脏康复模式在我国的推广与发展，提高冠心病患者自我管理水平，让每一个人重获健康。

四、脑卒中患者的社区护理与管理

脑卒中又称为脑血管意外，分为缺血性脑卒中、脑出血、蛛网膜下隙出血、和未分类卒中。缺血性卒中（ischemic stroke）又称脑梗死（cerebral infarction），指脑血循环障碍病因导致脑血管堵塞或严重狭窄，使脑血流灌注不足，进而缺血、缺氧导致脑血管供血区脑组织死亡。临床上表现为突发局部灶或弥散性的神经功能缺损，头部电子计算机断层扫描（CT）或磁共振成像（MRI）上形成新的局灶性脑梗死病灶，24小时之后往往留有后遗症（包括症状、体征、新的脑梗死病灶）。自发性脑出血（intracerebral hemorrhage）指非创伤性脑内血管破裂，导致血液在脑实质内聚集，其在脑卒中各亚型中的发病率仅次于缺血性脑卒中，位居第二。脑卒中的特点是高发病率、高致残率和高死亡率，是严重威胁中老年人健康及生命的主要疾病，给社区和家庭都带来了沉重的负担。脑卒中的临床诊疗策略中，护理贯穿在预防、救护、诊治和康复的每一个环节之中。

（一）脑卒中的流行病学特点

全球疾病负担研究（global burden of disease study，GBD；http：//ghdx.Healthdata.org/）数据显示，脑卒中是我国成人致死、致残的首位病因。中国是人口最多的发展中国家，人口约占世界总人口的1/5，脑卒中现患患者数高居世界首位。2019年GBD数据显示，我国脑卒中发病率由2005年222/10万下降至2019年201/10万，缺血性卒中发病率由2005年117/10万升高至2019年145/10万，出血性卒中发病率由2005年93/10万下降至2019年45/10万。

（二）脑卒中的危险因素

美国心脏协会/美国卒中协会（American Heart Association，AHA/American Stroke Association，ASA）卒中一级预防指南将脑卒中的危险因素分为3类：一是不可改变；二是证据充分且可以控制；三是证据不充分或潜在可控制的危险因素。

1.不可改变的危险因素　包括年龄、性别、低出生体重、种族、遗传因素等，这些因素通常被认为是无法控制或无法改变的危险因素。

2.证据充分且可以控制的危险因素　包括高血压、吸烟、糖尿病、心房颤动、其他心脏疾病、血脂异常、无症状颈动脉狭窄、不合理的饮食与营养、缺乏身体活动、肥胖等。现有的研究证据已经明确，针对上述危险因素进行积极治疗与控制，可以显著降低脑卒中发病风险。

3.证据不充分或潜在可控制的危险因素　包括偏头痛、代谢综合征、饮酒、高同型半胱氨酸血症、口服避孕药、绝经后激素治疗、睡眠呼吸紊乱、高凝状态、药物滥用、炎症和感染等。治疗与控制上述危险因素是否能够降低脑卒中发病风险，现有的研究证据还不够充分。

（三）脑卒中的诊断与评估

1.脑卒中的诊断标准

（1）缺血性脑卒中诊断标准：①起病突然，往往有缺血性卒中发病前的诱因、先兆（也可没有）；常伴有血管疾病危险因素及病因，是血管疾病高危人群。②有明确的神经功能缺损的症状和体征，持续不缓解。但也可以仅仅出现非定位症状，如头晕、头痛、疲乏、记忆力下降等。③头部CT或MRI检查显示，有和症状、体征相一致的新的脑梗死责任病灶（也可以出现不一致的脑梗死病灶，极少数患者可以无脑梗死病灶）。④如果做腰椎穿刺检查，穿刺脑脊液一般非血性。⑤排除其他亚型的卒中或卒中样发作的系统性疾病（如低血糖等）、症状性癫痫或脑部疾病（如颅内肿瘤、脑炎等）。⑥可以发现导致缺血性卒中的病理生理学证据，但也会有一部分病因不明。

（2）出血性脑卒中诊断标准：①急性起病。②局灶神经功能缺损症状（少数为全面神经功能缺损），常伴有头痛、呕吐、血压升高及不同程度的意识障碍。③头部CT检查可以明确诊断，在脑实质或脑组织间隙中出现高信号影（CT影像为白色），显示出血灶。④排除非血管性脑部病因。

2.常见健康问题

（1）吞咽困难：吞咽困难是指由于下颌、双唇、舌、软腭、咽喉、食管等器官结构和（或）功能受损，不能安全有效地把食物输送到胃内。吞咽困难在脑卒中患者中的发生率为22%～65%，可引起误吸、吸入性肺炎、营养不良、脱水等并发症，甚至恶化疾病的转归，增加病死率和致残率。

（2）语言障碍：临床研究发现，70%左右的脑卒中患者都会伴有一定程度的语言障碍。语言障碍严重危害了患者的身心健康。因此，制订合理的训练计划，进行针对性的锻炼，可提高患者的生活质量。早期康复护理能有效促进脑卒中语言功能障碍患者康复。临床上多采用两种及以上的方法进行联合治疗，例如音乐疗法结合语言康复训练、中医针灸结合与先进仪器结合语言康复训练等。

（3）运动与感觉障碍：脑卒中是我国成年人致死、致残的首要病因，且脑卒中后患者通常伴有弛缓性或痉挛性瘫痪、平衡障碍、共济失调等运动障碍和（或）感觉障碍，导致患者难以完成日常生活活动。早期、有效的评估与训练能够加速患者肢体运动的康复，减轻功能上的残疾，节约社会资源。康复训练是运动-感觉障碍患者的重要护理干预环节，必须建立感觉-运动训练一体化的护理方案。

（4）认知障碍：脑卒中后认知障碍（post-stroke cognitive impairment，PSCI）是指在脑卒中临床事件发生后6个月内出现达到认知障碍诊断标准的一系列综合征，强调了脑卒中与认知障碍之间潜在的因果关系，以及两者之间临床管理的相关性，包括了多发性梗死、关键部位梗死、皮质下缺血性梗死和脑出血等脑卒中事件引起的认知障碍。目前我国65岁以上老年人群中轻度认知功能障碍（mild cognitive impaireent，MCI）患病率为20.8%，其中，血管因素相关MCI最多，占所有MCI的42.0%。PSCI会出现精神行为症状，如抑郁、焦虑、妄想、幻觉、睡眠倒错、激越、冲动攻击行为等。

（5）排泄障碍：各种脑卒中相关性损害可引起脑卒中后膀胱和（或）直肠功能障碍。因此患者的排泄障碍不仅会导致感染，增加患者的住院时间、住院费用，还会影响到患者的转归。排泄障碍可分为排尿功能障碍和排便功能障碍。排尿障碍主要包括尿频、尿急、尿失禁与尿潴留，其中脑卒中后持续存在尿失禁是预后不良的指标之一。排便障碍即指脑卒中后发生的便秘、粪便嵌塞或大便失禁，便秘和肠梗阻的发生要比大便失禁更常见，急性期发生便秘可达到41.9%，是脑卒中严重程度的标志。

（四）脑卒中患者的社区管理

2019年6月，国家卫生健康委疾病预防控制局组织，由国家卫生健康委脑防委办公室起草的《脑卒中人群筛查及综合干预技术方案》正式印发，方案明确了各级卫生健康行政部门与医疗机构的职责，建立了标准化的筛查、干预和质控流程，统一了相关技术操作规范和考核标准。脑卒中高危人群筛查和干预项目，通过疾控机构、基地医院及基层医疗单位的分工合作，将预防关口前移到社区和乡镇，对人群开展全面的卒中危险因素筛查，筛查出的卒中高危人群及患者经医疗机构予以规范化治疗后，再由基层医疗机构开展康复及随访管理。

1.生活方式管理

（1）饮食与营养：2019年《中国脑血管病临床管理指南（节选版）——脑血管病高危人群管理》指出每日饮食种类应多样化，使热量和营养的摄入趋于合理，可增加纤维素、维生素、钾等营养素的摄入，降低血脂、改善心脑血管健康，采用包括全谷、杂豆、薯类、水果、蔬菜、奶制品等饱和脂肪含量较低的合理膳食。对于血脂异常（胆固醇稳态调节能力异常）的心脑血管病高危人群，必须严格控制饱和脂肪和胆固醇的膳食摄入。

（2）身体活动：规律的日常身体活动可有效降低脑卒中风险，日常身体活动总量每增加4个代谢当量（相当于慢跑1小时），缺血性脑卒中的风险可下降5%，出血性脑卒中的风险可下降6%。患者应定时咨询，选择适合自己的身体活动以降低脑血管病风险，咨询内容包括运动类型、频率、强度和持续时间等。建议健康成年人每次活动时间不少于30分钟、每周总时间不少于150分钟、活动程度中度级别以上（活动时心率达到120次/分以上），可选择如慢走、慢跑、游泳等项目。如果辅以肌肉强化（抗阻）训练，则效果更佳。建议日常工作以久坐为主的人群，每坐1小时进行短时身体活动。

（3）超重与肥胖：体重指数BMI是缺血性脑卒中的独立预测因素。无论男女，脑卒中与腹部体脂量均显著相关。建议超重和肥胖者可通过健康的生活方式、良好的饮食习惯、增加身体活动以及体重的自我监测等措施来减轻体重，进而减少脑卒中风险。对于超重和肥胖者应该制定减肥计划：坚持低热量饮食（每日800～1 500kcal）；每周进行200～300分钟的高强度体育锻炼；至少每周检测1次体重；持续坚持减肥计划≥6个月。

（4）吸烟：吸烟是缺血性脑卒中的独立危险因素。随着每日吸烟数量的增加，脑卒中风险随之升高。戒烟是预防心脑血管疾病及其他慢性疾病的重要措施，医护人员应帮助吸烟者了解吸烟的危害，使其认识到戒烟的益处，并积极鼓励其戒烟，提高戒烟意愿。在社区人群中可采取一些控烟措施，比如心理辅导、尼古丁替代疗法、口服控烟药物治疗等。对于不吸烟者，应该避免被动吸烟。对于烟草依赖者，应评估其依赖程度并进行治疗，提供简单的戒烟方法，必要时进行药物治疗。同时邀请吸烟者的家人、朋友参与戒烟计划，建立一个良性的支持环境。除帮助患者戒烟外，更应督促并支持各级政府在公共场所、公共交通工具以及办公场所进行有效控烟，为公众创造无烟环境，宣传吸烟的危害。

（5）饮酒：过量饮酒能够导致血压升高，血液呈高凝状态，脑血流量减少，从而增加心脑血管疾病的风险。建议高血压患者不宜饮酒，如果饮酒，则每日酒精摄入量男性＜25g，女性＜15g。饮酒是三酰甘油升高的非常重要的危险因素，对于高血脂人群应严格限制酒精摄入。目前尚无充分证据表明少量饮酒可以预防脑血管病。

2.血压管理　脑卒中发病率、死亡率的上升与血压升高关系密切，高血压是脑卒中的主要危险因素，血压越高脑卒中风险越高，控制高血压是预防脑卒中的关键。

（1）各级医院建立成年人首诊测量血压制度；定期筛查人群中的高血压患者并给予恰当的治疗和随诊；采用正确的血压测量方法监测血压。

（2）既往未接受降压治疗的缺血性脑卒中患者，发病数天后如果收缩压≥140mmHg或舒张压≥90mmHg，应启动降压治疗；抗高血压药物种类和剂量的选择以及降压目标值应个体化，做好患者用药宣教。

（3）加强患者病情观察，注意倾听患者主诉，警惕血容量减少、心排血量减少等原因导致的脑卒中后低血压发生，如发生脑卒中后低血压应配合医师积极寻找和处理病因，必要时可采取扩容升压措施。

（4）根据患者高血压风险分层，指导患者定期随诊复查，必要时至高血压专科就诊。

3.血糖管理　糖尿病不仅是缺血性脑卒中患者发病6个月发生死亡或生活依赖的独立危险因素，而且也严重影响出血性脑卒中患者的功能预后，使患者短期和长期死亡率均增加。

（1）糖尿病合并高血压患者应严格控制血压在140/90mmHg以下，可依据其危险分层及耐受性进一步降低。

（2）对于成年糖尿病患者，尤其伴有其他脑卒中危险因素患者，在严格控制血糖和血压的基础上，联合他汀类药物可有效降低首发脑卒中的风险。

（3）糖尿病和糖尿病前期是缺血性脑卒中患者脑卒中复发或死亡的独立危险因素，应提高对缺血性脑卒中患者的血糖管理重视程度。

（4）为患者制订个体化血糖控制目标和降血糖方案，推荐 HbA1c治疗目标为＜7%。

（5）应加强血糖监测，将高血糖患者血糖控制在7.8～10.0mmol/L。

4.血脂管理　血脂包括血清总胆固醇（total cholesterol，TC）、脂蛋白（lipoprotein，LCL）及三酰甘油（triglyceride，TG）。血脂异常是缺血性脑卒中/TIA的主要危险因素。定期检查血脂是血脂异常防治和心脑血管疾病防治的主要措施。

（1）非心源性缺血性脑卒中患者，无论是否伴有其他动脉粥样硬化证据，推荐给予高强度他汀类药物长期治疗以减少脑卒中和心血管事件的风险。

（2）缺血性脑卒中/TIA患者，如胆固醇高，或者同时患有冠状动脉硬化性心脏病（coronary heart disease，CHD），应根据《美国国家胆固醇教育计划成人治疗组第三次指南》用其他方式处理，包括生活方式改变、饮食指南和用药建议。

（3）为及时发现血脂异常，建议20～40岁成年人至少每5年检测1次血脂；建议40岁以上男性和绝经期女性每年监测血脂；脑血管病高危人群建议定期（每6个月）监测血脂。

（4）血脂异常明显受饮食及生活方式的影响，饮食治疗和生活方式改善是治疗血脂异常的基础措施，无论是否进行药物调脂治疗，都必须坚持控制饮食和改善生活方式。

（5）对于服用调脂药物的脑卒中患者，应注意患者的服药依从性。

（五）社区脑卒中患者的健康指导

1.生活方式

（1）吸烟与脑卒中：①指导吸烟者戒烟，动员全社会参与，在社区人群中采用综合性控烟措施对吸烟者进行干预，包括心理辅导、烟碱替代疗法、口服戒烟药物等。②不吸烟者应避免被动吸烟。③继续加强宣传教育，提高公众对主动与被动吸烟危害的认识。

（2）饮酒与脑卒中：①饮酒者应减少饮酒量或戒酒。②对于不饮酒者，建议保持不饮酒。

（3）缺乏锻炼与脑卒中：①个体应选择适合自己的身体活动来降低脑卒中风险。建议老年人、脑卒中高危人群应在进行最大运动负荷检测后，制订个体化运动处方进行锻炼。②建议健康成年人从事有氧运动，每周3～4次，每次持续约40分钟中等或以上强度的有氧运动（如快走、慢跑、骑自行车或其他有氧运动等）。③推荐日常工作以静坐为主的人群每静坐1小时站起来活动几分钟，包括那些每周已有推荐量的规律运动者。

（4）肥胖与脑卒中：超重和肥胖者可通过健康的生活方式、良好的饮食习惯、增加体力活动等措施减轻体重，有利于控制血压，也可减少脑卒中的风险。

（5）膳食营养与脑卒中：①每天饮食种类应多样化，使热量和营养的摄入趋于合理；采用包括全谷、杂豆、薯类、水果、蔬菜和奶制品以及总脂肪和饱和脂肪含量较低的均衡食谱。②建议降低钠摄入量并增加钾摄入量，有益于降低血压，从而降低脑卒中风险。推荐的食盐摄入量每日≤6g。③指导增加新鲜水果、蔬菜和各种各样奶制品的摄入，减少饱和脂肪酸和反式脂肪酸的摄入；摄入新鲜蔬菜400～500g、水果200～400g；适量鱼、禽、蛋和瘦肉，平均摄入总量120～200g；各种奶制品相当于液态奶300g；烹调植物油＜25g；控制添加糖（或称游离糖，即食物中添加的单体糖，如冰糖、白砂糖等）的摄入，每日＜50g，最好＜25g。

2.高血压

（1）35岁以上者每年应至少测量血压1次；有高血压和（或）脑卒中家族史的患者应增加血压测量次数；高血压患者应每月测量1次血压，以调整服药剂量，积极推荐家庭自测血压。

（2）对于血压水平高或已有原发性高血压的人群，包括需要降压治疗的人群，推荐非药物性治疗。非药物治疗包括减重、心脏健康饮食结构、减少钠摄入、补充饮食中钾摄入、增加锻炼以及限酒。

（3）需要降压治疗者应根据患者特点及药物耐受性进行个体化治疗，要反复耐心向患者及家属介绍所用药物的名称、服用方法、剂量、不良反应及用药的注意事项，严格遵照医嘱用药，不得私自增减剂量或停药。

（4）推荐采用家庭自测血压，更有益于改善患者依从性和血压控制水平。

3.糖尿病

（1）糖尿病高危人群建议尽早进行糖尿病筛查；无糖尿病危险因素的人群建议在年龄≥40岁时开始筛查。对于首次血糖筛查结果正常者，建议每3年至少重复筛查1次。有脑卒中危险因素的人群应定期检测血糖，包括测定糖化血红蛋白（glycosylated hemoglobin，HbA1c）和口服葡萄糖耐量试验，尽早识别糖尿病和糖尿病前期。

（2）糖耐量减低（impaired glucose tolerance，IGT）患者应当进行生活方式干预，适当控制体重；同时每周至少进行中等强度的体力运动（如步行）150分钟。

（3）糖尿病控制目标：应做到控制目标个体化，推荐控制目标为空腹血糖 4.4~7.0mmol/L，餐后血糖＜10.0mmol/L。对大多数非妊娠成年2型糖尿病患者而言，合理的 HbA1c 控制目标为＜7.0%；在无低血糖或其他不良反应的前提下，病程较短、预期寿命较长、无并发症、未合并心血管疾病的2型糖尿病患者，HbA1c控制目标＜6.5%；对有严重低血糖史、预期寿命较短、有显著的微血管或大血管并发症、严重并发症或难达到常规治疗目标的患者建议HbA1c 目标<8.0%。

（4）糖尿病患者血糖控制应采取包括改进生活方式、营养治疗、运动治疗、药物治疗等在内的综合治疗。首先应改善糖尿病患者的生活方式，改善饮食，加强体育锻炼。

（5）糖尿病患者应在严格控制血糖、血压及生活方式干预的基础上，联合应用他汀类药物，这样可以有效降低脑卒中风险。

4.血脂异常

（1）20岁以上的成年人至少每5年测量1次空腹血脂，40岁以上男性和绝经期后女性应每年进行血脂检查，对于缺血性心血管病及缺血性脑卒中的高危人群，则应每3～6个月测定1次血脂。

（2）健康教育时对所有患者要强调终生坚持心脏健康生活方式，在满足每天必需营养需要的基础上控制总热量；合理选择各营养要素的构成比例；控制体重、戒烟、限酒；坚持规律的中等强度代谢运动。

（3）药物治疗首选他汀类调脂药物，起始宜应用中等强度他汀，根据个体调脂疗效和耐受情况，适当调整剂量，须3～12个月复查1次血脂。

5.常见健康问题

（1）吞咽困难：包括对患者及其主要照顾者的知识教育和照护技能培训。教育内容涉及吞咽困难的危险因素、主要治疗与护理配合、用药、食物调整与工具选择、喂食技能与防误吸技巧、误吸或窒息的识别和急救、正确的口腔卫生保健方法、简单的康复训练方法、患者常见心理问题的疏导、返院复诊等。

（2）语言障碍：早期康复护理能有效促进脑卒中语言功能障碍患者康复。临床上多采用两种及以上的方法进行联合治疗，例如，音乐疗法结合语言康复训练、中医针灸结合与先进仪器结合语言康复训练等。护理中常用的策略有手势，其次是口头沟通、书面沟通和触摸。

1）听觉训练，可用听广播、录音机、看电视以及读报等多种手段；交流能力训练，指导患者在特定场合随口说出“套话”，如早晨见面说“早上好！”等，并转化为有意识地说出。

2）命名性失语训练的重点是口语、命令、文字和称呼，可用生活中常用的物品给患者看，并让其说出名称和用途，逐渐过渡到较少见的物品，同时还要注意反复强化已掌握的词汇。

3）运动性失语，主要是发音转换训练、文字和构音训练，由简单到复杂，让患者用喉部发“啊”音，然后再说常用单字，如“吃”“喝”“好”到“吃饭”“喝水”“好人”等单词，也可出示卡片，让患者读出上面的字，会说的词多了，再练习简单的语句，循序渐进最后可让患者读简单的文章。

（3）运动与感觉障碍

1）体位摆放：脑卒中后患者的体位摆放在不影响患者生命体征的前提下，应随时注意保护患肢，以良肢位摆放为主，对抗痉挛，避免上肢屈曲，下肢过度伸展，痉挛期肢体置于抗痉挛体位，每1～2小时变换1次，必要时选择固定性手矫形器、腕矫形器、踝足矫形器。

2）肢体活动：早期以锻炼上肢的伸肌和下肢的屈肌为活动原则；活动幅度和频率的选择依病情逐渐增加；入院后肢体需要摆放良肢位，适度被动活动；被动活动主要用于患肢各关节，依关节的功能确定活动方向。运动时由上到下、由健侧肢体到患侧肢体、由近及远，有顺序地进行肢体的内收、伸展、主动、抗阻训练，活动时注意从大关节开始过渡到小关节，动作轻柔缓慢。恢复期患者可以在康复师指导下在床上活动、坐起、坐位训练，逐步到站立及站立平衡、迈步训练。

3）感觉障碍：浅感觉障碍训练以对皮肤施加触觉刺激为主，如使用痛触觉刺激、冰-温水交替温度刺激等对患肢进行治疗。深感觉障碍训练需将感觉训练与运动训练结合起来，如在训练中对关节进行挤压、负重；充分利用健肢引导患肢做出正确的动作并获得自身体会

（4）认知障碍：脑卒中后认知功能的恢复依赖于受损神经细胞的修复和皮质重建，而强化功能训练可加速皮质重建过程。对患者的康复训练大致可分为补偿训练策略和直接修复认知训练。此外，积极的护理干预（包括交谈、护理支持、体育锻炼等）对改善脑卒中后的认知障碍精神行为症状具有积极作用。康复训练应该个体化，并需要一个长期的目标，以尽可能地使患者能够恢复一些生活能力（如自我照料、家庭和经济管理、休闲、驾车以及重归工作岗位等）。

（5）排泄障碍：各种脑卒中相关性损害可引起脑卒中后膀胱和（或）直肠功能障碍。因此患者的排泄障碍不仅会导致感染，增加患者的住院时间、住院费用，还会影响到患者的转归。

1）尿失禁：根据个体情况帮助尿失禁患者制订具体的干预方案，有计划实施膀胱功能管理及训练，包括行为疗法、盆底肌训练、联合使用各种新型生物反馈训练仪、中西医结合或者中医疗法等，以降低日间排尿频次，增加单次最大排尿量，减轻患者尿失禁程度。

2）尿潴留：脑卒中患者在急性期经膀胱超声诊断为尿潴留者，可给予留置尿管，但时间不超过1周，然后改为间歇性清洁导尿和膀胱训练，待患者恢复自行排尿后再根据残余尿量制订相应的治疗措施。

3）便秘：增加水和膳食纤维的摄入，建议给予高纤维素饮食加快胃肠通过时间。如果没有禁忌证，每日进水量维持在2 000～3 000mL。吞咽困难者尽早给予管饲喂养。按时排便、提供充足的排便时间、为患者创建舒适的排便体位、改善排便环境等。可使用大便软化剂、肠蠕动刺激剂或缓泻剂。运动训练、腹部按摩、足内踝按摩有利于排便、排气。

4）大、小便失禁：大部分脑卒中患者还会发生大、小便失禁，但是大多数在2周后消失，持续的大、小便失禁被认为是预后不良的指征。可通过增加从结肠吸收水分的饮食，如谷类食物、苹果、香蕉等高纤维素食物减少大便次数。注意会阴皮肤清洁、应用皮肤保护剂。合理选择辅助器具主要包括吸收型产品、收集型产品和引流收集装置，主要保护皮肤使其避免长时间接触刺激物，如一次性尿垫、纸尿裤、一次性肛门造口袋等。

案例回顾

本章教学案例中的崔先生患有多种慢性病，产生了各种健康问题，经过学习，相信同学们对健康问题产生的原因及护理方法都有了清晰的认识。

国务院办公厅印发《中国防治慢性病中长期规划（2017—2025年）》指出，要坚持预防为主，加强行为和环境危险因素控制，强化慢性病早期筛查和早期发现，推动由疾病治疗向健康管理转变。加强医防协同，坚持中西医并重，为居民提供公平可及、系统连续的预防、治疗、康复、健康促进等一体化的慢性病防治服务。社区护理的工作包括家庭医疗护理、疾病预防、健康教育和（或）促进、社区康复保健等。慢性病患者的治疗护理长期在社区，大部分慢性病患者在病情稳定后选择回归家庭继续治疗和康复护理。因此，开展有效的社区护理干预对于提高慢性病患者的生存质量，减少可预防的慢性病发病、死亡和残疾显得尤为重要。希望同学们努力学习并在实践中应用，为慢性病患者提供专业的护理服务，共同努力，促进人类健康。

第五章 社区伤残患者的康复与护理

上智云图

数字资源素材

章前引言

近年来，随着国家对康复事业的重视，康复医学的发展日益受到关注。康复全面提速发展的同时也推动了康复护理事业的发展。使得康复和护理更加紧密的融合。社区护理是社区卫生服务的重要组成部分，是21世纪我国护理学的发展方向，康复护理学是社区护理学的一个新领域，也是社区护士职能扩展的一个重要方面，为了达到全面康复的目标，对残疾者、老年人、慢性病并伴有功能障碍者进行适合康复医学要求的各种护理和功能训练，从而达到康复的目的，以减少社会和家庭的压力和负担，使我国老龄化有一个健康的发展方向。发展社区康复护理学是社会的需要，是我国护理工作的重点。本章节的主要目的是了解社区康复医学及康复护理的基本理论和基本知识，学会社区康复护理的评定方法及社区康复护理操作技能。掌握社区常见疾病的康复护理，包括康复护理目标、康复护理措施和居家康复指导。通过学习对康复医学和康复护理具有初步的认识，为社区康复护理服务的职业打下良好的基础。

学习目标

1. 理解康复、康复医学和社区康复护理的概念。
2. 识记社区康复护理的评定步骤及内容。
3. 掌握社区常用的康复护理技术。
4. 掌握社区常见伤病的康复护理。

思政目标

1. 耐心倾听患者对康复护理需求，尊重患者隐私。
2. 提升社区康复护理质量，建立和谐的护患关系。
3. 规范社区康复护理技能，提升护理人员职业素养。

案例导入

患者王某，女性，72岁，突发头晕、恶心、呕吐，左侧肢体活动不能，无明显言语不清，无意识障碍，无二便失禁。急送至某三甲医院救治，血压180/100mmHg，头颅CT提示：两侧基底节区梗死，经治疗后病情稳定，脑梗后1个月余收治入社区卫生服务中心行康复治疗。既往高血压病史10余年。查体：血压160/90mmHg，吞咽功能障碍，左侧肌张力低，肌力0级（Brunnstrom分级1级）。诊断为“脑梗死”。

思考题

1. 护士对患者的日常生活能力和吞咽功能评定？
2. 护士指导患者家属如何进行良肢位摆放？
3. 护士应如何进行康复功能锻炼及居家康复指导？

第一节　概述

一、康复

（一）康复的概念

康复（rehabilitation）直译是“复原”“重新获得能力”“恢复原来的权利、资格、地位、尊严”等。中国大陆地区（不含港澳台地区）翻译为“康复”，中国香港地区翻译为“复康”，中国台湾地区翻译为“复健”。20世纪40年代以来，康复的定义和内涵不断地演变。世界卫生组织（WHO）1969年的定义是“综合和协同地将医学、社会、教育和职业措施应用于残疾者，对他们进行训练和再训练，以恢复其功能至最高可能的水平”。1981年提出新的定义“康复是应用所有措施，旨在减轻残疾和残障状况，并使他们有可能不受歧视地成为社会的整体”。

（二）基本内涵

1.采用综合措施，包括医疗、教育、职业、社会和工程等方面的措施。

2.以残疾者和患者的功能障碍为核心。

3.强调功能训练、再训练。

4.以提高生活质量、回归社会为最终目标。

二、康复医学

（一）康复医学的概念

1.康复医学（rehabilitation medicine）　是具有独立的理论基础、功能评定方法、治疗技能和规范的医学应用学科，旨在加速人体伤病后的恢复进程，预防和（或）减轻其后遗症功能障碍程度。

2.康复医学与临床医学的关联　康复治疗过程经常需要与临床治疗同时进行，而且临床治疗过程也需要康复治疗积极地介入。例如，心肌梗死、脑卒中、脑外伤、脊髓损伤等，患者均需要早期活动和功能锻炼，以缩短住院时间，提高功能恢复的程度。临床医学与康复医学在疾病急性期和亚急性期总是相互交织的（表5-1-1）。

表5-1-1　康复医学与临床医学的关联

项目	临床医学	康复医学
核心理念	以人体疾病为中心	以人体运动障碍为中心
医学模式	强调生物学模式	强调生物、心理、社会模式
工作对象	各类患者	各类功能障碍者和残疾者

（续表）

项目	临床医学	康复医学
临床评估	疾病诊断和系统功能	肢体、心理、生活和（或）社会独立功能
治疗目的	以疾病为核心，强调去除病因、挽救生命，逆转病理和病理生理过程	以功能障碍为核心，强调改善、代偿、替代的途径来提高功能，提高生活质量，回归社会
治疗手段	以药物和手术为主	以非药物治疗为主，强调患者主动参与和合理训练工作模式、专业化分工模式、团队模式等

（二）康复医学的工作范畴和目标

1.康复医学的工作范畴

（1）预防性康复（preventive rehabilitation）：是指对一般无病或单纯病痛的患者最大可能地避免身体残疾（physical disabilities）的发生。例如，老年人有发生骨质疏松的倾向，为防止骨折的发生，可在日常生活活动时给予他们安全的环境，如地面的防滑措施和无障碍环境。

（2）矫正或治疗：对象主要是慢性病患者。当残疾无法避免时，应尽量减少或减轻残疾的量或质。例如，脑卒中的致残率高，可给患者造成偏瘫，所以为了减少残疾，应在病情稳定后即开始各种康复治疗、护理，避免肌肉、关节、肌腱等因为不活动而引起的功能性衰退或僵硬，如预防肩关节半脱位、垂腕、垂足及压疮等。

（3）教育和再训练：教育和再训练的对象为残疾患者。当残疾无法恢复时，康复工作人员应充满爱心，不但要积极主动地说服教育患者坚强面对自己和现实，而且要教导患者如何运用残余功能去应对日常生活，完成自我照顾或向着自我照顾而努力。然后再训练患肢，以重建功能为目标，根据残疾的严重度和影响性，制订康复计划并协助患者训练，同时要给予患者职业能力训练，使之学会谋生技能并培养出生活的乐趣。

2.康复医学的目标　康复医学与临床医学不同，康复医学针对的是疾病或外伤发生之后造成的功能障碍。康复医学不是临床医疗后的延续，也不是临床医疗的重复，康复工作应尽早进行。康复医学非常重视人的整体，不仅关注躯体病变，也关注患者的心理、社会、经济等方面，采取专门技术进行综合服务，尽快恢复其功能活动。因此，康复医学的目标有三点：功能康复、全面康复和重返社会。

（1）功能康复：康复工作的现实目标是恢复人体的功能活动，所以需要进行多种方式的功能训练和技术措施。可训练的功能活动包括躯体活动、言语交流、日常生活、心理活动、职业活动和社会生活等方面的能力。

（2）全面康复：指从生理上（躯体上）、心理上（精神上）、职业上及社会上进行全面的、整体的康复。康复不仅是针对功能障碍，更重要的是面向整个人。

（3）重返社会：人是在社会中生活的，残疾使人暂时离开社会生活的主流。康复最重要的目标是通过功能改善和环境条件改变而使残疾者重返社会，这样才能促使残疾者力争成为独立自主和实现自身价值的人，达到平等地参与社会生活。

（三）康复医学的服务对象、内容及工作方式

1.服务对象

（1）残疾者：据世界卫生组织统计，全世界目前约有占总人口10%的各种残疾者，每年以新增1500万人的速度递增。我国1987年的抽样调查表明，言语、智力、视力、肢体和精神残疾者占总人口的4.9%，分布在18%的家庭中。2006年全国残疾人抽样调查显示我国残疾人总量为8296万人，占人口比例的6.34%，60%以上的残疾人有康复需求。但是这一调查未包括慢性病、内脏病、老年退行性病而致严重功能障碍者。康复治疗是改善残疾者躯体、内脏、心理和精神状态的重要手段，也是预防残疾发生、发展的重要手段。

（2）老年人：老年人有不同程度退变（包括内脏、肌肉、骨关节等）和功能障碍，这些功能障碍往往都和缺乏运动有关。中国正在进入老龄社会，因此，老年人的康复锻炼是防治老年性疾病，保持身体健康的重要环节。

（3）慢性病患者：主要是指各种内脏疾病、神经疾病和运动系统疾病患者。这些患者往往由于疾病而减少身体活动，并由此产生继发性功能衰退，例如，慢性支气管炎导致的肺气肿和全身有氧运动能力降低，类风湿关节炎患者的骨关节畸形导致功能障碍等。这些问题除了临床医疗外，进行积极的康复治疗，常有助于改善患者的躯体和心理功能，减轻残疾程度，提高生活独立性。

（4）疾病或损伤急性期及恢复早期的患者：许多疾病和损伤需要早期开展康复治疗，包括理疗，以促进原发性功能障碍的恢复，并防治继发性功能障碍。例如，骨折后在石膏固定期进行肌肉的等长收缩运动，有利于骨折的愈合，预防肌肉萎缩、减少关节功能障碍。心肌梗死后的早期运动治疗，有助于减少并发症，维护心功能，是心肌梗死患者住院时间减少到3～5天的关键措施之一。

（5）亚健康人群：康复锻炼对于许多疾病或病态（morbidity）有预防和治疗双重作用。合理运动锻炼有利于提高组织对各种不良应激的适应性，预防疾病的发生。例如，积极的有氧训练有利于降低血脂、控制血压、改善情绪，从而提高体质，减少心血管疾病的发作或延缓发展。

2.工作内容

（1）康复基础学：指康复医学的理论基础，重点是与主动功能训练有关的运动学和神经生理学，以及与患者生活和社会活动密切相关的环境改造学等。

（2）康复功能评定：包括器官和系统功能的评定，个体生活自理和生活质量的评定，以及患者进行工作和社会活动能力的评定。器官和系统功能的评定与临床评定关系密切，在形式上基本相同或互相交叉。而个体生活自理和生活质量评定以及社会能力的评定则是康复医学比较独特的评估内容。

（3）康复治疗学：主要支柱是物理治疗、作业治疗和言语、吞咽治疗。另外，心理治疗、康复工程也有重要价值。在我国还有传统康复治疗。

（4）康复临床学（clinical rehabilitation）：指综合采用各种康复治疗手段，对各类伤、残、病患者的病理和病理生理异常及相应的功能障碍，进行的针对性康复医疗实践，包括神经疾病康复、骨关节疾病康复、脏器病康复、慢性疼痛康复等。

（5）社区康复（community based rehabilitation）：指在社区层次上采取综合性的康复措施，利用依靠社区资源，使残疾人能得到及时、合理和充分康复服务，改善和提高其躯体和心理功能，提高生活质量和回归正常的社会生活。

3.工作方式

（1）康复团队模式（team work）：指多学科和多专业人员合作，共同致力于患者功能康复的工作方式。

（2）团队组成（team member）

1）学科间团队：指与康复医学密切相关的学科，包括神经内科和神经外科、骨科、风湿科、心血管内科和心血管外科、内分泌科、老年医学科等。

2）学科内团队：指康复医学机构内部的多种专业，包括物理治疗师、作业治疗师、言语治疗师、义肢和（或）矫形技师、康复护士、康复医师、运动医学医师、康复心理医师等。

3）团队会议（team meeting）：团队会议模式是传统的康复医疗工作方式。团队会议一般由康复医师召集，由物理治疗师、作业治疗师、言语治疗师、康复护士、心理治疗师、义肢和（或）矫形技师、社会工作者、营养师等组成，从各自专业角度讨论患者的主要功能障碍、治疗情况、下一步治疗计划等。但是近年来趋向于采用相关治疗技术人员、康复护士与临床医师床边查房或者治疗室查房的方式，以提高工作效率和质量。

第二节　社区康复

一、社区康复概念

社区康复指在社区的层面上采取的康复措施，这些措施是利用和依靠社区的人力资源而实施的，包括依靠有病损、弱能、残障的人员本身，以及他们所在的家庭和社区。

1976年WHO提出新的、有效的、经济的康复服务途径，即社区康复，以扩大康复服务覆盖面，使发展中国家广大的病残患者也能享有康复服务。1978年，阿拉木图国际初级卫生保健会议上确定在初级卫生保健中应包括保健、预防、治疗和康复，要求在社区层次上为包括病残患者在内的居民提供人群的保健和疾病的预防、治疗和康复服务。

社区作为社会的一部分，对社会在整体上达到良性运动及协调发展起着重要的作用。以社区为本，因地制宜地制订社区康复发展规划，根据社区内康复对象的康复需求、社区经济发展和康复资源的状况等，在社区和家庭为康复对象提供就地、就近、便利的康复服务。

社区康复模式是从残疾的预防，到病残患者的医疗康复、教育康复、职业康复、社会康复，是全面康复的模式。社区康复中各部门、各专业共同组成的转介服务系统，使病残患者全面康复的目标得以实现。资金投入少、服务覆盖广、康复效果良好。

二、社区康复目标

社区康复目标是全面康复的目标。社区康复也是实现整体康复的最佳途径之一。社区康复工作内容是围绕着社区康复的目标来安排的，这些目标如下。

1.使残疾人和慢性病、老年病患者的身心得到康复　通过康复训练和给予辅助用具用品，使残疾人日常生活活动能够自理，能在住所周围活动（包括步行或用轮椅代步），能够与人互相沟通和交流。

2.使残疾人在社会能享受均等的机会　主要是指平等地享受入学和就业的机会，学龄残疾儿童能够上学，青壮年残疾人在力所能及的范围内能够就业。

3.使残疾人能融入社会，不受歧视、孤立和隔离，不与社会分开，并能得到必要的方便条件和支持以参加社会生活。

三、社区康复的工作内容

社区康复采取全面康复的模式，即从残疾的预防，到残疾人的医疗康复、教育康复、职业康复、社会康复，这些都是社区康复要完成的任务。

（一）残疾预防

依靠社区的力量，落实各项有关残疾预防的措施，如给儿童服食预防急性脊髓灰质炎的糖丸，进行其他预防接种，搞好优生优育和妇幼卫生工作，开展环境卫生、营养卫生、精神卫生、保健咨询、安全防护、卫生宣传教育等工作。以上工作一般要与卫生院、社区医院的初级卫生保健工作结合进行。

（二）残疾普查

依靠社区的力量，在社区范围内挨家挨户进行调查，查出本社区的残疾人员及分布，做好登记，进行残疾总数、分类、残疾原因等统计分析，为制订残疾预防和康复计划提供资料。

康复训练依靠社区力量，在家庭和（或）社区康复站，对需要进行功能训练的残疾人开展必要的、可行的功能训练。如生活自理训练、步行训练、家务活动训练、儿童游戏活动训练、简单的语言沟通训练、心理辅导等，这是社区康复工作最基本的内容。对疑难的、复杂的病例则需要转介到区、县、市级以上的医院、康复中心等有关专科进行康复诊断和治疗。

（三）教育康复

依靠社区的力量，帮助残疾儿童解决上学问题，或组织成立社区内残疾儿童的特殊教育学习班。

（四）职业康复

依靠社区的力量，对社区内还有一定劳动能力、有就业潜力的青壮年残疾人，提供就业咨询和辅导，或介绍到区、县、市的职业辅导和培训中心，进行就业前的评估和训练，对个别残疾人，指导自谋生计的本领和方法。社区内残疾人的就业，如有可能，尽量安排在社区开办的工厂、车间、商店、公司等单位就地解决。

四、社区康复的工作特点

（一）社会康复依靠社区的力量

组织残疾人与非残疾人在一起的文娱体育和社会活动，以及组织残疾人自己的文体活动；帮助残疾人解决医疗、住房、交通、参加社会生活等方面的困难和问题；对社区的群众、残疾人及其家属进行宣传教育，正确地对待残疾和残疾人，为残疾人重返社会创造条件。

（二）独立生活指导依靠社区的力量

协助社区残疾人组织起“独立生活互助中心”，提供有关残疾人独立生活的咨询和服务，如有关残疾人经济、法律、权益的咨询和维护，有关残疾人用品用具的购置、使用和维修服务，独立生活技能咨询和指导等。

五、社区康复的实施步骤

社区康复工作要按以下几个步骤，在一个社区里逐步展开。

（一）组织筹划成立本地区的“社区康复领导小组”

由社区领导人，社区民政部门或社区服务中心、卫生部门或社区医院和卫生院、文教部门负责人，社区红十字会、妇女联合会、残疾人联合会等群众团体代表、残疾人代表、志愿人员代表等组成，负责筹划、组织、领导本社区康复工作。

（二）拟订计划 进行调查研究，制订本地开展社区康复工作的计划

“社区康复领导小组”召开会议，学习上级有关部门关于残疾人康复工作的指示和计划，听取社区内有关部门汇报残疾人情况；召开残疾人或其家属代表的座谈会，了解本社区残疾人对康复工作的需求，在此基础上，制订开展社区康复工作的计划。

（三）培训骨干

选拔培训社区康复员。社区康复员的职责是指导和监测残疾人进行家庭康复训练。一般按每2000人口设1名社区康复员（兼职性质）。在农村，可由社区卫生人员担任；在城镇，可由街道红十字卫生员或居委骨干担任。根据以下条件选拔社区康复员：热心群众工作，在本村或本居委有一定群众基础；自愿从事残疾人康复工作；初中以上文化程度，能听懂和看懂简易的辅导材料；年龄17～50岁；身体健康，能坚持工作。社区康复员的培训可采取集中或分散的方

式进行，集中5～7天时间办班（每天上课），或分散在3～4周办班（每周上课2～3次，每次半天）。培训内容主要是如何普查残疾，如何根据残疾人的情况选择康复训练方案和指导具体训练等。

（四）普查残疾

1.初查　由社区康复员进行，在分管乡村或居委范围内，挨家挨户按《残疾初查表》的项目进行询问和登记。初查的目的是要查出哪一户、哪一家有残疾人。

2.复查　由社区医务人员与社区康复员一起进行，对在初查中初步查出的残疾人进行上门复查。复查的目的是确定残疾种类、残疾严重程度、康复需求等，为制订康复计划提供依据。

（五）开展社区康复训练

首先选定一名残疾人的家属作为家庭训练员，负责每天指导和帮助该家庭中的残疾人在家进行功能锻炼。功能锻炼的方案由社区康复员选定。按所列方法教会家庭康复员，然后由家庭康复员指导残疾人进行练习，一般每天练习1～2次。社区康复员每周1～2次上门访问，观察了解康复功能训练的情况，给家庭训练员和残疾人提供指导。

在家庭训练的基础上，如有条件，也可以开展社区康复训练站的功能训练。在人口比较集中、残疾人比较多的社区，可设置社区康复训练站，配置简单的功能训练器材，有值班（兼职或专职）人员进行简单的指导和服务，住在附近的残疾人自己步行或坐轮椅或由家人扶持到站进行功能训练。

（六）开展全面康复工作

在康复训练工作上了轨道，并且初见成效后，就要同时进行教育、职业、社会康复，解决有需要的残疾人上学、就业问题，使所有残疾人都能参加家庭和社会生活，不受歧视，不受隔离。全面康复要在各级政府和社会团体支持和指导下进行，社区要积极提倡和推动。

（七）评价康复效果

每年要对社区康复工作进行1次小结和评估，小结和评估在功能锻炼的计划开始实施后，由社区康复领导小组负责，也可邀请社区外有关部门一起评估。根据工作进度、社区康复员的表现、残疾人康复的实际效果、社会反映、残疾人及其家属的反映等资料，估计社区康复效果，总结经验，找出薄弱环节和存在问题，提出改进措施。

（八）应用推广康复技术

发展提高在小结、评估的基础上，进一步发展和深化社区康复工作，提高工作水平和效益，并把行之有效的经验加以推广。

六、社区康复的管理

经验证明，社区康复要得到顺利的发展和取得预期的效益，关键在于良好的管理。

（一）社区康复管理的内涵

社区康复目标的实现，依赖于科学、合理、有效、持久的管理。社区康复的组织管理涉及国家、地方、社区、残疾人、康复对象及其家庭的共同参与，涉及政府各部门、非政府组织、残疾人及其家人等的密切配合。社区康复的管理内容主要包括制订政策、编制计划、培训人员、利用资源、组织实施以及监测评估等方面。

（二）社区各部门在社区康复管理中的作用

康复计划的实现，不是靠某一个部门所能做到的必须动员各部门参与，通过科学、合理的管理，形成一个有机整体，做到既有分工，又有合作，既能发挥各部门的特有作用，又能协同工作，这样才能获得社区康复工作的总体效益。社区康复涉及的部门有卫生、民政、教育、劳动、财政、残疾人联合会、妇女联合会、计划生育工作委员会、宣传等。康复对象康复需求的多样性和实现康复目标的艰巨性需要社区各部门各司其职，密切配合，及时转介。

1.政府在社区康复管理中的作用　我国政府在社区康复中发挥主导作用，制订相关的方针和政策，使社区康复成为各级政府的行动，并负责编制总体计划，统筹安排，协调实施，检查督导。具体作用主要如下。①社区康复纳入政府工作目标及社区建设发展计划。②支持和指导成立社区康复领导小组工作，设置专职、专人办事机构。③制订社区康复发展总体计划。④利用可行的网络，建立健全社会化的社区康复服务网。⑤协调各部门工作。⑥制订社区康复工作制度和工作人员职责。⑦建立和健全社区康复技术资源中心。⑧组织专业人员参与指导。⑨政府财政拨款用于社区康复工作，作为启动资金或特需支持。⑩坚持对社区康复服务工作进行评估。

2.非政府组织在社区康复管理中的作用　实践证明，非政府组织在社区康复服务中是一支不可忽视的力量，是采取社会化工作方式，动员社会力量参与的体现。非政府组织包括宗教组织、慈善组织、妇女组织、残疾人组织、青年组织、基金会、行业组织、学术团体等。非政府组织工作应着眼于社会发动和宣传、培训人才、技术支持、组织志愿人员参与社区康复、开展试点科研、合作交流、赞助设备资金等。

3.社区自身在社区康复管理中的作用　社区康复发展的根本动力在于社区自身，社区应自始至终全面介入到社区康复管理中，将社区康复纳入社区发展规划中，并提供经费支持。了解社区残疾人的康复需求，立足于利用社区内部资源（人力、物力、网络、设备、机构等），动员社区大众、残疾人、康复对象及家人参与，开展社区教育，营造社区康复的良好氛围，推广适宜本社区的康复技术等。

（三）社区康复实施体系

社区康复计划只有依靠上下贯通的体系才能得以实施、运行和提供服务。这一实施体系的组成，虽在各国不同，但基本上都应具备组织管理、专业技术指导、检查评估和信息统计4项功能。

第三节 社区康复护理

一、社区康复护理概述

（一）社区康复护理的概念

社区康复护理（rehabilitative nursing in the community）是指在社区康复过程中，根据总的康复医疗计划，围绕全面康复目标，针对病、伤、残者的整体进行生理、心理、社会诸多方面的康复指导，使他们自觉地坚持康复锻炼，减少疾病的影响，预防继发性残疾，以达最大程度的康复。社区康复护理的精髓在于“社区组织、社区参与、社区训练、社区依靠，联社区受益”。

社区康复护理即解决残疾人及有功能障碍老年人、慢性病患者的康复问题，又使其享受到医疗护理及公共卫生服务。社区康复护理对社区卫生服务的全方位、全过程卫生服务的实现起着积极作用。社区康复护士是深入社区、家庭开展康复训练、康复宣教、康复技术指导的主体，是实现以居民健康为导向，以需求为目标的社区康复工作的重要保证。社区康复护理工作对促进社区卫生服务事业整体发展起着重要作用，其对社区卫生服务质量产生重要影响。

（二）社区康复护理的目标

目前，国际社区康复理念强调以维护残疾人权利为中心，以残疾人自身发展需求为出发点，整合社区内卫生、教育、社会服务、就业和社区活动等资源，为残疾人提供包容性发展的机会和条件。

社区康复护理紧密结合社区医疗对慢性传染病、致残性疾病如脑卒中、冠心病、糖尿病、慢性阻塞性肺疾病、老年骨关节退行性病变等进行康复治疗、控制发展，使其不致造成残疾和残障，对慢性病或长期卧床的伤病患者预防并发症和继发性损伤或功能障碍，对有身心功能障碍的患者进行康复治疗和训练，促进其康复。

对已经回到家庭、社会生活中的残疾人进行定期体检、开展医疗保健服务，预防继发其他残疾。

在社区中开展残疾预防如预防接种、环境卫生指导、饮食卫生、妇幼保健、优生优育及遗传咨询，开展残疾人群专项康复宣教，预防致残性疾病与损伤的发生。

社区康复护理的目标为：保存功能、恢复功能、预防二次残疾。①做到以人群为焦点的康复护理。②建立以个案为基点的康复护理。③立足于人群保健的康复护理。④注重残疾或意外伤害的预防的康复护理。⑤实施管理与组织的康复护理。⑥建立生活自理性的康复护理。⑦实现提高生存质量为目标的康复护理。

（三）社区康复护理的服务对象

1.残疾者　是指生理、心理、人体结构上以及某种组织不同程度的功能丧失或者不正常，造成部分或全部失去正常人的功能或失去社会生活能力的人。包括肢体、脏器等损害引起的各类残疾者，其中可分为肢体残疾、听力残疾、语言残疾、智力残疾、精神残疾和脏器残疾等。2002年，根据中国残疾人联合会报道，我国有6 000万残疾者，其中听力言语残疾2057万人，智力残疾1182万，肢体残疾877万，视力残疾877万人，精神残疾225万人，多重残疾及其残疾782万人，我国残疾者数量有逐年增加的趋势。世界卫生组织按残疾的性质、程度和影响，把残疾分为以下3类。

（1）残损（impairment）：指身体结构和（或）功能（生理、心理）有一定程度缺损，身体和（或）精神与智力活动受到不同程度的限制，对独立生活或工作和学习有一定程度的影响，但个人生活仍然自理，是生物器官系统水平上的残疾，因此，又称机构缺损。

（2）残疾（disability）：指由于身体组织结构和（或）功能缺损较严重，造成身体和（或）精神或智力方面的明显障碍，以致不能以正常的方式和范围独立进行日常生活活动，是个体水平上的残疾。因此，残疾又称个体能力障碍。

（3）残障（handicap）：指由于残损或残疾，限制后阻碍完成正常情况下（按年龄、性别、社会、文化等因素）应能完成的社会工作，是社会水平的残疾。因此，残障也称社会能力障碍。如脑血管疾病后患者出现一侧肢体肌力弱，但能行走、生活自理，属残损，若后遗症一侧出现偏瘫，只能扶拐杖慢行，上下楼梯、洗澡等有困难者，属残疾；若后遗症全身瘫痪，卧床不起、个人生活不能自理，并且不能参加社会活动，属残障。

2.老年体弱者　按照自认规律，老年人经历着一个自然衰弱过程。其机体脏器和器官功能逐渐减退，功能障碍会影响他们的健康，需要进行康复护理。康复护理的措施有利于延缓衰老的过程，提高年老体弱者的生活质量。根据第五次全国人口普查数据表明，我国60岁以上老年人口已达1.32亿，其中65岁以上老年人口近9 000万，占全国总人口的6.96%.专家预计，到21世纪中叶，我国老年人口将达到4亿人，约占人口比重的26.52%。因此，年老体弱者的社区康复护理将受到更多的关注。

3.慢性病患者　很多慢性病患者病程缓慢进展或反复发作，致使相应的脏器与器官出现功能障碍，而功能障碍加重了原发病的病情，形成恶性循环。慢性病患者更多的时间是在社区家庭中生活，社区护士可帮助慢性病患者进行功能恢复等锻炼，同时也防止原发病的恶化和并发症的发生。

（四）社区康复护理的内容

社区康复护理遵循现代医学所倡导的全面康复的原则，真正实现康复对象在社会生活中的自尊、自信、自强、自立。因此，社区康复护理应根据康复对象的不同康复需求，对其实行心理、生理、社会诸方面的康复护理。其内容包括以下几方面。

1.预防残疾的发生　对社区康复状况及康复对象进行全面评估。开展社区状况调查及社区病、伤、残者普查，了解病、伤、残的类别、人数、程度及因素，制定全面康复护理计划。落实各项有关残疾预防的措施，如给儿童服用预防小儿麻痹症的糖丸，进行其他预防接种，搞好优生优育和妇幼卫生保健工作，开展环境卫生、营养卫生、精神卫生、健康咨询、安全防护、卫生宣传教育等工作。

2.调整康复对象的心理状态　通过心理指导与治疗，使其面对现实，以积极的态度，配合康复治疗。对心理异常者，可采用精神支持疗法、暗示疗法、催眠疗法等，以减轻或消除患者的症状，恢复正常的心理调试功能，以利康复训练计划的顺利进行。

3.恢复和改善存在的功能障碍　依靠社区力量，以基层康复站和家庭为基地，采用各种康复护理技术，最大程度地恢复康复对象的生活自理能力，使康复对象的器官功能或肢体功能恢复或改善，防止继发性残疾。

4.建立和完善各种特殊教育系统　组织残疾儿童接受义务教育和特殊教育，对不同的康复护理对象，根据其要求，开展康复知识的宣传教育活动，提高他们的康复保健知识，以促进康复目标的实现。教育康复帮助残疾儿童解决上学问题，或在社区内举办残疾儿童的特殊教育学习班，针对特殊疾病如脑瘫、自闭症儿童的早期康复及后期发展意义较大。

5.建立完善支持系统　对家庭、社区有关部门进行协调工作，确保对病、伤、残者进行照顾，为康复对象提供安全、舒适的康复环境。

6.康复训练　在家庭或社区卫生服务中心的康复训练室对需要进行功能训练的残疾人开展必要的、可行的功能训练。如生活自理训练、步行训练、家务活动训练、儿童游戏活动训练、简单的语言沟通训练、心理辅导等。这是社区康复护理最基本的内容。对疑难的、复杂的病例则需要转诊到区、县、市级以上的医院、康复中心等有关专业机构进行康复诊断和治疗。

7.职业康复　对社区内还有一定劳动能力的、有就业潜力的青壮年残疾人，提供就业咨询和辅导，或把他们介绍到区、县、市的职业辅导和培训中心进行就业前的评估和训练。对个别残疾人，指导自谋生计的本领和方法。社区内残疾人的就业，如有可能，尽量安排在社区开办的工厂、车间、商店、公司等单位。

8.社会康复　组织残疾人与非残疾人一起开展文娱、体育和社会活动，以及组织残疾人自己的文体活动；帮助残疾人解决医疗、住房、交通、参加社会活动等方面的困难和问题；对社区的群众、残疾人及其家属进行宣传教育，使其能正确地对待残疾和残疾人，为残疾人重返社会创造条件。

9.独立生活指导　协助社区内残疾人组织起“独立生活互助中心”，提供有关残疾人独立生活的咨询和服务，如有关残疾人经济、法律、权益的咨询和维护、有关残疾人用品、用具的购置和维修服务、独立生活技能咨询和指导等。

二、社区康复护理评定

（一）评定步骤

1.收集资料　康复护士通过阅读病历、交谈等方式了解患者的主诉、现病史、既往史、临床诊断和实验室检查情况；进食、移动和交流等独立生活活动能力；患者的生活方式，职业和家庭情况；以及对康复治疗和护理的目标、态度等。康复护士通过体格检查，对患者功能形态、能力和社会障碍3个方面进行评定，确定患者的主诉是否真实。

2.分析资料　康复护士将收集到的资料进行归纳和整理，确定患者残存的功能和能力，以及功能障碍的原因；确定原有疾病的情况；现存康复问题的原因、程度，并预测其恢复的可能性。

3.确定康复护理诊断、目标和措施　康复护士根据获得的主观和客观资料，确定患者组织、器官和系统等功能或形态异常对运动、言语－语言、生活能力和社会活动能力的影响程度，根据患者的康复愿望和实际康复条件制定康复护理目标和护理计划，并依照护理计划进行康复护理。

4.记录　康复护理记录包括患者和家属的主诉、既往史等主观资料，也包括体格检查和实验室检查等客观资料。同时，康复护理诊断、目标、措施和康复结果评价也应进行记录。记录时要求内容真实可靠、重点突出、及时、准确和有连续性。

（二）评定分期

1.初期评定　初期评定是首次对患者进行评定，其目的是确定患者形态、功能和社会障碍的原因、程度以及影响因素，评定患者对康复治疗和护理的需求，确定康复护理诊断、目标和护理计划。

2.中期评定　患者经过一段时间的康复护理后所进行的评定。其目的是对前一阶段康复治疗和护理措施进行总结和评价，判断患者功能形态、能力和社会障碍的改善程度，并根据评定结果修改康复护理计划。

3.末期评定和随访　患者康复护理结束时进行的评定，同时确定随访时间。其目的是评估康复治疗和护理的效果，跟踪患者康复治疗和护理后患者功能和能力状况，特别是自理能力、工作能力、学习能力和社会活动能力，对患者残留的康复问题提出建议。

（三）评定内容

1.康复个体的评定

（1）一般情况：包括姓名、年龄、身高、体重、宗教信仰、文化程度、经济收入和支持系统情况。

（2）病史：包括主诉、现病史、功能史、既往史、个人特征、社交史和职业史等。其中功能史包括交流能力、进食、修饰、沐浴、如厕、穿着、床上活动、转移和行走等功能。既往史包括既往有无神经系统、心肺和肌肉骨骼系统等疾病。另外，通过全面彻底地系统回顾，可识别患者现病史和既往史中未被识别的疾患，发现影响患者康复的潜在的不利因素。如有无吞咽困难、咳嗽、心悸、营养不良、神经源性膀胱、头晕和肌肉痛等症状。个人特征包括患者休闲活动、饮食习惯、药物、酒精和尼古丁等使用情况。社交史和职业史评估包括患者的婚姻状况、教育背景、工作史、经济收入和家庭成员的分工等。

（3）体格检查：形态和功能评定在康复护理中，体格检查和功能评定的主要目的是界定疾病导致的损伤、残疾和残障，以及患者残存的能力。

1）人体形态评定：通过身长、体重、坐高、胸围、腹围、皮下脂肪厚度、四肢长度和周径、残肢残端测量等人体形态评定，可了解截肢、肢体水肿和下肢不等长对患者形态和功能的影响程度。

2）皮肤与淋巴：除观察皮肤颜色、温度、湿度和弹性外，应观察患者皮肤有无水疱、水肿、皮疹、淤斑、破损和压疮，尤其是骨性隆起的皮肤和假肢或矫形器接触部位的皮肤。

3）头、面和颈部：了解患者有无视力和听力受损；牙齿、牙龈、义齿和舌等对言语－语言及吞咽功能有无影响。

4）运动功能：除对心肺功能评定了解患者进行康复训练的耐受能力外，还要对关节活动度、肌力、肌张力、步态进行评定和分析。

5）言语－语言能力：包括听力、说话能力、书写及计算能力、失认症和失用症评定。喉癌患者应了解其发音重建术的效果。

6）生殖、泌尿系统和直肠：了解患者尿液和粪便排泄情况，尤其是脑和脊髓损伤患者有无神经源性膀胱、尿失禁和性功能障碍。对直肠和泌尿系统癌症术后患者，应了解其人工肛门和膀胱护理情况。

（4）神经、心理评定评定：包括反射、感觉、意识状态、记忆、情绪、疼痛和认识能力等评定。

（5）日常生活能力和生活质量评定：包括修饰、进食、穿衣、转移和洗澡等生活活动能力评定，以及患者对生活满意度的评定。

（6）残疾评定：根据残疾的部位和对身体主要能力的影响程度进行残疾评定。

2.社区评定

（1）社区人群评定：包括社区人口多少、密度、增长趋势、分布、流动性、职业状况、婚姻状况、教育状况和民族特性等基本人口资料；社区人群主要疾病类型及其患病率、病死率；社区易感人群和亚健康状态的人数分布情况，以及社区保健、经济、娱乐和福利等情况。

（2）环境评定

1）居住环境评定：包括楼梯、门、门槛和电梯等出入口评定；地面、墙、电灯和水龙头等空间围绕物的评定；以及卧室、家具、浴室和厨房等居住环境评定。

2）工作环境评定：护士除了解患者工作的特点和完成该项工作应具备能力外，应对患者工作区，如照明、工作台高度、活动空间等进行评定，同时对工作环境内公共设施，如电梯、卫生间和出入口等进行评定。

3）社区环境评定：评定公共交通工具是否利于患者出行，以及道路、商店、餐馆、学校、医院和体育馆等社区服务设施是否利于患者使用。

（四）康复评定的注意事项

1.根据疾病、功能、能力和障碍诊断的不同特点，以及社区实际情况选择正确的、恰当的评定方法和评定内容。

2.进行评定时应先从筛查开始，然后再进行深入的检查。

3.首次评定时应对患者进行心理、生理和社会等全面评定。

4.应根据患者的病情、康复目标和要求选择操作简单、易于推广和普及的评定方法，尽量避免不必要的评定，以免浪费人力、物力和财力。

5.尽量选择信度、效度和灵敏度高的评定工具，以及国际通用的标准化的评定方法。

三、社区常用康复护理技术

（一）体位摆放

体位摆放是指根据治疗、护理以及康复的需要对患者所采取并能保持的身体姿势和位置。体位摆放的目的是预防或减轻痉挛和畸形的出现，保持躯干和肢体功能状态，预防并发症及继发性损害的发生。体位摆放包括脑损伤患者和脊髓损伤（高位）患者抗痉挛体位摆放、骨关节疾病患者的功能位及烧伤患者抗挛缩体位摆放。

1.偏瘫患者抗痉挛体位摆放　在急性期时，大部分脑损伤患者的患侧肢体呈弛缓状态。急性期过后，患者逐渐进入痉挛阶段。大部分患者的患侧上肢以屈肌痉挛占优势，患侧下肢以伸肌痉挛占优势。长时间的痉挛会造成关节挛缩、关节半脱位和关节周围软组织损伤等并发症。早期实施良肢位摆放的目的是为了预防和减轻分痉挛和畸形的出现，可有效预防各种并发症的发生，为后期的康复打下良好的基础。良肢位摆放包括患侧卧位、健侧卧位、仰卧位、床上坐位等。

（1）仰卧位：头部用枕头良好支撑，患侧肩胛和上肢下垫一长枕，上臂旋后，肘与腕均伸直，掌心向上，手指伸展位，整个上肢平放于枕上；患侧髋下、臀部、大腿外侧放垫枕，防止下肢外展、外旋；膝下稍垫起，保持伸展微屈。该体位尽量少用，一方面易引起压疮，另一方面易受紧张性颈反射的影响，激发异常反射活动，强化患者上肢的屈曲痉挛和下肢的伸肌痉挛（图5-3-1）。

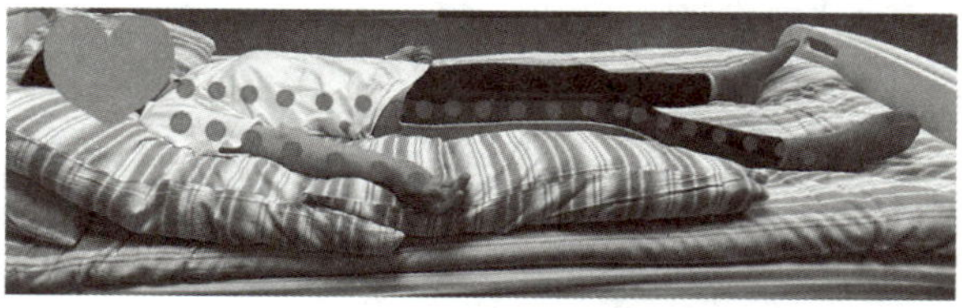

图5-3-1　仰卧位

（2）患侧卧位：患侧在下，健侧在上，头部垫枕，患臂外展前伸旋后，患侧肩部尽可能前伸，以避免受压和后缩，上臂旋后，肘与腕均伸直，掌心向上；患侧下肢轻度屈曲位放在床上，健腿屈髋屈膝向前放于长枕上，健侧上肢放松，放在胸前的枕上或躯干上。该体位是最重要的体位，是偏瘫患者的首选体位，一方面患者可通过健侧肢体早日进行一些日常活动，另一

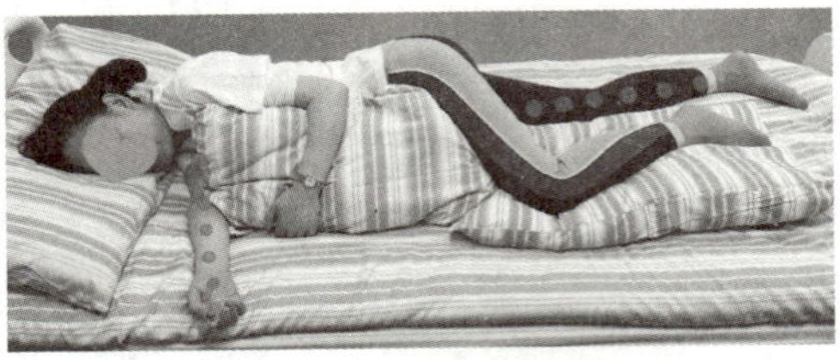

图5-3-2　患侧卧位

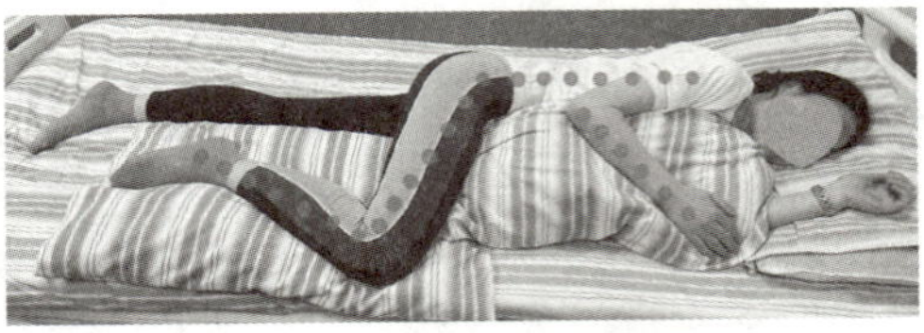

图5-3-3　健侧卧位

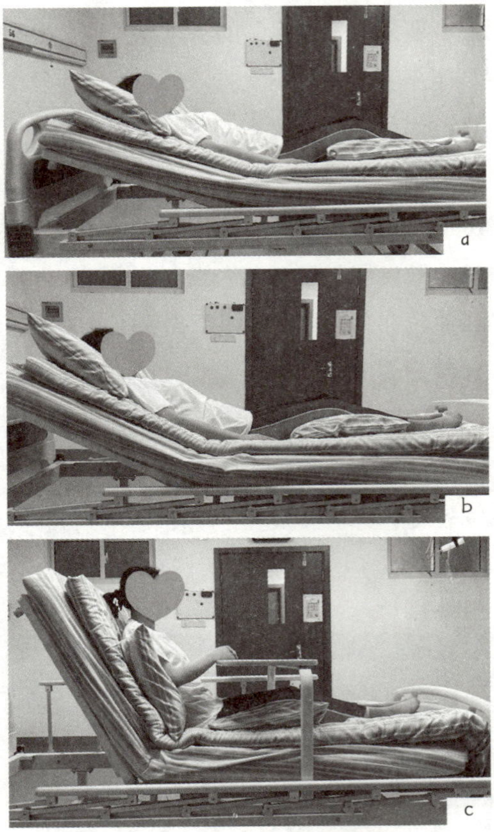

图5-3-4　a→b→c床上坐位

方面可通过自身体重对患侧肢体的挤压，刺激患侧的本体感受器，强化感觉输入，也抑制患侧肢体的痉挛模式（图5-3-2）。

（3）健侧卧位：健侧在下，患侧在上，头部垫枕，患侧上肢伸展位置于枕上，使患侧肩胛骨向前向外伸，前臂旋前，手指伸展，掌心向下；患侧下肢取轻度屈曲位，放于长枕上，患侧踝关节不能内翻悬在枕头边缘，防止足内翻下垂（图5-3-3）。

（4）床上坐位：由于长期卧床，患者在坐或站起时极易出现直立性低血压，为了预防该类情况出现，护理人员应早期使用靠背架或摇床，逐步增加背靠角度，一般2周左右可以完全坐起。第一天床头摇起30°，询问患者有无不适感，上下各5分钟。以后每隔一两天增加10°，5分钟。为防止腘绳肌疼痛，膝下应垫软枕。逐步达到90°，时间能保持20分钟后，可进行坐位进食（图5-3-4）。

（5）轮椅坐位：患者保持躯干伸直，靠住椅前倾；患侧上肢放于胸前软枕上，可前伸或屈曲靠近身体，避免肘关节过度屈曲，手指自然伸展；在患腿外侧置软垫，纠正患腿外旋，髋关节、膝关节、踝关节均保持90°，双足垂直于膝下，平放在地板上，脚尖向前，双足分开与肩同宽，避免足尖外旋，保持两足尖对称。

（6）注意事项：①仰卧位时足不能保持中立位——足下垂。仰卧位时足摆放成中立位，在床尾放一支被架，把被子支撑起来，避免被子压在足上，或者穿上矫形器预防足下垂。②患侧卧位时肩关节姿势不当——肩关节脱位、肩手综合征。偏瘫患者取患侧卧位时，患肩轻轻向前拉出，避免受压和后缩。患侧腕及手指充分打开放松，不建议在手中抓握物品。给予患侧手及踝足充分的支持，避免处于悬空位，使之处于非抗重力位。③偏瘫患者抗痉挛体位中，患侧卧位是所有体位中最重要体位，该体位可以增加患侧的感觉刺激，促进本体感觉输入、对抗患侧肢体痉挛、利于健侧手的活动；仰卧位应尽可能少用，以免引起异常反射活动；所有时间都应该避免半卧位，它能强化痉挛模式。④患者抗痉挛体位摆放训练时，室内温度适宜，因温度太低可使肌张力增高。1～2小时变换一次体位，以维持良好血液循环。早期指导患者康复训练，促进患肢静脉血回流，减轻周围组织粘连，降低各类并发症的发生率。枕头柔软，大小、厚薄合适；使用矫形器时注意选用大小合适的柔软衬垫，避免压疮的发生。注意避免紧张、焦虑、温度过低等，以免引起肌张力增高。摆放体位时注意保护患者隐私，保证患者安全。摆放体位时正确用力，避免拖、拉、拽，以防因摩擦力和剪切力造成患者皮肤损伤。

2.脊髓损伤（高位）患者抗痉挛体位

（1）仰卧位：头部垫枕将头两侧固定，肩胛下垫枕，使肩上抬前挺，肘关节伸直、前臂旋后、腕背伸、手指微曲，髋、膝、踝下垫枕，足保持中立位（图5–3–5）。

（2）侧卧位：头部垫枕，上侧上肢保持伸展位，下肢屈曲位，将下侧的肩关节拉出以避免受压和后缩，臂前伸，前臂旋后，肢体下均垫长枕，背后用长枕靠住，以保持侧卧位（图5–3–6）。

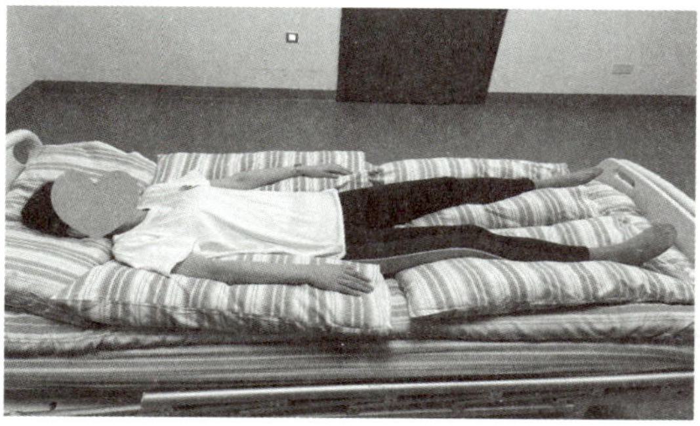

图5–3–5　仰卧位

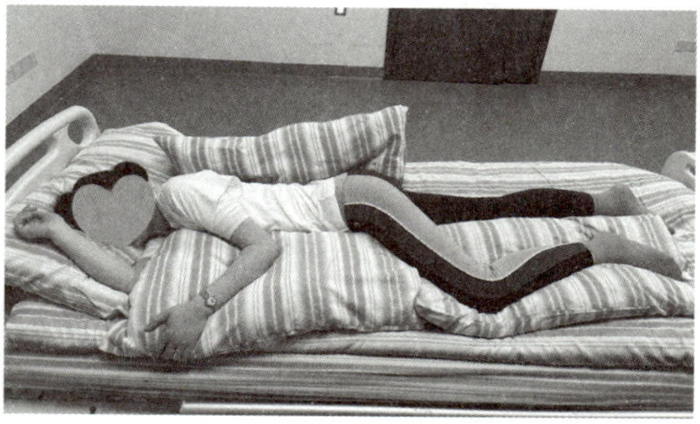

图5–3–6　侧卧位

（3）注意事项

1）仰卧位时头部垫枕，将头两侧固定，固定头部、防肩膀后缩，肩胛下垫枕，使肩上抬前挺。

2）长时间仰卧位和大、小便刺激是压力性损伤的高风险因素。要1～2小时变换一次体位，保持床单位平整、干燥，做好大、小便失禁护理。

3）侧卧位时采取轴线翻身护理技术，3人同步轴线翻身，在侧卧位时，尽量使头部和脊椎保持正常对线，背后用长枕靠住，保持侧卧位，避免脊柱扭曲。

3.腰椎间盘突出的体位（姿势）

（1）仰卧位时枕头不宜过高，应保持脊柱的生理弯曲，可用一软枕垫于腰后。仰卧位时两腿分开，大腿下垫软枕，屈髋屈膝；侧卧位时双腿之间放置软枕，屈髋屈膝，呈迈步状，下肢微屈更利于腰背肌的放松。

（2）俯卧位时在腹部及踝部垫薄枕，使脊柱肌肉放松。

（3）站立时腰部伸直，收腹提臀，久站应该经常调整重心。

（4）伏案工作者需注意桌、椅高度和距离，定时改变姿势，长时间使用电脑时，使膝与髋保持同一水平，身体靠向椅背，同时在腰部放一靠枕。

4.髋关节术后早期体位

（1）功能肢位：术后床上体位应保持外展中立位，患肢外展并在两腿之间放一枕头，同时在患肢外侧放一枕头以防止髋关节外旋（图5-3-7）。如侧卧位应尽量保持健侧卧位并使用外展垫枕（图5-3-8）。

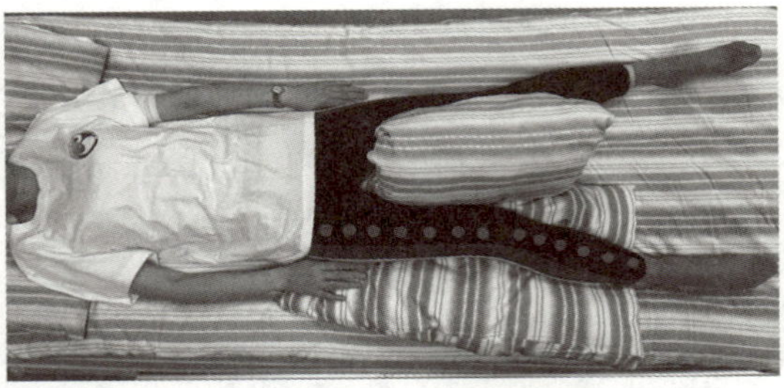

图5-3-7　外展中立位

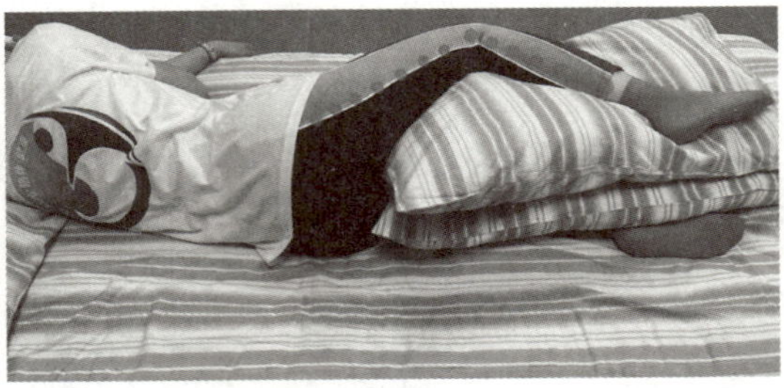

图5-3-8　外资中立侧卧位

（2）抬高患肢，在患肢下垫枕头减轻肿胀。

5.膝关节置换术后早期体位摆放

（1）康复护理的重点在于教会患者正确肢位的摆放，注意观察伤口情况，患者在康复后及时观察病情，如有异常及时予以处理。

（2）正确肢位：术后患肢摆放于伸直位，枕头垫于小腿及足跟下，抬高患肢预防肿胀。

（3）主动运动：包括翻身训练、床上移动、踝泵训练、关节活动度训练等。目标是进行1周持续被动运动仪（continuous passive motion，CPM）练习至可主动屈膝90°。

6.截肢患者体位

（1）保持合理的残肢体位：为防止残肢屈曲畸形、应尽量保持肢体残端于伸直位。

（2）上肢截肢者应选择健侧卧位休息。平卧位休息时避免残肢垫高，将残肢向外伸展，同时可以将腰垫高以减轻残端肿胀。前臂截肢者，站立位肘关节应保持在45°屈曲位。

（3）大腿中上段截肢，应采用俯卧位，练习髋关节后伸且不要外展活动。小腿截肢后应经常练习膝关节伸直活动。

7.注意事项

（1）腰椎间盘突出避免久坐，若需久坐时应以背垫支撑下腰段，并使用高背座椅，姿势要端正，适当进行原地活动或腰背部活动，缓解腰背肌肉疲劳。行走时抬头、挺胸、收腹，使腹肌有助于支持腰部。避免长时间穿高跟鞋。运动时应避免过度冲撞、扭转、跳跃等动作，原则上应避免所有在运动中会产生双脚腾空动作或腰部过度扭转动作的运动。自由泳、仰泳、自行车等运动有利于腰部肌肉的锻炼。打喷嚏、咳嗽时，容易拉伤背肌及增加腰椎椎间盘的压力，此时将膝盖、髋关节稍屈曲。

（2）髋关节术后1～4天常发生髋关节脱位，重点告知患者正确的体位摆放及应避免的动作，使患者能够独立进行床椅转移、如厕，能进行基本的日常生活活动。髋关节术后应避免在患侧膝关节下长期垫枕头以防止出现屈曲性挛缩，避免髋关节内收、内旋、跷二郎腿及下蹲等动作，禁止屈膝、屈髋动作，4～6周内髋关节屈曲不可超过90° 。

（3）膝关节置换术后康复护理的重点在于教会患者正确肢位的摆放，注意观察伤口情况，患者在康复后及时观察病情变化，如有异常及时予以处理。

（4）截肢后坚持合理的残肢姿势，由于肢体失去平衡，如果忽略了训练及早期安装假肢，往往会引起骨盆倾斜和脊柱侧弯。若变形一经固定，其安装假肢后的步态、步行能力会有很大的下降。术后第1天起，须每日坚持数次俯卧，预防产生不良姿势。为防止残肢屈曲畸形，应尽量保持肢体残端于伸直位。术后应尽早离床，在医护人员指导下进行关节活动和肌力训练，这是预防关节痉挛的有效措施。

（二）体位转移

是指人体从一种姿势转移到另一种姿势的过程，包括卧→坐→站→行走，是提高患者自身或在他人的辅助下完成体位转移能力的锻炼方法。其目的是教会瘫痪患者从卧位坐位、从坐位到立位、从床到椅、从轮椅到卫生间的各种转移方法，使他们能够独立地完成各项日常生活活动，从而提高其生存质量。

1.偏瘫患者

（1）翻身训练

1）辅助下向健侧翻身（右侧是患侧）：将患侧下肢放于健侧下肢上，由健手将患手拉向健侧，护理人员于患侧帮助抬起患者肩胛、骨盆，翻身至健侧，每次辅助时仅给予最小辅助，并依次减少辅助量，最终使患者独立翻身，并向患者分步解释动作顺序及要求，以获得患者主动配合。

2）主动向患侧翻身：用手将患侧上肢外展防止受压，健侧下肢屈髋屈膝。头转向患侧，健侧肩上抬，上肢向患侧转，健侧下肢用力蹬床，将身体转向患侧。

3）主动向健侧翻身：Bobath握手（双手十指交叉相握，患手拇指在上方），患者用健足从患侧 窝处插入并沿患侧小腿伸展，将患足置于健足上方。伸肘屈膝用力向健侧摆动，健侧脚蹬床，同时转头、转肩，完成翻身动作。

（2）床上移动

1）偏瘫患者卧位床上移动：患者仰卧，健足置于患足下方；健手将患手固定在胸前，利用健侧下肢将患侧下肢抬起向一侧移动；用健足和肩支起臀部，同时将臀部移向同侧；臀部侧方移动完毕后，再将肩、头向同方向移动。

2）床上坐位向前后移动：嘱患者在床上取坐位，身体前倾，两手掌交叉向前，或双手放于体操棒上。辅助患者抬高一侧臀部，将重心放在另一侧臀部上。辅助患者将抬起一侧的臀部向前或者向后移动，犹如患者用臀部行走。

（3）卧–坐位转移　偏瘫患者卧→坐指导训练。

1）独立从健侧坐起：患者健侧卧位，患腿跨和过健器，用健侧前臂支持自己的体重，头、颈和躯千向上方侧屈，用健腿将患腿移到床缘下，改用健手支撑，使躯干直立。

2）独立从患侧坐起：方法一：体型偏瘦患者对掌十指交叉握手，并上举上肢伸肘90°，抬起健侧腿，并向前摆动，健侧上肢向前摆动，不应抓住床边缘把自己拉过去，患者转向患侧；患者健足带动患足一并移向床沿，用健手将患臂置于胸前，用健侧上肢横过胸前置于床面上支撑，侧屈起身、坐直。方法二：体型偏胖患者对掌十指交叉握手，并上举上肢伸肘90°，抬起健侧腿，并向前摆动，健侧上肢向前摆动，不应抓住床边缘把自己拉过去，患者转向患侧；患者健足带动患足一并移向床沿，健侧上肢放于患侧腋下，健手推床面将身体推离床，双手撑床面。两足平放于地面。

3）辅助下坐起（右侧患侧）：患者仰卧，患侧上肢放于腹上，健足放于患侧足下呈交叉状。护理人员双手分别扶于患者双肩，缓慢帮助患者向健侧转身，并向上牵拉患者双肩。患者同时屈健肘支撑身体，随着患者躯体上部被上拉的同时患者伸健肘，手撑床面。健足带动患足一并移向床沿，两足平放于地面，整理成功能位。

4）独自坐起（右侧患侧）：患者取健侧卧位，健手握住患手，用健侧腿将患侧腿移至床边。用健侧前臂支撑起上身，头、颈和躯干向上方侧屈，同时用健腿将患腿移到床缘下。肘伸直，坐起至床边坐位。改用健手支撑，使躯干直立，完成床边坐起动作。

（4）坐–立转移

1）独立坐–立转移：患者坐于床边，双足分开与肩同宽，两足跟落后于两，患足稍后，以利负重及防止健侧代偿；双手Bobath握手，双臂前伸；躯干前倾，使重心前移，当双肩向前超过双膝位置时，抬臀，伸展膝关节，慢慢站起，立位时双腿同等负重。

2）辅助坐–立转移：患者坐于床边，双足分开与肩同宽，两足跟落后于两膝，患足稍前，以利负重及防止健侧代偿；双手Bobath握手，双臂前伸；协助者站在偏瘫侧，面向患者，指引患者躯干充分前倾，髋关节尽量屈曲，重心向患腿移动；协助者一手放于患膝上，重心转移时帮助把患膝向前拉，另一手放在同侧臀部帮助抬起体重；患者伸髋伸膝，抬臀离开椅面，慢慢站起。

（5）床–椅转移

1）辅助下由床到轮椅的转移：将轮椅放在患者的健侧，与床成45°，刹住轮椅，卸下近床侧轮椅扶手和近床侧脚踏板。护理人员面向患者站立，双膝微屈，腰背挺直，用自己的膝部在前面抵住患膝，防止患膝倒向外侧。护理人员一手从患者腋下穿过置于患者患侧肩胛上，并将患侧前臂放在自己的肩上，抓住肩胛骨的内缘，另一上肢托住患者健侧上肢，使其躯干向前倾，臀部离开床面后将患者的重心前移至其脚上。护理人员引导患者转身坐于轮椅上。由轮椅返回病床，方法同前。

2）独立的由床到轮椅转移：将轮椅放在患者的健侧，与床成45°，关闭轮椅手闸，卸下近床侧轮椅扶手，移开近床侧脚踏板。患者健手支撑于轮椅远侧扶手，患手支撑于床上。患者向前倾斜躯干，健手用力支撑，抬起臀部，以双足为支点旋转身体直至背靠轮椅，确信双腿后侧贴近轮椅后正对轮椅坐下。由轮椅返回病床的转移与上述顺序相反。

2.脊髓损伤患者

（1）翻身训练：①患者仰卧于床上，头、肩屈曲，双上肢屈曲上举、对称性用力向身体两侧摆动，产生钟摆样运动。②头转向翻身侧，双上肢用力甩向翻身侧时，带动躯干旋转而翻身。③位于上方的上肢用力前伸，使翻身侧的上肢放置到该侧位置，完成翻身动作。

（2）卧－坐训练：①双上肢用力摆动要翻向的一侧，至侧卧位。②双肘支撑床面，抬起上身，并保持平衡，移动上身靠近下肢。③用上侧上肢用力勾住膝关节。④用力勾住膝关节的同时将另一侧肘弯曲、伸展并将肘逐步移近躯干，取得平衡，通过此动作将上身靠近双腿。⑤将双手置于体侧，伸肘至坐位。

（3）床－轮椅转移：①患者驱动轮椅正面靠近床，其间距离约为30cm，以供抬腿之用，然后关闭手闸。②用手将下肢放到床上；四肢瘫患者躯干控制能力差，需用右前臂勾住轮椅把手以保持平衡，将左腕置于右膝下，通过屈肘动作，将右下肢抬起，放到床上，用同样方法将左下肢放到床上。③打开轮椅手闸，向前推动轮椅紧贴床缘，再关闭手闸。④双手扶住轮椅扶手向上撑起，同时向前移动坐于床上。⑤然后双手支撑于床面将身体移于床上正确位置，并用上肢帮助摆正下肢的位置。⑥由床返回轮椅与上述相反。

3.注意事项

（1）转移中，应做到动作协调、轻稳，不可拖拉，注意患者安全，并鼓励患者尽可能发挥自己的残存能力。同时给予必要的指导和协调，每次协助仅给予最小的帮助，并依次减少辅助量，最终使患者独立完成，并向患者分步解释动作顺序及要求，以获得患者主动配合。

（2）互相转移时，2个平面之间的高度尽可能相等，2个平面应尽可能靠近，2个平面的物体应稳定。如轮椅转移时必须先制动，椅子转移集时应在最稳定的位置。

（3）偏瘫患者坐－立转移、床－椅转移过程中，转协助者站于患者正面或患侧，保护患肢，协助者用双膝扶持患者的患膝，防止患膝“打软”。

（4）转移前，帮助或指导患者穿着合适的鞋、袜、裤子，以防跌倒。转移后，注意保持患者体位的正确、稳定、舒适和安全。

（5）尽量让患者独立完成体位转移，被动转移应作为最后选择的转移方法。肢体功能障碍较重和认知障碍患者，不要勉强进行独立转移活动。

（6）转移频繁或转移距离过远，难以依靠一个人的帮助完成时，选择合适的转移工具。观察患者的主观反应。

（三）呼吸训练与排痰技术

1.放松训练　患者可采取卧位、坐位或站立体位，放松全身肌肉。还可以选择一个安静的环境，进行静气功练习或借助肌电反馈技术进行前额和肩带肌肉的放松。对肌肉不易松弛的患者可以教给放松技术，让患者先充分收缩待放松的肌肉，然后再松弛紧张的肌肉，达到放松的目的。还可以做肌紧张部位节律性摆动或转动，以利于该部肌群的放松。缓慢地按摩或牵拉也有助于紧张肌肉的放松。

2.腹式呼吸训练　患者处于舒适放松姿势，斜躺坐姿位。治疗师将手放置于前肋骨下方的腹直肌上。让患者用鼻缓慢地深吸气，患者的肩部及胸廓保持平静，只有腹部鼓起。然后让患者有控制地呼气，将空气缓慢地排出体外。重复上述动作3～4次后休息，不要让患者换气过度。让患者将于放置于腹直肌上，体会腹部的运动，吸气时手上升，呼气时手下降。患者学会膈肌呼吸后，让患者用鼻吸气，以口呼气。让患者在各种体位下（坐、站）及活动下（行走、上楼梯）练习腹肌呼吸。

3.缩唇呼吸　也称吹笛式呼吸，可降低呼吸频率，增加潮气量及增强运动耐力。患者的嘴经鼻吸气后，将口唇收拢为吹口哨状，让气体缓慢地通过缩窄的口形，徐徐吹出。一般吸气2秒，呼气4～6秒，呼吸频率＜20次／分。训练时患者应避免用力呼气使小气道过早闭合。呼气的时间不必过长，否则会导致过度换气。呼气流量以能使距口唇15～20m处的蜡烛火焰倾斜而不熄灭为度，以后可逐渐延长距离至90cm，并逐渐延长时间。

4.有效咳嗽训练　将患者安置于舒适和放松的位置，指导患者在咳嗽前先缓慢深吸气，吸气后稍屏气片刻，快速打开声门，用力收腹将气体迅速排出，引起咳嗽。一次吸气，可连续咳嗽3声，停止咳嗽，并缩唇将余气尽量呼尽。之后平静呼吸片刻，准备再次咳嗽。如深吸气可能诱发咳嗽，可试断续分次吸气，争取肺泡充分膨胀，增加咳嗽频率。咳嗽训练一般不宜长时间进行，可在早晨起床后、晚上睡觉前或餐前半小时进行。

5.体位引流　向患者解释体位引流的目的、方法以及如何配合，消除患者的紧张情绪；准备好体位引流用物。借助X线直接判定痰液潴留的部位，或者采用听诊、触诊、叩诊等方式判断。根据检查发现的痰液潴留部位，将患者置于正确的引流姿势，即痰液的潴留部位位于高处，使次肺段向主支气管垂直引流，同时观察患者的反应。具体体位详见图5–3–9。

注意事项包括：①每次引流一个部位，一般5～10分钟，如有多个部位，则总时间不要超过45分钟，以防止造成患者疲劳；②在体位引流时，联合不同的徒手操作技术如叩击、振动等，同时指导患者做深呼吸，或者有效地咳嗽促进痰液排出；③治疗频率应根据患者的病情而制订，一般情况下每日上、下午各引流一次，痰量较多时，可增至每日3～4次。体位引流期间应配合饮水、支气管湿化、化痰、雾化吸入、胸部的扩张练习、呼吸控制等措施增加疗效；因为夜间支气管纤毛运动减弱，分泌物易在睡眠时潴留，宜在早晨清醒后做体位引流；不允许安排在饭后立即进行体位引流，应在饭后1～2小时或饭前1小时进行头低位引流，防止胃食管反流、恶心和呕吐；引流过程中需注意生命体征的变化。

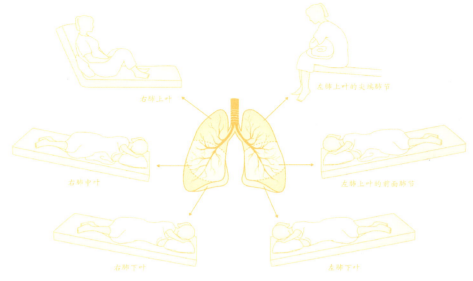

图5-3-9 体位引流

6.叩击　叩击（percussion）护士五指并拢，掌心空虚，呈杯状（图5-3-10），与患者呼气时在与肺段相应的特定胸壁部位进行有节律的快速叩击（80～100次／分），每一部位叩击2～5分钟，叩击与体位引流相结合可使排痰效果更佳。这种操作不应该引起疼痛或者不适。对敏感的皮肤应防止直接刺激，可以让患者穿一件薄的柔软舒适的衣服，或者在裸露的身体上放一条舒适的毛巾，避免在骨突部位或者是女性的乳房区域做敲打。由于叩击是力量最直接作用于胸壁，因此存在凝血障碍、肋骨骨折的患者禁用。

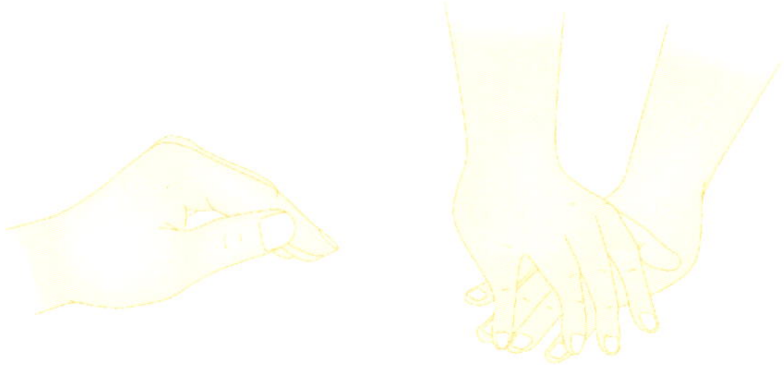

图5-3-10　叩击

（四）吞咽障碍康复护理技术

1.吞咽功能障碍的筛查

第一步：评估患者意识状态和头部抬高的姿势。

第二步：使用EAT-10吞咽筛查量表问卷筛查（表5-3-1）。

目的：EAT-10主要在测试有无吞咽困难时提供帮助，在患者与医生就有无症状的治疗进行沟通时非常重要。

表5-3-1 EAT-10吞咽筛查量表

姓名： 科室： 床号： 住院号：
性别： 年龄： 诊断：

条目	0＝没有	1＝轻度	2＝中度	3＝重度	4＝严重
我的吞咽问题已经使我体重减轻					
我的吞咽问题影响到我在外就餐					
吞咽液体费力					
吞咽固体食物费力					
吞咽药丸费力					
吞咽时有疼痛					
我的吞咽问题影响到我享用食物时的快感					
我吞咽时有食物卡在喉咙里					
我吃东西时会咳嗽					
我感到吞咽有压力					

说明：请将每一题的数字选项写在相应的方框，回答你所经历的问题处于什么程度？（最高40分）
0没有，1轻度，2中度，3重度，4严重
如果与建议：如果EAT-10的每项评分超过3分，可能在吞咽的效率和安全方面存在问题，建议带着EAT-10的评分结果就诊，做进一步的吞咽检查和（或）治疗。

第三步：（1）洼田饮水试验：方法是先让患者依次喝下1～3汤匙水，如无问题，再让患者像平常一样喝下30mL水，然后观察和记录饮水时间、有无呛咳、饮水状况等。饮水状况的观察包括啜饮、含饮、水从嘴角流出、呛咳、饮后声音改变及听诊情况等。

（2）反复唾液吞咽试验：方法是患者取坐位或半卧位，检查者将手指放在患者的喉结和舌骨处，嘱患者尽量快速反复做吞咽动作，喉结和舌骨随着吞咽运动，越过手指后复位，即判定完成一次吞咽反射。

（3）胸部、颈部听诊：将听诊器放在喉的外侧缘，能听到正常呼吸、吞咽和讲话时的气流声，检查者用听诊器听呼吸的声音，在吞咽前后听呼吸音作对比，分辨呼吸道是否有分泌物或残留物。

2.经口进食训练

（1）间接训练

1）口唇运动：利用单音单字进行康复训练，如嘱患者张口发“a”音，并向两侧运动发“yi”音，然后再发“wu”音，也可嘱患者缩唇然后发“f”音。其他练习方式如吹蜡烛、吹口哨动作，缩唇、微笑等动作也能促进唇的运动，加强唇的力量。此外，用指尖或冰块叩击唇周，短暂的肌肉牵拉和抗阻运动、按摩等，通过张闭口动作促进口唇肌肉运动。

2）颊肌、喉部运动：颊肌运动，嘱患者轻张口后闭上，使双颊部充满气体、鼓起腮，随呼气轻轻吐出，也可将患者手洗净后，作吮手指动作，或模仿吸吮动作，体验吸吮的感觉，借以收缩颊部及轮匝肌肉，每日2遍，每遍重复5次。喉上提训练方法是患者头前伸，使颌下肌伸展2～3秒，然后在颌下施加压力，嘱患者低头，抬高舌背，即舌向上吸抵硬腭或发辅音的发音训练。目的是改善喉入口的闭合能力，扩大咽部的空间，增加食管上括约肌的开放的被动牵张力。

3）舌部运动：患者将舌头向前伸出，然后左右运动摆向口角，再用舌尖舔下唇后转舔上唇，按压硬腭部，重复运动20次。

4）屏气—发声运动：患者坐在椅子上，双手支撑椅面做推压运动和屏气。此时胸廓固定、声门紧闭；然后，突然松手，声门大开、呼气发声。此运动不仅可以训练声门的闭锁功能、强化软腭的肌力而且有助于除去残留在咽部的食物。

5）冰刺激：用头端呈球状的不锈钢棒醮冰水或用冰棉签棒接触咽腭弓为中心的刺激部位，左右相同部位交替刺激，然后嘱患者做空吞咽动作。冷刺激可以提高软腭和咽部的敏感度，改善吞咽过程中必需的神经肌肉活动，增强吞咽反射，减少唾液腺的分泌。

6）呼吸道保护手法：①声门上吞咽法：也称自主气道保护法先吸气后，在屏气时（此时声带和气管关闭）做吞咽动作，然后立即做咳嗽动作；亦可在吸气后呼出少量气体，再做屏气和吞咽动作及吞咽后咳嗽。②超声门上吞咽法：吸气后屏气，再做加强屏气动作，吞咽后咳出咽部残留物。③门德尔松手法：指示患者先进食少量食物，然后咀嚼、吞咽，在吞咽的瞬间，用拇指和示指顺势将喉结上推并处于最高阶段，保持这种吞咽状2～3秒，然后完成吞咽，再放松呼气。此手法是吞咽时自主延长并加强喉上举和前置运动来增强环咽肌打开程度的方法，目的可帮助提升咽喉以助吞咽功能。

（2）直接训练：即进食时采取的措施，包括进食体位、食物入口位置、食物性质（大小、结构、温度和味道等）和进食环境等。

1）体位：进食的体位应因人因病情而异。开始训练时应选择既有代偿作用且又安全的体位。对于不能坐位的患者，一般至少取躯干30°仰卧位，头部前屈，偏瘫侧肩部以枕垫起，喂食者位于患者健侧。此时进行训练，食物不易从口中漏出、有利于食团向舌根运送，还可以减少向鼻腔逆流及误咽的危险。颈部前屈是预防误咽的一种方法。仰卧时颈部易呈后屈位，使与吞咽活动有关的颈椎前部肌肉紧张、喉头上举困难，从而容易发生误咽。

2）食物的形态：根据吞咽障碍的程度及阶段，本着先易后难的原则来选择。食物特点是密度均匀、黏性适当、不易松散、通过咽和食管时易变形且很少在黏膜上残留。稠的食物比稀的安全，因为它能较满意地刺激触、压觉和唾液分泌，使吞咽变得容易。咽期应选用稠厚的液体，例如果蔬泥和湿润光滑的软食。避免食用有碎屑的糕饼类食物和缺少内聚力的食物；食管期的食物为软食、湿润的食物；避免高黏性和干燥的食物。根据食物的性状，一般将食物分为五类，即稀流质、浓流质、糊状，半固体如软饭，固体如饼干、坚果等。临床实践中，应首选糊状食物。①食物在口中位置：食物放在健侧舌后部或健侧颊部，有利于食物的吞咽。②一口量：包括调整进食的一口量和控制速度的一口量，即最适于吞咽的每次摄食入口量，正常人约为20mL，一般先以少量试之（3～4mL），然后酌情增加，如3mL、5mL、10mL……为防止吞咽时食物误吸入气管，可结合声门上吞咽训练方法。调整合适的进食速度，前一口吞咽完成后再进食下一口，避免2次食物重叠入口的现象，还要注意餐具的选择，应采用边缘钝厚、匙柄较长、容量为5～10mL的匙子为宜。

（3）代偿性训练：代偿性训练是进行吞咽时采用的姿势与方法，一般是通过改变食物通过的路径和采用特定的吞咽方法使吞咽变得安全。

1）侧方吞咽：让患者分别左、右侧转头，做侧方吞咽，可除去梨状隐窝部的残留食物。

2）空吞咽与交替吞咽：每次进食吞咽后，反复做几次空吞咽，使食团全部咽下，然后再进食。可除去残留食物防止误咽，亦可每次进食吞咽后饮极少量的水（1～2mL），这样既有利于刺激诱发吞咽反射，又能达到除去咽部残留食物的目的，称为“交替吞咽”。

3）用力吞咽：让患者将舌用力向后移动，帮助食物推进通过咽腔，以增大口腔吞咽压，减少食物残留。

4）点头样吞咽：颈部尽量前屈形状似点头，同时做空吞咽动作，可去除会厌谷残留食物。

5）低头吞咽：颈部尽量前屈姿势吞咽，使会厌谷的空间扩大，并让会厌向后移位，避免食物溢漏入喉前庭，更有利于保护气道；收窄气管入口；咽后壁后移，使食物尽量离开气管入口处。

3.注意事项　重视初步筛查及每次进食期间的观察，防止误吸特别是隐性误吸发生。运用吞咽功能训练，保证患者安全进食，避免渗漏和误吸。进食或摄食训练前后应认真清洁口腔防止误吸。团队协作精神可给患者以最好的照顾与护理。进行吞咽功能训练时，患者的体位尤为重要。对于脑卒中有吞咽障碍的患者，要尽早撤鼻饲，进行吞咽功能的训练。重视心理康复护理。

（五）日常生活能力训练

1.进食、饮水训练

（1）进食训练：①患者保持直立的坐姿，身体靠近餐桌，患侧上肢放在桌子上。卧床患者取健侧卧位。②将食物及餐具放在便于使用的位置，必要时在餐饮具下面安装吸盘或防滑垫，以防止滑动，使用盘档防止饭菜被推出盘外。③用健手持食物进食，或用健手把食物放在患手中，由患手进食。④对视觉空间失认、全盲的患者，食物按顺时针方向摆放并告知患者，偏盲患者食物放在健侧。⑤对丧失抓握能力、协调性差或关节活动受限者，可将食具进行改良，如使用加长加粗的叉、勺或佩带橡皮食具持物器等协助进食。⑥有吞咽障碍的患者必须先进行吞咽动作训练，再进行进食训练。

（2）饮水训练：①杯中倒入适量的温水，放在方便取放的位置。②可用患手持杯，健手协助稳定患手，端杯至口边，饮水。③使用加盖及有饮水孔的杯子，必要时用吸管饮水。

（3）注意事项：①创造良好的饮食环境，排除干扰用餐的因素等。②根据康复对象的吞咽和咀嚼功能选择食物，进食后观察口中有无残存食物，必要时床旁备吸引器。③鼓励患者尽可能自己进食，必要时给予护理援助。④整个训练过程中护士必须守候患者。

2.穿脱衣训练　训练患者穿衣时，遵循先穿患侧；脱衣时，先脱健侧。

（1）穿脱开襟上衣：穿衣时，患者取坐位，用健手找到衣领；将衣领朝前平铺在双膝上，患侧袖子垂直于双腿之间；用健手协助患肢套进袖内并拉衣领至肩上；健侧上肢转到身后，将另一侧衣袖拉到健侧斜上方，穿入健侧上肢；系好扣子并整理。脱衣的过程正好相反，用健手解开扣子，先用健手脱患侧至肩下，再脱健侧至肩下，然后两侧自然下滑脱出健手，再脱出患手。

（2）穿脱套头上衣训练穿衣：患者取坐位，用健手将衣服平铺在健侧大腿上，领子放于远端，患侧袖子垂直于双腿之间。用健手将患肢套进袖内并拉到肘以上，再穿健侧袖子，健手将套头衫背面举过头顶，套过头部，整好衣服。脱衣时，先将衣身上拉至胸部以上，再用健手拉住衣服背部，从头转到前面，使衣服从头后方向前脱出，先脱出健手，后脱患手。

（3）穿脱裤子：患者取坐位，用健手从腘窝处将患腿抬起放在健腿上，患腿呈屈体、屈膝状；用健手穿患侧裤腿，拉至膝以上，放下患腿，全脚掌着地；穿健侧裤腿，拉至膝上；抬臀或站起向上拉至腰部；整理系紧。脱裤时，患者站立位，松开腰带，裤子自然下落；然后坐下，先抽出健腿，后抽出患腿；健腿从地上挑起裤子，整理好待用。患者平衡较好者取坐－站式，平衡不好者取坐－卧式训练穿脱衣裤。

（4）穿脱袜子和鞋：患者取坐位，双手交叉或用健手从　窝处将患腿抬起置于健侧腿上，用健手为患足穿袜或鞋放下患腿，全脚掌着地，重心转移至患侧，再将健侧下肢放在患侧下肢上，穿好健侧袜或鞋。脱袜子和鞋，顺序相反。

3.个人卫生训练

（1）修饰：包括了梳头、洗脸和口腔卫生（刷牙、漱口）。脑卒中患者仅用一只手或一边身体就可完成个人卫生和修饰。①患者坐在水池前，用健手打开水龙头放水，调节水温。用健手洗脸、洗患手及前臂。洗健手时，患手贴在水池边伸开放置或将毛巾固定在水池边缘，涂过香皂后，健手及前臂在患手或毛巾上搓洗。拧毛巾时，可将毛巾套在水龙头上或患侧前臂上，用健手将两端合拢，向一个方向拧干。②打开牙膏盖时，可借助身体将物体固定（如用膝夹住），用健手将盖旋开，刷牙的动作由健手完成，必要时可用电动牙刷代替。③清洗义齿或指甲，可用带有吸盘的毛刷、指甲锉等，固定在水池边缘。④剪指甲时，可将指甲剪固定在木板上，木板再固定在桌上，进行操作。

（2）如厕：对于瘫痪患者，如厕这种活动可通过使用便盆、坐厕椅和如厕转移来完成。其中使用便盆是床上运动时可同步完成，而使用坐厕椅是完成类似的床椅转移完成后，能自己穿脱裤子来完成的。如厕转移是通过从床或椅转移至厕所，接近坐便器转移坐至坐便器上，然后脱裤子到大腿中部，便完后用厕纸完成拭净动作，提好裤子再转至坐便器冲水后走出厕所一系列动作完成。

（3）洗澡

1）盆浴：①患者坐在紧靠浴盆的椅子上，使用木制椅，高度与浴盆边缘相等；脱去衣物，用健手托住患腿放入盆内，再用健手握住盆沿，健腿撑起身体前倾，抬起臀部移至盆内椅子上，把健腿放入盆内。②亦可用一块木板，下面拧2个橡皮柱固定在浴盆一端，患者将臀部移向盆内木板上，将健腿放入盆内，再帮助患腿放入盆内。③洗毕，出浴盆顺序与前面步骤相反。

2）淋浴：患者可坐在淋浴凳或椅子上，先开冷水管，后开热水管调节水温，淋浴较容易进行。洗浴时，用健手持毛巾擦洗；用长柄的海绵浴刷擦洗背部和身体的远端；对于患侧上肢肘关节以上有一定控制能力的患者，将毛巾一端缝上布套，套于患臂上协助擦洗；拧干毛巾时，将其压在腿下或夹在患侧腋下，用健手拧干。

4.ADL指导注意事项

（1）训练前做好各项准备：如帮助患者排空大小便，避免训练中排泄物污染训练器具；固定好各种导管，防止训练中脱落等。

（2）循序渐进的训练原则：训练时应从易到难，循序渐进，切忌急躁。可将日常生活活动的动作分解为若干个细小的动作，反复练习。并注意保护，以防发生意外。

（3）训练时要给予充足的时间和必要的指导：操作者要有极大的耐心，对患者的每一个微小进步，都应给予恰当的肯定和赞扬，从而增强患者的信心。

（4）训练后要注意观察患者精神状态和身体状况：如是否过度疲劳，有无身体不适，以便及时给予必要的处理。

（六）助行器使用指导训练

1.拐杖的选择和使用

（1）根据患者情况选用拐杖类型。

（2）拐杖长度的选择：患者穿上鞋或下肢矫形器站立，肘关节屈曲30°，腕关节背伸，小趾前外侧15cm处至背伸手掌面的距离即为手杖的长度。身长减去41cm的长度即为腋杖的长度。

（3）拐杖的使用：指导步行训练。

1）摆至步：先将双拐同时向前方伸出，然后支撑身体重心前移，使双足离地，下肢同时摆动，将双足摆至双拐落地点的邻近着地。

2）摆过步：先将双拐同时向前方伸出，然后支撑身体重心前移，使双足离地，下肢向前摆动，将双足越过双杖落地点的前方并着地，再将双拐向前伸出以取得平衡。

3）两点步：一侧拐与对侧足同时迈出为第一落地点，然后另一侧拐与其相对应的对侧足再向前迈出作为第二落地点。

4）三点步：先将双拐向前伸出支撑体重，迈出患侧下肢；最后迈出健侧下肢。

5）四点步：步行顺序为伸左拐、迈右腿；伸右拐、迈左腿；保持4个点在地面，如此反复进行。

2.助行器的选择和使用要点　根据患者情矫况选用步行器类型，根据不同步行器进行行走前训练。

1）固定型：双手提起两侧扶手同时向前放于地面代替一足，然后健腿迈上。

2）交互型：先向前移动一侧，然后再向前移动另一侧，如此来回交替移动前进。

3）前方有轮型：前轮着地，提起步行器后脚向前推即可。

4）老年人用步行车：不用手握操纵，将前臂平放于垫圈上前进。

3.注意事项

（1）使用助行器前的康复评定，患者病情、年龄、身高、体重、患肢关节活动度、平衡能力及肌力情况。心理对使用助行器行走的反应和合作程度。对使用助行器锻炼行走等相关知识的认知能力。

（2）选择合适的步行器：切实根据患者的实际需要选择步行器，患者使用助行器进行功能训练时，康复护士必须评估病情，有效地监督和指导。

（3）助行器的长度调节：合适的手杖是患者持杖站立时，肘应屈曲30°，行走时伸肘下推手杖才能支撑体重。腋杖的长度为身长减去41cm的长度。

（4）为确保安全，步态训练应先在双杠内进行，再练习使用拐杖行走，最后再独立行走。

（5）使用步行器时的安全防范：老年人用步行车因有4个轮，移动容易，但要注意安全防范，指导患者身体应保持与地面垂直，防止滑倒，引发意外发生。

（6）并发症的预防：防止压疮，使用助行器的患者，腋下、肘部、腕部等部位长期受压，容易造成压疮，故应多观察，及早预防。

四、传统康复护理适宜技术

近年来，中医护理得到了全社会的高度重视，中医康复护理技术快速发展，如利用艾灸、拔罐、中药外敷等技术疏经通络、消肿散结，有针对性地用于某些病症的治疗或辅助治疗，以达到平衡阴阳、缓解症状的目的。

1.拔罐法　拔罐法是以罐为工具，利用加热、抽吸、蒸汽等方法造成罐内负压，使罐吸附于腧穴或相应体表部位，使局部皮肤充血甚至瘀血，以调整机体功能，达到防治疾病目的的方法，有通经活络、祛风散寒、消肿止痛、吸毒排脓等作用。根据吸拔方法不同，分为火罐法、抽气罐法和煮罐法。适用范围：拔罐法适用于头痛、腰背痛、颈肩痛、失眠及风寒型感冒所致咳嗽等，亦可用于疮疡、毒蛇咬伤的急救排毒等。

2.灸法　灸法是用艾火的热力和药物作用，对腧穴或病变部位进行烧灼、温熨，达到防病治病目的的一种外治方法，有温经散寒、扶阳固脱、消瘀散结等功效。灸法适用于各种虚证和寒证。如中焦虚寒性呕吐、腹痛、腹泻、脾肾阳虚、元气暴脱所致的久泻、遗尿、遗精、阳痿、虚脱、气虚下陷所致的脏器下垂，风寒湿痹而致的颈肩腰腿痛等。

3.耳穴贴压法　耳穴贴压法是采用王不留行籽、磁珠等丸状物贴压于耳穴以防治疾病、改善症状的一种操作方法。可疏通经络、调整脏腑气血功能，促进机体的阴阳平衡。耳穴贴压法可减轻各种疾病及术后所致的疼痛、失眠、焦虑、眩晕、便秘、腹泻、呕吐、耳鸣等症状。

4.刮痧法　刮痧法是以中医经络皮部理论为基础，应用边缘钝滑的器具，如牛角类、砭石类等刮板或匙，蘸上刮痧油、水或润滑剂等介质，在体表一定部位反复刮动，使局部出现瘀斑以防治疾病的方法。有疏通经络、行气活血、调整脏腑功能的作用。刮痧法适用于外感性疾病所致的不适，如高热头痛、恶心呕吐、腹痛腹泻等，各类骨关节病引起的疼痛，如腰腿痛、肩关节疼痛等症状。

5.穴位敷贴法　穴位敷贴法是将药物制成一定剂型，贴敷于腧穴上，通过药物和腧穴的共同作用以防治疾病的方法。有通经活络、清热解毒、活血化瘀、消肿止痛、行气消痞等作用。穴位敷贴法适用于内、外、妇、儿、骨伤等多种疾病，如恶性肿瘤、各种疮疡及跌打损伤等疾病引起的疼痛；消化系统疾病引起的腹胀、腹泻、便秘；呼吸系统疾病引起的咳喘等症状。还可用于防病保健。

第四节　社区常见伤病的康复护理

一、脑卒中患者的社区康复护理

（一）康复护理评估

1.脑损伤严重程度评估

（1）格拉斯哥昏迷量表（Glasgow coma scale，GCS）：GCS用来判断患者有无昏迷及昏迷严重程度。GCS≤8分为昏迷，是重度损伤；9～12分为中度损伤，13～15分为轻度损伤。

（2）临床神经功能缺损程度评分标准：该量表参考爱丁堡—斯堪的那维亚评分量表，用于评定脑卒中临床神经功能缺损程度最广泛的量表之一，评分为0～45分，0～15分为轻度神经功能缺损，16～30分为中度神经功能缺损，31～45分为重度神经功能缺损。

（3）美国国立卫生研究院卒中量表（NIH stroke scale，NIHSS）：是国际上公认的、使用频率最高的脑卒中评定量表，有11项检测内容，得分低说明神经功能损害程度轻，得分高说明神经功能损害程度重。

2.运动功能评估　脑卒中运动功能评定运动功能评定的方法有Brunnstrom法、上田敏法、Fugl-Meyer法等。

（1）Brunnstrom 6阶段评估法：评价脑卒中偏瘫肢体运动功能最常用方法之一，其是一种定性半定量的评估方法。根据脑卒中恢复过程中的变化，将手、上肢及下肢运动功能分为6个阶段或等级。应用其能精细观察肢体完全瘫痪之后，先出现共同运动，以后又分解成单独运动的恢复过程（表5-4-1）。

表5-4-1　Brunnstrom 6阶段评估法

阶段	运动特点	上肢	手	下肢
Ⅰ	无随意活动	无任何运动	无任何运动	无任何运动
Ⅱ	引出联合反应、协同运动	仅出现协同运动模式	仅有极细微的屈曲	仅有极少的随意运动
Ⅲ	随意出现的协同运动	可随意发起协同运动	可有钩状抓握，但不能伸指	在坐和站立位上，有髋膝、踝的协同性屈曲
Ⅳ	协同运动模式打破，开始出现分离运动	出现脱离协同运动的活动：肩0°，肘屈90°的条件下，前臂可旋前、旋后；肘伸直的情况下，肩可前屈90°；手臂可触及腰骶部	能侧捏及松开拇指，手指有半随意的小范围伸展	在坐位上，可屈膝90°以上，足可向后滑动。在足根不离地的情况下踝能背屈
Ⅴ	肌张力逐渐恢复，有分离精细运动	出现相对独立于协同运动的活动：肘伸直时肩可外展90°；肘伸直，肩前屈30°～90°时，前臂可旋前旋后；肘伸直，前臂中立位，上肢可上举过头	可作球状和圆柱状抓握，手指同时伸展，但不能独立伸展	健腿站，病腿可先屈膝，后伸髋；伸直膝的情况下，踝可背屈
Ⅵ	运动接近正常水平	运动协调近于正常，手指指鼻无明显辨距不良，但速度比健侧慢（≤5秒）	所有抓握均能完成，但速度和准确性比健侧差	在站立位可使髋外展到抬起该侧骨盆所能达到的范围；坐位下伸直膝可内外旋下肢，合并足内外翻

（2）Fugl-Meyer和上田敏法：Fugl-Meyer评定法是将上、下肢，手和手指运动等的功能评价与平衡能力、关节活动度、关节运动时的痛觉、感觉功能等5项与偏瘫后身体功能恢复有密切关系的内容综合的定量的评定方法，评分为0～100分。它能反应偏瘫患者功能恢复过程中各种因素的相互作用，也是脑卒中康复评定常用的方法之一。上田敏法是在Brunnstrom方法的基础上，发展为更详细的评价方法。

3.感觉评估评估　患者的痛温觉、触觉、运动觉、位置觉、实体觉和图形觉是否减退或丧失。

4.言语功能评估　言语功能评估主要是通过交流、观察、使用通用的量表以及仪器检查等方法，了解被评者有无言语功能障碍，判断其性质、类型及程度，确定是否需要进行言语治疗以及采取何种治疗及护理方法。

5.吞咽功能评估　洼田饮水试验，饮水后有无呛咳或语言清晰度可预测误咽是否存在。让患者在坐位状态下，饮30mL常温水，观察全部饮完的时间。

6.认知功能评估　认知是脑的高级功能活动，是获取和理解信息，进行判断和决策的过程，包括注意、记忆、思维、学习、执行功能等。常用的方法有简易精神状态检查量表、洛文斯顿作业疗法认知评定成套试验记录表和电脑化认知测验等。

7.心理评估　评估患者的心理状态，人际关系与环境适应能力，了解有无抑郁、焦虑、恐惧等心理障碍，评估患者的社会支持系统是否健全有效。

8.日常生活活动能力评估　日常生活活动能力评估是脑卒中临床康复常用的功能评定，其方法主要ADL评定有功能独立性评估法和Barthel指数。

9.生存质量评估　生存质量评估分为主观取向、客观取向和疾病相关的QOL三种，常用的量表有生活满意度量表、WHOQOL－100量表和SF－36量表等。

（二）康复护理目标

1.短期目标　患者能适应卧床或日常生活活动能力下降的状态，采取有效的沟通方式表达自己的需要和情感，提供舒适的环境，选取恰当的进食方法，维持正常的营养供给，生活需要得到满足，情绪稳定；积极配合进行语言和肢体功能等康复训练，保证受损的感觉、运动、语言和心理等功能的逐步恢复；有效预防发生压疮、肺炎、尿路感染、深静脉血栓形成等并发症。

2.长期目标　通过实施体位摆放、体位转移、呼吸训练等综合康复护理技术，最大限度地促进脑卒中患者功能障碍的恢复，防止失用和误用综合征，减轻后遗症；充分强化和发挥残余功能，通过代偿和使用辅助工具，争取患者早日恢复日常生活活动能力，回归社会。

（三）康复护理措施

1.急性期

（1）良肢位摆放：是指为防止或对抗痉挛姿势的出现，保护肩关节、防止半脱位，防止骨盆后倾和髋关节外展、外旋，早期诱发分离运动而设计的一种治疗体位。偏瘫患者典型的痉挛姿势表现为：上肢为肩下沉后缩、肘关节屈曲、前臂旋前、腕关节掌屈、手指屈曲；下肢为外旋，髋膝关节伸直、足下垂内翻。早期注意保持床上的正确体位，有助于预防或减轻上述痉挛姿势的出现和加重。体位的具体摆放参见偏瘫患者抗痉挛体位。

（2）被动活动关节：对昏迷或不能做主动运动的患者，应做患肢关节的被动活动，以利于防治关节挛缩和变形。活动顺序应从近端关节至远端关节，每日2次，直至主动运动恢复。避免因粗暴动作而造成软组织损伤，要多做一些抗痉挛模式的活动，如肩外展、外旋、前臂旋后、腕背伸、指伸展、伸髋、屈膝、踝背伸等。

（3）床上活动：早期床上活动是脑卒中康复的重要内容之一。要使患者尽快从被动活动过渡到主动的康复训练程序上来。急性期主动训练都是在床上进行的，目的是使患者独立完成各种床上的早期训练后达到独立完成从仰卧到床边坐位的转移。

1）上肢自助被动运动：双手手指交叉，患手拇指置于健指之上（Bobath握手），利用健侧上肢进行患侧上肢的被动活动，注意肘关节要充分伸展；

2）桥式运动：仰卧位，上肢伸直放于体侧，双下肢屈膝屈髋，双足平踏于床上，伸体并将臀部抬离床面，下肢保持稳定，持续5～10秒。

（4）按摩：按摩对患侧肢体是一种运动感觉刺激，并可促进血液和淋巴回流，对防止深静脉血栓形成有一定作用。按摩动作应轻柔、缓慢而有规律。

（5）感染的预防及护理：脑卒中急性期易发生的感染有呼吸道感染、泌尿道感染、口腔感染、皮肤感染等。应注意保持呼吸道引流通畅，防止误吸，经常翻身拍背；痰液黏稠者，可给予超声雾化吸入。留置尿管者，每3～4小时开放1次，训练排尿功能；每日外阴应擦洗2次，防止泌尿道感染。口腔护理早晚各1次。保持床铺清洁干燥，营养足够，定时翻身按摩、擦洗防止皮肤破损。

（6）压疮的预防及护理：缺血、缺氧而致皮肤破损、组织坏死，形成压疮。应告知家属或其他家庭照顾者，必须定时翻身，每2～3小时翻身1次，最好有2～3人协调地一起搬动患者，翻身手法应轻柔，避免拖、拉动作；于骨突出部位如肩胛骨、骶尾骨、股骨大转子、坐骨结节、外踝、足跟等处放气圈，减轻局部受压；以上部位应每日按摩、擦洗2次，注意按摩的手法轻柔适当，避免损伤毛细血管而加重局部循环障碍。床铺保持柔软、清洁、干燥，经常更换；轮椅上放置柔软、透气的海绵垫或羊毛垫，防止坐骨结节处出现压疮。

2.恢复期　脑卒中恢复期需要在社区进行康复训练，恢复后期功能进步缓慢或停滞不前，出现肢体的废用。对患侧功能不可恢复或恢复很差者，应充分发挥健侧的代偿作用，必要时加用自助器具。

（1）翻身和起坐训练：护士及康复治疗人员站在患者转向的一侧，患者双上肢Bobath握手伸肘，头转向侧方，肩上举约90°，健侧上肢带动患肢伸肘向前送，用力转动躯干向翻身侧，同时摆膝，完成肩胛带、骨盆带的共同摆动而达到侧卧。向患侧翻身时应防患肩受损。训练患者起坐时，由侧卧位开始，健足推动患足，健手掌支撑于腋下，用力推动躯干，手掌边推边后撤，同时躯干用力侧屈坐起，护士及康复治疗人员可在膝和小腿部推压以助坐起。

（2）平衡训练

1）坐位平衡训练：应尽早进行坐起训练，从仰卧位到床边坐，从患者能无支撑坐在椅子上达到一级静态平衡，到让患肢能做躯干各方向不同摆幅的摆动活动的“自动态”的二级平衡，最后能完成抵抗他人外力的“他动态”的三级平衡。

2）站立的平衡训练：先站起立于床边，然后逐步进入扶持站立，平行杠间站立，让患者逐渐脱离支撑，重心移向患侧，训练患者的持重能力，能徒手站立后，再实施站立平衡训练，最后达到站立的三级平衡。

（3）坐－站立平衡训练

1）患肢负重训练：患者取坐位，双足平放于地面，双上肢Bobath握手伸肘，肩充分前伸，躯干前倾，抬头，向前、向患侧方向触及目标物，将重心移至患侧下肢。

2）坐－站起训练：患者坐直，足尖与膝盖成一直线，上肢像上述负重训练，髋关节尽量屈曲，让重心从臀部慢慢转移到双足上而站立。

（4）步行训练：恢复步行是康复治疗的基本目标之一。先进行扶持步行或平行杠内步行，再到徒手步行，改善步态的训练，重点是纠正画圈步态。

1）手杖和扶持下的步行：对不能恢复独立步行或老年稳定性差的患者，可给予手杖训练。

2）上、下楼梯的训练：正确的上、下楼梯的训练方法是上楼先上健腿，下楼先下患腿，再下健腿。

（5）ADL训练：包括床椅转移、穿衣、进食、上厕所、洗澡、行走、上下楼梯、个人卫生等，通过作业治疗，使患者尽可能实现生活自理。

（6）言语功能训练：尽早地进行言语训练可以改善患者的交流能力。

1）言语刺激疗法：给予集中的、恰当的、反复的言语刺激，以促进紊乱的语言功能的。

2）构音障碍的训练：应先进行松弛训练和呼吸训练，在此基础上再进行发音训练、发音器官运动训练和语音训练。每次训练应注意合适的训练环境及训练时间，要考虑患者的注意力、耐力及兴趣，可根据患者的日常生活及工作选择训练内容。

（7）吞咽功能障碍康复护理：大多数患者仅在初期需要鼻饲，严重吞咽困难者需要终身鼻饲或其他方法替代进食。早期进行吞咽训练，会改善吞咽困难，预防因吞咽障碍导致的误吸、营养不良等并发症。吞咽训练的具体方法详见常用康复护理技术吞咽功能障碍康复护理。

（四）居家康复指导

居家康复指导包括观察与沟通；纠正残疾者的姿势；帮助患者和家属学习和掌握相关康复技术和训练要点；长期协助患者进行日常生活能力训练以及职业技能的训练。

1.指导自我护理技术　护士应贯穿“代替护理”为“自我护理”的理念，训练患者和家属的自我护理技术和能力；按时吃药，坚持训练，定期到医院检查，让其获得最大的康复机会和效果。

2.ADL训练指导　教会患者家属能协助患者进行日常生活活动（ADL）训练，并将ADL训练贯穿到日常生活中，鼓励患者独立完成穿脱衣服、洗脸、刷牙、进食、体位变换及手功能训练等，教会患者如何利用残存功能学会翻身、起床、从床移到轮椅、从轮椅到厕所的移动动作。将替代护理变为自我护理。

3.家庭环境改造　理想的环境有利于实现康复目标，必要时协助患者家属进行家庭环境的评估，帮助进行家庭环境的康复功能型改造，尽量做到无障碍，减少家庭意外损伤的发生概率。

4.定期随访　深入家庭指导与家属建立良好的联络体系，随时关注患者的心理及情绪情况，要做到有问题随时解决，将患者的不良心理情绪消灭的萌芽中。协助家属为患者营造一个宽松、自由、温暖的家庭气氛，使患者全身心地投入到康复训练及自我重建当中去。

二、慢性阻塞性肺疾病社区康复护理

（一）康复护理评估

1.一般评估　评估患者的一般情况，评估患者有无吸烟史和慢性咳嗽、咳痰史；发病是否与寒冷气候变化、职业性质和工作环境中接触职业粉尘和化学物质有关；有无反复的感染史；有无大气污染、变态反应因素的慢性刺激。是否有呼吸困难和呼吸困难的程度如何。评估患者的家族史、既往史、吸烟史以及症状、体征、辅助检查结果等。

2.呼吸功能评估　COPD严重程度评估。

（1）根据有无出现呼吸短促程度：1级：无气短气急；2级：稍感气短气急；3级：轻度气短气急；4级：明显气短气急；5级：气短气急严重，不能耐受。

（2）根据呼吸功能改善或恶化程度：可以用以下分值半定量化。－5：明显改善；－3：中等改善；－1：轻改善；0：不变；1：加重；3：中等加重；5：明显加重。

（3）根据美国医学会《永久损伤评定指南》：见表5-4-2。

表5-4-2　呼吸困难分级

分　级	特　点
轻度	在平地行走或上缓坡时出现呼吸困难，在平地行走时，步行速度可与同年龄、同体格的健全人相同，但在上缓坡或上楼梯时则落后
中度	与同年龄、同体格的健康人一起在平地走时或爬一段楼梯时有呼吸困难
重度	在平地上按自己的速度行走超过4～5分钟后出现呼吸困难，患者稍用力即出现气短，或在休息时也有气短

3.运动能力评估

（1）平板或功率车运动试验：通过活动平板或功率车进行运动试验获得最大吸氧量、最大心率、最大代谢当量（METs）值、运动时间等相关量化指标来评估患者运动能力定量行走评估。

（2）对于不能进行活动平板运动试验的患者，可行6分钟或12分钟行走距离测定，以判断患者的运动能力及运动中发生低氧血症的可能性。

4.日常生活能力评估　见表5-4-3。

表5-4-3　日常生活能力评估

0级	虽存在不同程度的肺气肿，但活动如常人，对日常生活无影响，活动时无气短
1级	一般劳动时出现气短
2级	平地步行无气短，较快行走、上坡或上下楼梯时气短
3级	慢走不及百步即有气短
4级	讲话或穿衣等轻微动作即有气短
5级	安静时出现气短、无法平卧

5.影像学检查　可见两肺纹理增粗、紊乱。并发肺气肿时，可见肋间隙增宽，膈低平，两肺透亮度增加。心脏常呈垂直位，心影狭长。

6.血气分析　表现为动脉血氧分压（PaO_2）下降，二氧化碳分压（$PaCO_2$）升高，pH降低等。可出现代偿性呼吸性酸中毒。

7.心理社会评估　详细了解患者及家庭对疾病的态度，了解疾病对患者的影响，如心情、性格、生活方式的改变，是否感到焦急、忧虑、恐惧、痛苦，是否悲观失望，是否失去自信自尊、退出社会和躲避生活。

8.与健康相关的生活质量（Health-Related Quality of Life，HRQOL）　圣·乔治呼吸问卷（the St George's respiratory questionnaire，SGRQ）分为三部分：症状、活动能力、疾病对日常生活的影响。主要是询问患者咳嗽、咳痰、气喘和呼吸困难等发作情况及对日常生活和工作的影响。对生活影响越严重，权重越高，分值越大，波动范围是0～100分，对生活完全没有影响是0分，对生活极度影响是100分。

（二）康复护理目标

1.短期目标　改善胸廓活动，获得正常的呼吸方式，教育引导形成有效的呼吸模式，支持和改善心肺功能；提高机体能量储备，改善或维持体力，提高患者对运动和活动的耐力；改善心理状况，建立“控制呼吸能力”的自信心，放松精神，缓解焦虑、抑郁、紧张、暴躁等心理障碍。

2.长期目标　开展积极的呼吸和运动训练，发掘呼吸功能潜力，通过物理医学手段治疗和预防并发症，消除后遗症；提高机体免疫力，改善全身状况，增加日常生活自理能力，提高生命质量。

（三）康复护理措施

1.指导呼吸训练　包括放松训练、腹式呼吸训练、缩唇呼吸法，预防及解除呼吸急促。

2.运动训练指导　运动可以改善心肺功能，恢复活动能力。运动训练是呼吸功能康复的重要组成部分，包括下肢训练、上肢训练及呼吸肌训练。

3.保持和改善呼吸道的通畅　有效咳嗽、体位引流排痰。

4.吸氧疗法　休息时PaO_2＜50mmHg应予以吸氧。改善低氧血症引起的神经精神症状及呼吸困难。减轻肺动脉高压、减轻右心负荷、改善呼吸功能不全。做好持续低流量吸氧护理。每天持续低流量（＜2L/min）吸氧10～15小时，可改善活动协调性、运动耐力和睡眠。

（四）居家康复指导

1.坚持呼吸训练及活动　根据患者心肺功能和体力情况，为患者制订康复锻炼计划，如慢跑、快走、打太极拳等，提高机体抵抗力。鼓励患者采取坐位或半卧位，进行有效咳嗽、胸部叩击、体位引流，保持和改善呼吸道的通畅。指导患者进行放松练习、腹式呼吸、缩唇呼吸，以主动呼气的习惯代替主动吸气的习惯等呼吸训练。康复训练一定要在病情稳定的时候进行，在训练中如果感到不适及时与医生取得联系。量力而行、循序渐进、持之以恒。

2.注重疾病预防，提高机体抵抗力　鼓励患者进行耐寒锻炼，如冷水洗脸、洗鼻等。提高呼吸道免疫功能。冬病夏治，中医治疗。教会患者及家属判断呼吸困难的程度，合理安排工作和生活。

3.家庭氧疗指导　让患者及家属了解吸氧的目的及必要性。长期持续低流量（＜2L/

min）吸氧可提高患者生活质量，使COPD患者生存率提高2倍。吸氧吸氧时注意安全，远离火源、高温，搬运时要轻拿轻放，防止火灾和爆炸。吸氧过程中禁止吸烟。氧疗装置要定期更换，清洁，消毒。

4.戒烟指导　提高COPD治疗效果首先应戒烟。在COPD的任何阶段戒烟，均可以延缓病情的发展及变化。

三、冠心病社区康复护理

（一）康复护理评估

1.健康状态评估　患者的一般情况，包括姓名、性别、年龄、体重、职业、工作环境、家庭情况等；家族史与既往史：是否有冠心病、心血管疾病及糖尿病家族史；是否有高血压、高血脂病史；吸烟史：是否吸烟，包括吸烟的量及持续时间；心绞痛、心肌梗死的情况评估：如心绞痛的诱因、部位、性质、强度、持续时间、缓解方式、近期服用的药物等；药物的疗效和不良反应：评估以前治疗心绞痛药物的疗效和不良反应；运动状况评估。

2.超声心动图运动试验　超声心动图可以直接反映心肌活动情况，从而揭示心肌收缩和舒张功能，还可以反映心脏内血流变化情况，所以有利于提供运动心电图所不能显示的重要信息。该项检查，运动时比安静时检查更有利于揭示潜在的异常，从而提高试验的敏感性。检查方式一般采用卧位踏车或活动平板方式。

3.6分钟步行试验　6分钟步行试验是独立的预测心衰致残率和致死率的方法，可用于评定患者心脏储备功能，在心脏康复中用于评价疾病或手术对运动耐受性的影响，常用于患者在康复治疗前和治疗后进行自身对照。要求患者在走廊里尽可能行走，测定6分钟内步行的距离。在行走中途，允许患者在需要时停下来休息，但不能延长总试验时间。在试验过程中，评定师也可以给予口头鼓励。试验前和试验结束时应立即测量心率、血压、呼吸频率、呼吸困难的程度和血氧饱和度。6分钟内，若步行距离＜150米，表明心力衰竭程度严重，150～425米为中度心力衰竭，426～550米为轻度心力衰竭。

（二）康复护理目标

1.短期目标　能运用缓解心前区疼痛的方法并控制疼痛；能运用正确的康复护理措施预防心绞痛的发作；在确保患者安全的情况下，进行运动能力2～3METs的日常生活活动并逐步恢复一般日常生活活动能力；创造良好的生活和训练环境，稳定患者的情绪，促进患者身心的全面发展，提高康复疗效。

2.长期目标　通过综合康复护理，使患者自觉改变不良的生活习惯；控制危险因素，改善或提高体力活动能力和心血管功能，恢复发病前的生活和工作。

（三）康复护理措施

1.临床康复分期　根据冠心病康复治疗的特征，国际上将康复治疗分为三期。

Ⅰ期：指急性心肌梗死或急性冠脉综合征住院期康复，冠状动脉分流术（CABG）或经皮冠状动脉腔内成形术（PTCA）术后早期康复阶段。一般为发病后1～2周开始，发达国家此期已经缩短到3～7天。因此，Ⅰ期康复的实际时间应是发病后的住院期间。

Ⅱ期：自患者出院开始，至病情完全稳定为止，时间为5～6周。由于急性阶段缩短，Ⅱ期的时间也趋向于逐渐缩短。

Ⅲ期：指病情长期处于较稳定状态，或Ⅱ期过程结束的冠心病患者，包括陈旧性心肌梗死、稳定型心绞痛及隐性冠心病，PTCA或CABG后的康复也属于此期。一般为2～3个月，患者的自我锻炼应该持续终身。有人将终身维持的锻炼期列为第Ⅳ期。

2.恢复期康复护理　社区患者为巩固Ⅰ、Ⅱ期康复成果，控制危险因素，改善或提高体力活动能力和心血管功能，恢复发病前的生活和工作。

（1）根据患者个体情况制定的运动处方，督促、监护完成训练项目。运动方法宜选用有氧运动如散步、骑自行车、太极拳等运动方式，要循序渐进。运动时心率增加小于10次／分可加大运动量，心率增加10～20次／分为正常反应，运动强度逐渐增加到中等强度（运动时脉率＝170－年龄），每次持续时间40～60分钟，频率3～5次／周。运动以不引起胸痛、心慌、呼吸困难、出冷汗和疲劳为度。康复运动前指导进行5～10分钟的热身运动，然后进行30分钟的运动锻炼，最后做5～10分钟的恢复运动。为了保证活动的安全性，在心电监护下开始所有的新活动。

（2）运动监测注意事项：①要教会患者自已数脉搏，在运动后即刻数脉搏10秒，然后将所得数乘以6，即是运动时的最大心率。②只在感觉良好时运动。感冒或发热症状和体征消失2天以上再恢复运动。③注意周围环境对运动反应的影响，包括寒冷和炎热气候要相对降低运动量的运动强度，避免在阳光下和炎热气温时剧烈运动（理想环境：温度4～28℃，风速＜7m/s）；穿戴宽松、舒适、穿透气的衣服和鞋；上坡时要减慢速度。饭后不做剧烈运动。④患者需要了解个人能力的限制，应定期检查和修正运动处方，避免过度训练。药物治疗发生变化时，要注意相应调整运动方案。⑤警惕状态，运动时如发现心绞痛或其他症状，应停止运动，立即汇报医生。⑥训练必须持之以恒，如间隔4天以上，再开始运动时宜稍降低强度。⑦避免在运动后即刻用热水洗澡，至少应在休息15分钟后，并控制水温在40℃以下。

（四）居家康复指导

1.调节饮食结构　向患者说明饮食与本病的发病率有着密切的关系（但患者出院后立即改变饮食习惯并非容易，护理人员要掌握患者心理，采取针对性教育方法），使患者晓以利害，积极主动配合，巩固疗效。

（1）肥胖者须减少食物总热量摄入，少食多油、多糖食物，减轻体重。

（2）高血脂者选用豆油、花生油、菜籽油、芝麻油等，瘦肉、鱼、豆制品可适量使用，避免食用猪油、羊油、奶油、肥肉、动物内脏及蛋黄、墨鱼等。

（3）预防便秘，食用高纤维素的食物及含果胶多的水果。高纤维素蔬菜有芹菜、竹笋、豆芽、金针菜等。含果胶多的水果有梨、苹果等。

2.合理安排生活和工作　参加力所能及的工作，可使精神愉快、心情舒畅。对增强体力、改善心脏功能、促进血液循环、调整代谢、防止肥胖等均有裨益。要注意劳逸结合，避免连续做过度繁忙的工作，坚持锻炼，如做保健操、打太极拳、散步、打乒乓球等。保证足够的睡眠时间，避免精神紧张或突然用力的动作，饭后休息0.5～1小时。冬天注意保暖，避免迎风或在雪地上快步行走。在任何情况下一旦有心绞痛发作及急性心肌梗死先兆，即应停止活动，安静休息。

3.戒烟　戒烟是心肌梗死后的二级预防的重要措施，研究表明，急性心肌梗死后继续吸烟再梗死和死亡危险增高22%～47%，每次随诊都必须了解并登记吸烟情况，积极劝导患者戒烟，并实施戒烟计划。

4.用药指导　遵医嘱服药，不要擅自增减药量，自我监测药物的不良反应。外出时随身携带硝酸甘油以备急需。硝酸甘油见光易分解，应放在棕色瓶内存放于干燥处，以免潮解失效。药瓶开封后每6个月更换1次，以确保疗效。

5.心理指导　心肌梗死后患者焦虑情绪多来自于对今后工作能力和生活质量的担心，应予以充分理解并指导患者保持乐观、平和的心情，正确对待自己的病情。告诉家属生活中避免对其施加压力，当患者出现紧张、焦虑等不良情绪时，应设法进行疏导。

四、全髋关节置换术后的社区康复护理

（一）康复护理评估

全髋关节置换术后的康复护理评估主要包括疼痛、关节活动度、关节周围肌肉肌力、日常生活活动能力、焦虑和抑郁、生活质量等方面，可各自应用相关量表进行评估，也可采用髋关节相关的特定综合评估量表，见表5-4-4。

Harris评分是一个广泛应用的评价髋关节功能的方法，常常用来评价保髋和关节置换的效果。满分100分，90分以上为优良，80～89分为较好，70～79分为尚可，<70分为差。

表5-4-4　Harris髋关节功能评分标准

姓名：__________　性别：____　年龄：____　床号：____　住院号：________　电话：____________

诊断：____

项目	得分	项目	得分
Ⅰ.疼痛 无（44） 轻微（40） 轻度，偶服止痛药（30） 轻度，常服止痛药（20） 重度，活动受限（10） 不能活动（0）		2.功能活动 上楼梯 正常（4） 正常，需扶楼梯（2） 勉强上楼（1） 不能上楼（0） 穿袜子，系鞋带	

（续表）

项目	得分	项目	得分
Ⅱ．功能 1．步态 跛行 无（11） 轻度（8） 中度（5） 重度（0） 不能行走（0） 行走时辅助 不用（11） 长距离用一个手杖（7） 全部时间用一个手杖（5） 拐杖（4） 2个手杖（2） 2个拐杖（0） 不能行走（0） 行走距离 不受限（11） 1km以上（8） 500m左右（5） 室内活动（2） 卧床或坐椅（0）		容易（4） 困难（2） 不能（0） 坐椅子 任何角度坐椅子，大于1小时（5） 高椅子坐半小时以上（3） 坐椅子不能超过半小时（0） 上公共交通（1） 不能上公共交通（0） Ⅲ．畸形（4） 具备下述4条： 固定内收畸形＜10° 固定内旋畸形＜10° 肢体短缩＜3.2cm 固定屈曲畸形＜30° Ⅳ．活动度（屈＋展＋收＋内旋＋外旋） 210°～300°（5） 160°～209°（4） 100°～159°（3） 60°～99°（2） 30°～59°（1） 0°～29°（0）	

共得分：________ 测定者：____________ 测定时间：__________________

（二）康复护理目标

1．短期目标　减轻疼痛，恢复患者体力，增强关节周围肌肉的肌力，增加关节活动度，改善关节稳定性。

2．长期目标　改善平衡协调能力，恢复日常生活活动能力，避免非生理性活动模式及疲劳损伤、保护人工关节，延长其使用期。

（三）康复护理措施

1．术后体位　平卧，并于两腿间置楔形枕以保持患髋外展20°～30°，踝关节中立位，防止髋关节脱位，被动活动膝、踝关节，并开始进行下肢肌肉收缩练习。若患者不能自行保持髋中立位，可穿防旋鞋。

2．术后1天　主动活动健侧关节，并进行患侧踝关节和足趾的主动背伸和跖屈练习，以及股四头肌的等长、等张收缩锻炼，按摩髌骨周围、膝关节及小腿后部；同时进行深呼吸、引体向上运动，防止肺部并发症。

3．术后2天　在医生指导下进行髋关节轻度屈伸练习，髋关节屈曲应＜60°，以防活动过度致假体脱出，时间限定在30分钟之内。

4．术后第3～7天　加强股四头肌等长收缩，并保持10～15秒，重复10～20次；膝下垫枕以膝部为支点，小腿抬离床面做伸膝动作，保持10秒，重复10～20次；患侧髋、膝关节被动活动，关节持续被动运动，从0°～30°开始，逐日增加5°～10°，直至90°，每次1小时，每日

2次。在他人帮助下进行床上移动训练，训练均在患肢外展、中立位下进行。

5.术后第2周　助力下直腿抬高30°，保持10秒，重复20～30遍；逐渐过渡到主动直腿抬高，健腿支撑站立平衡练习，平行杠内健腿支撑三点式步行及转体，扶双拐行走，以健腿支撑三点式步行为主。

6.术后第3周　仰卧位双下肢空踩自行车运动20～30次，患髋屈曲90°以内，10次为一轮，组间休息1分钟；股四头肌及髋外展肌渐进抗阻训练，四点支撑半桥运动保持10秒，重复10～20次，坐、站重心转移及步行训练。患者此期间下床站立，并开始练习行走，行走扶拐杖或步行器，以防跌倒。行走时健肢在前先行，患肢跟上，再移动拐杖向前。每日2～3次，每次10～20分钟，注意保持两腿分开与肩同宽，转弯时髋关节随身体一起转动，避免髋关节突然旋转。

7.术后晚期　6个月内避免患髋内收内旋，术后3个月扶双拐，逐渐过渡到单拐，弃拐时间因人而异，一般6个月后行走平稳且无疼痛时可弃拐行走，每年复查3次或4次。

（四）居家康复指导

1.患者在活动时髋关节屈伸不能＞90°，避免负重，不坐矮凳，不做下蹲动作，不过度内旋或外旋下肢，不侧身睡觉。

2.上楼时健肢先上，拐随其后或同时跟进，下楼时拐先下，患肢随后，健肢最后。

3.尽量避免以下动作　髋关节内收、内旋位时自坐位站起；双膝并拢、双足分开时，身体向患侧倾斜，去取东西、接电话等；跷二郎腿和坐位穿鞋；如厕时坐便桶过低，或沙发过矮，健侧翻身不当时患侧髋关节过于伸直、内收内旋位（图5－4－1）。

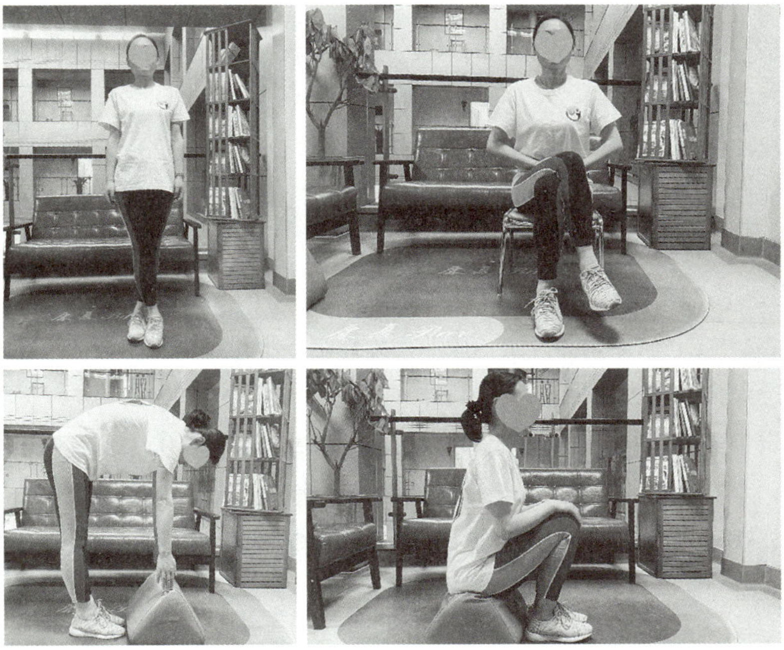

图5－4－1　错误姿势

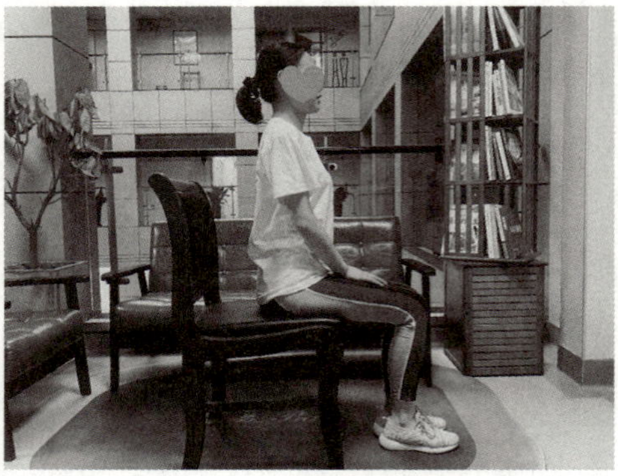
图5-4-2 正确坐姿

4.家居安全指导 THA术后患者需进行必要的家居改造，预防跌倒，减少假体脱位和骨折的风险。包括清除家庭走道障碍物如重新整理家具、看管好宠物、卷起不用的电线和电话线等；把常用的物品放在患者容易拿得到的位置；保持浴室地面及台面干燥；在厨房、走道、浴室放置座椅；在坐椅和坐厕上放置较硬、较厚的坐垫，以保持坐位时髋关节屈曲≤90°（图5-4-2）。

五、骨质疏松症的社区康复护理

（一）康复护理评估

1.危险因素评估

（1）不可控危险因素：导致骨质疏松的不可控因素包括年龄、性别、种族、遗传、体形、内分泌影响等。据研究表明，女性绝经后多见，男性则65岁以后发病较多。不同人种的发病率也不相同，骨质疏松症多见于白种人，其次为黄种人，黑人较少；遗传因素也是本病的重要危险因素，家族中患本病较多者，本人患此病的危险性明显增高。受内分泌影响，老年人由于性功能下降，抑制骨吸收和促进骨形成的性激素水平明显降低，尤其是绝经后的女性。

（2）可控危险因素：如营养、活动、用药等。营养：评估蛋白质、钙、磷、维生素及微量元素等的摄入情况。活动：评估运动方式、运动强度、运动量、运动时间及运动后的呼吸、心率的变化情况；评估接受阳光照射情况。

2.病史评估 询问老年人有无腰痛的病史；骨折情况（骨折的时间和部位）；有无其他疾病病史。

3.功能状况评估

（1）疼痛评估：VAS法（目测类比定级法）：无痛为0分，剧痛为10分，估计疼痛的程度。

（2）肌力评定：腰背肌力评定及腹肌力评定。

（3）肌耐力评定：背肌耐力评定、腹肌耐力评定、小腿三头肌耐力的评定、股四头肌耐力的评定、动态等张评定法。

4.平衡评定 多采用Berg平衡量表（Berg balance scale，BBS）来评定坐位和站立位的基本功能活动。大量研究已显示，Berg平衡量表（BBS）与跌倒风险度具有高度相关性。45分通常作为老年人跌倒风险的临界值。低于45分提示跌倒风险增大。通过平衡功能评定对跌倒的风险进行预测应是骨质疏松症患者必查的项目。

（二）康复护理目标

1.短期目标　防治骨折，减少并发症，降低病死率。

2.长期目标　提高疾病的康复水平；改善生存质量。

（三）康复护理措施

1.预防骨折的发生　骨折是骨质疏松症最严重的并发症。降低骨折发生率是康复护理的最重要和最终的目的。

（1）锻炼适当：任何过量、不适当活动或轻微损伤均可引起骨折。

（2）预防跌倒：近年来急速增长的髋部骨折中90%由于跌倒所致，因此预防跌倒对预防骨折至关重要。预防老年人跌倒，可采用以下措施：合理使用助行辅具、增加下肢肌力、外出注意保暖防滑、减少镇静或安眠药物的使用、视力矫正、居家危险环境改造等。

（3）骨折处理：有骨折者应给予牵引、固定、复位或手术治疗骨折患者要尽量避免卧床、多活动。及时给予被动活动，以减少制动或失用所致的骨质疏松。

（4）药物预防：骨质疏松症的治疗药物大致有三类，抗骨吸收药物：如降钙素、双膦酸盐、雌激素等。促骨形成药物：如氟化物及核查类固醇药物等。促进骨矿化药物：如钙制剂、维生素D类等。

2.运动治疗

（1）负重运动增加骨强度，预防骨折。

1）高强度负重运动：可根据自身身体状况选择如跳舞、爬山、跑步、跳绳、乒乓球等强度较大的运动。每周1～2次，每次至少30分钟。

2）低强度负重运动：可根据自身身体状况选择如身体支撑栏杆墙上压、手掌支撑墙面掌上压、握力训练、上下楼梯、快走等强度较低的运动。每周≥3次，每次至少30分钟。

（2）增加肌力和耐力的方法：①握力锻炼或上肢外展等长收缩，用于防治肱、桡骨的骨质疏松；②下肢后伸等长运动，用于防治股骨近端的骨质疏松；③防治胸腰椎的骨质疏松，可采用躯干伸肌等长运动训练，即在站位或俯卧位下进行躯干伸肌群、臀大肌与腰部伸肌群的肌力增强运动，每次10～30分钟，每周3次。

（3）改善平衡能力：提高平衡控制能力，预防摔倒。

1）下肢肌力训练：①坐位：足踝屈伸；②坐位：轮流伸膝；③扶持立位：轮流向前提腿45°（膝保持伸直）；④从坐位立起；⑤立位：原地高提腿踏步。

2）平衡能力训练：①立位：摆臂运动；②立位：侧体运动；③立位：转体运动；④立位：着力平衡运动；⑤立位：髋部外展。

3）步行训练：①平地步行，每日多次，每次50～100m，逐渐增加距离；②按照“8”字，行曲线行走，以锻炼步态稳定性和耐力，不宜走得过快。

4）练习太极拳：临床观察及研究已证实练习太极拳，有助于改善平衡功能，减少摔倒。根据体能情况练习全套，或只练习几节基本动作。

5）健足按摩：①按摩足底涌泉穴，早晚各做1次，以擦热为度；②按摩小腿足三里穴，每日2～3次，每次5～10分钟（自我按摩或由他人按摩）。

（4）脊柱加强训练：①卧位：头颈抗阻训练，每日2次，每次重复10个，每个动作持续5秒以上；②立位：直立后屈训练，每日至少5次，每次重复5个，每个动作持续5秒以上；③俯卧：俯卧抬胸训练，至少每日1次，感到不适停止，每个动作持续5秒以上；④立位：伸肌训练，每日1次，每次重复15～20个。

（5）有氧运动：以慢跑和步行为主要方法，每日慢跑或步行2 000～5 000m，防治下肢及脊柱骨质疏松。

（四）居家康复指导

1.用药指导

（1）抗骨吸收药物：如降钙素、双膦酸盐、雌激素等。降钙素给药途径为肌内注射或皮下注射，不能口服，使用时要观察有无低血钙和甲状腺功能亢进的表现：使用雌激素者，要注意阴道出血情况，定期做乳房检查，防止肿瘤和心血管疾病的发生。

（2）促骨形成药物：如氟化物及核查类固醇药物等，此类药有消化道反应，在晨起空腹服用，同时饮清水200～300mL，半小时内禁饮食，禁平卧。

（3）促进骨矿化药物：如钙制剂、维生素D类等。口服钙剂连续服用1年以上，使用时不可与绿叶蔬菜一起服用，防止钙赘合物形成，降低钙的吸收，同时要增加饮水，防止泌尿系统结石与便秘。维生素D可改善骨质疏松，缓解腰背痛，与降钙素、钙剂、雌激素合用有较好的治疗效果，可长期小剂量安全使用。

2.饮食调理　骨质疏松症患者的饮食：每日3餐要均衡，避免酸性食物摄入过多，适量进食蛋白质及含钙丰富的食物、蔬菜、水果。少饮酒、少吃甜食、戒烟。

3.居家安全　室内活动时要保持室内有充足的光线；地面要保持干燥，无障碍物，地毯要固定；患者的鞋需防滑，鞋底有坑纹、平而富于弹性；把常用物品放置在易于拿取的地方，避免做大量的弯腰动作；对站立不稳的患者，应配置合适的助行器；行动不便的老年人外出需有人陪同。室外活动时：避免在易滑、障碍物较多的路面行走；上下楼梯和电梯时注意使用扶手；夜晚出行时应尽量选择灯光明亮的街道；外出时尽量使用背包、腰包、挎包等，使双手闲置出来。

4.强调三级预防

（1）一级预防：从青少年开始，注意合理的饮食，适当的体育锻炼，养成健康的生活方式。进行腰背肌、臀肌、力训练。

（2）二级预防：对绝经后的妇女，应及早采取对策，积极防治与骨质疏松症有关的疾病，如糖尿病、甲状腺功能亢进症、慢性肾炎、甲状旁腺功能亢进症等。

（3）三级预防：对已患有骨质疏松症的患者，应预防不恰当的用力，避免跌倒，对骨折者要及时进行处理。

六、精神障碍患者的社区康复护理

（一）精神障碍患者社区管理

1.服务对象　辖区内常住居民诊断明确、在家居住的严重精神障碍患者。主要包括精神分裂症、分裂情感性障碍、偏执性精神病、双相情感障碍、癫痫所致精神障碍、精神发育迟滞伴发精神障碍。

2.服务内容

（1）患者信息管理：在将严重精神障碍患者纳入管理时，需由家属提供或直接转自原承担治疗任务的专业医疗卫生机构的疾病诊疗相关信息，同时为患者进行一次全面评估，为其建立居民健康档案，并按照要求填写严重精神障碍患者个人信息补充表。

（2）随访评估：对应管理的严重精神障碍患者每年至少随访4次，每次随访应对患者进行危险性评估；检查患者的精神状况，包括感觉、知觉、思维、情感和意志行为、自知力等；询问和评估患者的躯体疾病、社会功能情况、服药情况及各项实验室检查结果等。

（二）康复护理评估

精神状态，如恶劣情绪（抑郁、焦虑、愤怒等）、自杀、自伤、冲动行为，躯体症状，无力满足基本需要、无力解决问题、使用防卫机制不当的情况；要求自理的动机和坚持程度，家庭和社会支持、饮酒史或药物滥用史。

1.感觉功能评定　知觉是直接作用于感官的客观事物在人脑的整体反应，是将多种感觉整合起来综合分析、理解，从而得到对外部客观事物和内部机体状态的整体反应。知觉包括对距离、时间、运动的知觉，以及错觉和幻觉等内容。知觉检查一般与感觉检查同时进行，所以也常称为感知觉功能评定。感知障碍在康复医学临床中常常表现为失认症和失用症，这也属于后天获得的认知障碍。

2.认知功能评定　采用认知功能测量、智力测验、记忆测验等对患者的认知功能进行评价。

3.ADL评定　采用提问法、观察法、量表法从运动方面（包括更衣、进食、如厕、洗漱、修饰等）、交流方面（包括打电话、阅读、书写、使用计算机、识别环境标识等）、家务劳动方面（包括购物、备餐、洗衣、使用家具及电源开关、水龙头、钥匙等）对患者的日常生活活动能力进行评定。

（三）康复护理目标

1.帮助患者认识疾病病带来的困扰。

2.帮助患者保持、提高、改善自我照顾的能力。

3.帮助患者维护自尊度安全。

（四）康复护理措施

精神疾病康复期的康复护理。

1.坚持药物维持治疗　使患者和家属了解药物治疗对预防病情复发、恶化的重要意义，学习有关精神药物的知识，学会识别常见药物的不良反应及简单自我处理。大量药物应由家人或社区康复站保管，按时按量给患者服用，以防误服发生意外。

2.日常生活行为训练　主要针对病情较长的慢性衰退或轻、中度精神残疾患者。这些患者往往行为退缩，情感淡漠，活动减少，生活懒散，仪表不整，自理生活能力差，有的躯体状态及运动功能也较衰弱。日常生活行为训练主要从满足基本生理需要开始，培训患者自己处理个人卫生、饮食、衣着、排便等，坚持每日数次，要手把手地教导和训练。在训练过程中，结合奖励刺激，强化有益的行为。

3.家庭生活技能训练　大部分患者经过治疗后，都将回归家庭，如果能学习到有关家庭生活的某些技能，对改善其家庭职能、家庭关系及取得家庭支持可起到重要作用，有利于促进心理与社会康复。如家庭清洁工作、清洗衣物、家庭的布置、物品的采购、食物的烹饪、钱财的管理、家庭社交礼仪及交通工具使用等，可采用个别指导或随访督促、指导。

4.人际交往技能训练　在所有的人际关系中，人们的交往都是以表达情感和获得有关需要的一般技能为基本媒介。因此，精神疾病患者的交往技能也是从如何正确地表达乐感（肯定的感受）或不乐感（否定的感受），以及如何正确地做出积极请求和寻求帮助等技能的训练出发，教会患者交谈技巧，包括交谈时的目光对视、体态、姿势、动作、面部表情、语调变化、声音大小、语速快慢及精力是否充沛等。

5.工作行为训练　指劳动作业与职业活动方面的技能训练，是使患者在社会中获得就业技能的训练。主要分为2个部分：一部分是本身无职业或病后劳动能力降低的，适合在康复站内、福利工厂和农场为其安排简单劳动作业；另一部分是病前有职业或康复后能力恢复需再就业的人员，训练的内容就是训练患者根据自身条件限定求职范围，寻求合适的工作目标；如何写求职申请表，求职时衣着、装饰、交谈等与就业有关的各种技能。

6.现实认知能力训练　适用于老年精神患者和慢性精神衰退的患者。向他们介绍现实的情况，如天气、日期、季节；准备不同的水果，让他们叫出名称、品尝味道；对大自然中植物、动物、鸟声的认知等，训练其认知能力，以提高生活的乐趣和生活的质量。

（五）居家康复指导

精神分裂症患者在幻觉妄想的支配下，可能出现攻击他人、毁物等行为；有些患者因抑郁或深感疾病的痛苦可能出现自杀行为；有些患者不承认有病而不愿住院或留在家里，常伺机外出。因此，患者的安全管理显得十分重要，应指导家属注意以下事项。

1.患者管理　当患者的情绪处于不稳定阶段时，要有专人看护，尤其是有严重自杀企图和外走念头的患者。注意观察患者的情绪变化及异常言行，如抑郁型精神病患者，在恢复期自杀率较高，如果发现抑郁状态突然明显好转，更应严密观察，警惕预防患者自杀。

2.危险物品管理　一切对患者生命有威胁的物品不能带入患者的房间或活动场所，如金属类的小刀、剪刀、铁丝、各种玻璃制品、绳带、药物等。患者不能蒙头睡觉；上厕所超过5分钟要注意查看。

3.周围环境管理　门窗保持完好，若患者表现异常困扰，不能自控，对自己或他人构成威胁时，要进行控制和约束。

4.社会支持系统的护理干预　利用各种方式，广泛进行精神卫生知识宣教，使社会成员都来重视精神病患者的康复，关心支持精神患者康复，以正确的情感表达来对待精神病患者。社区精神康复是社区护理的一项重要工作，通过日常生活、家庭交流、职业活动等各种能力的训练，达到心理、生理和社会生活上的全面康复，使患者已丧失的家庭社会功能得以最大限度地恢复，精神残疾程度降到最低，留存的能力得以最大。

案例回顾

本章节教学案例中出现肢体功能障碍和吞咽功能障碍，相信大家对脑卒中患者的护理问题及康复护理方法都有了清晰的认识。

脑卒中已经成为我国第一位疾病致死原因，且以每年增长8.7%的速度继续发展，给家庭及社会带来的极大的负担。脑卒中患者一旦发病，致残率与致死率较高，因此临床在治疗该疾病时需要将预防、治疗救护、康复贯穿在一起，且与家属共同护理患者。作为社区康复护理人员，要掌握社区脑卒中疾病的特点和康复护理需求，以提供高质量的社区康复护理服务，改善患者的生活质量，提高日常生活能力，回归家庭和社会。

第六章
社区突发公共卫生事件的管理与护理

章前引言

20世纪以来，随着医学科学和社会的进步，传染病对人类健康的威胁受到了极大的遏制，许多重大传染病已经得到有效控制。近几十年来，由于受各种因素的影响，一些已被控制的传染病又死灰复燃，如肺结核、性传播疾病等。同时还出现了一些新发的传染病，其中一些给人类造成了巨大灾难和恐慌，如获得性免疫缺陷综合征、传染性非典型肺炎、人感染高致病性禽流感、埃博拉出血热等。因此，传染病的预防和控制依然要高度重视。作为基层卫生机构的重要成员，社区护士在传染病的预防和控制中具有不可替代的作用。近年来，全球范围内各种灾害事件频发，给人类生命财产安全、区域经济发展、社会安定等造成了重大损失和严重威胁。我国是世界上自然灾害最为严重的少数国家之一，灾害种类多、分布地域广、造成损失大，且突发公共卫生事件也同样威胁着人们的健康生活。社区通常是灾害事件发生的第一现场，快速高效地应急处理可以防止灾害损失的进一步扩大，减轻或避免次生灾害及衍生灾害的发生。

学习目标

1. 识记START预检分诊、RPM预检分诊概念。
2. 识记传染病的上报原则。
3. 理解传染病的管理措施。
4. 理解突发公共卫生事件的概念、应急管理理论、灾害事件的分类。
5. 掌握对伤病员的预检分诊、现场救护与转运。
6. 掌握对受灾害个体、群体进行心理支持。

思政目标

1. 作为医者要有爱伤观念，学会换位思考，能与患者及其家属达到共情。
2. 融入世界观教育，让学生能够全面、发展、辩证地看待问题，分析问题和处理问题。
3. 融入生命教育，教育学生树立正确的生命观，捍卫生命的尊严，珍爱他人与自己的生命。
4. 融入社会热点事件进行客观分析，引导学生辩证分析、理性应对。

案例导入

2010年4月14日上午7时49分，青海省玉树地区发生7.1级强烈地震，人民群众生命财产遭受严重损失。在党中央、国务院和中央军委的坚强领导下，灾区广大干部群众奋起自救，社会各界积极支援，全力抢救生命，及时救治伤员，妥善安置群众，恢复正常秩序，取得了抗震救灾重大阶段性胜利。玉树地震给灾区人民生命财产造成重大损失。

截至2010年5月30日18时，遇难2 698人，失踪270人。居民住房大量倒塌，学校、医院等公共服务设施严重损毁，部分公路沉陷、桥梁坍塌，供电、供水、通信设施遭受破坏。农牧业生产设施受损，牲畜大量死亡，商贸、旅游、金融、加工企业损失严重。山体滑坡崩塌，生态环境受到严重威胁。

思考题

1. 如果你是社区护士应该如何参与抢救？
2. 社区如何应对此类突发公共卫生事件？

第一节 概述

一、相关概念

（一）社区突发公共卫生事件

突发公共卫生事件（简称突发事件），是指突然发生，造成或者可能造成社会公众健康严重损害的重大传染病疫情、群体性不明原因疾病、重大食物和职业中毒以及其他严重影响公众健康的事件。

（二）社区突发公共卫生事件的分类

突发性公共卫生事件的分类方法有多种，如按照发生原因、发展速度、发生地区的特点等方面进行分类。

1.按发生原因分类

（1）生物病原体所致疾病：主要指传染病（包括人畜共患传染病）、寄生虫病、地方病区域性流行、暴发流行或出现死亡；预防接种或预防服药后出现群体性异常反应；群体性医院感染等。

（2）食物中毒事件：食物中毒是指健康人摄入含有生物性、化学性有毒有害质后或把有毒有害物质当作食物摄入后，所出现的非传染性的急性或亚急性疾病，属于食源性疾病的范畴。

（3）有毒有害因素中毒事件：有毒有害因素污染造成的群体中毒、出现中毒死亡或危害。这类公共卫生事件是由于污染所致，如水体污染、大气污染、放射污染等、波及范围极广。

（4）自然灾害：如地震、火山爆发、泥石流、台风、洪涝等的突然袭击。

（5）意外事故死亡事件：煤矿瓦斯爆炸、飞机坠毁、空袭等重大生产安全事故及生活意外事故都在严重威胁着人们的安全。

（6）不明原因引起的群体发病或死亡事件。

2.按发展速度分类

（1）非常紧急型：多由于人为因素导致，如车祸现场。需要现场尽快实施紧急有效的救护，准确及时的现场指挥管理，伤员的分类和转运。

（2）紧急型：多由自然因素导致，如地震、气象灾害。需要在事件发生后4～5天对伤病员进行紧急救护，对现场进行相关处理。

（3）长期型：如洪涝灾害、旱灾、恶性传染病传播等事件。需要在事件发生后2～3个月或更长时期内，对伤员及受灾民众采取持续的救护和管理。

二、突发公共事件的特征和分级

（一）突发公共卫生事件的特征

1.突发性　对能否发生、什么事件、地点、方式、暴发程度等都难以预测，很难准确把握。

2.复杂性　往往是各种矛盾激化的结果，常呈现出一果多因、相互关联、牵一发而动全身的复杂状态。处置不当可加大损失，扩大范围，甚至会转为政治事件。突发事件防治的组织系统也很复杂，至少包括中央、省市及有关职能部门、社区3个层次。

3.破坏性　以人员伤亡、财产损失为标志，包括直接损害和间接损害，还体现在对社会心理和个人心理造成的破坏性冲击，进而渗透到社会生活的各个层面。

4.持续性　整个人类文明进程中突发事件从未停止过，只有通过共同努力最大限度地降低突发事件发生的频率和次数，减轻其危害程度对人类造成的负面影响。无数次突发事件使人类反思人与自然的关系，变得更加成熟，行为更加理性。突发事件一旦暴发总会持续一个过程，表现为潜伏期、暴发期、高潮期、缓解期、消退期。持续表现为蔓延和传导，一个突发事件经常导致另一个突发事件的发生。

5.可控性　突发事件往往复杂多变，原因复杂，得以控制的难度就更大，使得突发事件对人类和环境带来难以控制的危害。

6.国际互动性　经济全球化在带来人员、物资大流通的同时，也带来了疫情传播全球化，比如一些传染性疾病的全球化。因此在突发事件的预防与控制工作中越来越需要全球协作，共同完成。

（二）突发公共卫生事件的等级

1.根据突发公共卫生事件性质、危害程度、涉及范围，突发卫生公共事件划分为特别重大（Ⅰ级）、严重（Ⅱ级）、较大（Ⅲ级）和一般（Ⅳ级）。依次用红色、橙色、黄色和蓝色进行预警。

（1）有下列情形之一的为特别重大突发公共卫生事件（Ⅰ级）

1）肺鼠疫、肺炭疽在大、中城市发生，并有扩散趋势或肺鼠疫、肺炭疽疫情波及2个以上省份，并有进一步扩散趋势。

2）发生传染性非典型肺炎、人感染高致病性禽流感病例，并有扩散趋势。

3）涉及多个省份的群体性不明原因疾病，并有扩散趋势。

4）发生新传染病或我国尚未发现的传染病发生或传人，并有扩散趋势，或发现我国已消灭的传染病重新流行。

5）发生烈性病菌株、毒株、致病因子等丢失事件。

6）周边以及与我国通航的国家和地区发生特大传染病疫情，并出现输入性病例，严重危及我国公共卫生安全的事件。

7）国务院卫生行政部门都认定的其他特别重大突发公共卫生事件。

（2）有下列情形之一的为重大突发公共卫生事件（Ⅱ级）

1）在1个县（市）行政区域内，1个平均潜伏期内（6天）发生5例以上肺鼠疫、肺炭疽病例，或者相关联的疫情波及2个以上的县（市）。

2）发生传染性非典型肺炎、人感染高致病性禽流感疑似病例。

3）腺鼠疫发生流行，在1个市（地）行政区域内，1个平均潜伏期内多点连续发病20例以上，或流行范围波及2个以上市（地）。

4）霍乱在1个市（地）行政区域内流行，1周内发病30例以上，或波及2个以上市（地），有扩散趋势。

5）乙类、丙类传染病波及2个以上县（市），1周内发病水平超过前5年同期平均发病水平2倍以上。

6）我国尚未发现的传染病发生或传人，尚未造成扩散。

7）发生群体性不明原因疾病，扩散到县（市）以外的地区。

8）发生重大医源性感染事件。

9）预防接种或群体性预防性服药出现人员死亡。

10）一次食物中毒人数超过100人并出现死亡病例，或出现10例以上死亡病例。

（3）有下列情形之一的为较大突发公共卫生事件（Ⅲ级）

1）发生肺鼠疫、肺炭疽病例，1个平均潜伏期内病例数未超过5例，流行范围在1个县（市）行政区域以内。

2）腺鼠疫发生流行，在1个县（市）行政区域内，1个平均潜伏期内连续发病10例以上，或波及2个以上县（市）。

3）霍乱在1个县（市）行政区域内发生，1周内发病10～29例或波及2个以上县（市），或市（地）级以上城市的市区首次发生。

4）1周内在1个县（市）行政区域内，乙、丙类传染病发病水平超过前5年同期平均发病水平1倍。

5）在1个县（市）行政区域内发现群体性不明原因疾病。

6）一次食物中毒人数超过100人，或出现死亡病例。

7）预防接种或群体性预防性服药出现群体心因性反应或不良反应。

8）一次发生急性职业中毒10～49人，或死亡4人以下。

9）市（地）级以上人民政府卫生行政部门认定的其他较大突发公共卫生事件。

（4）有下列情形之一的为一般突发公共卫生事件（Ⅳ级）

1）腺鼠疫在1个县（市）行政区域内发生，1个平均潜伏期内病例数未超过10例。

2）霍乱在1个县（市）行政区域内发生，1周内发病9例以下。

3）一次食物中毒人数3 099人，未出现死亡病例。

4）一次发生急性职业中毒9人以下，未出现死亡病例。

5）县级以上人民政府卫生行政部门认定的其他一般突发公共卫生事件。

2. 按事件反应规模分类

（1）一级事件：指事件发生地区的资源能够自然恢复原有状态的突发事件，比如一般中毒事件。

（2）二级事件：指事件规模较大，需要相邻地区提供帮助才能恢复的突发事件，比如地震灾害。

（3）三级事件：指需要国家之间进行大规模救助的突发事件，比如传染病的国际大暴发。

三、应急管理理论

（一）突发公共卫生事件应急处理原则

1. 预防为主、常备不懈　提高全社会对突发公共卫生事件的防范意识，落实各项防范措施，做好人员技术、物资和设备的应急储备工作。对各类可能引发突发公共卫生事件的情况要及时进行分析、预警，做到早发现、早报告、早处理。

2. 统一领导、分级负责　根据突发公共卫生事件的范围、性质和危害程度，对突发公共卫生事件实行分级管理。各级人民政府负责突发公共卫生事件应急处理的统一领导和指挥，各有关部门按照预案规定，在各自的职责范围内做好突发公共卫生事件应急处理的有关工作。

3. 依法规范、措施果断　地方各级人民政府和卫生行政部门要按照相关法律、法规和规章的规定，完善突发公共卫生事件应急体系，建立健全系统、规范的突发公共卫生事件应急处理工作制度，对突发公共卫生事件和可能发生的公共卫生事件做出快速反应，及时、有效地开展监测、报告和处理工作。

4. 依靠科学加强合作。

（二）应急处理理论

突发公共卫生事件应急工作要充分尊重和依靠科学，要重视开展防范和处理突发公共卫生事件的科研和培训，为突发公共卫生事件应急处理提供科技保障。各有关部门和单位要通力合作、资源共享，有效应对突发公共卫生事件。要广泛组织、动员公众参与突发公共卫生事件的应急处理。

在突发事件发生后4小时内的阶段。社区工作人员根据突发事件应急处理的需要，社区卫生服务中心站应当提供伤病员的检伤分类、伤病员的安置与救护、伤病员的转送护理等工作。社区卫生服务中心（站）应当采取防护措施，防止交叉感染和污染并按国家规定做好污水、医疗废物的处理工作。服从市、区（市）及应急指挥部的调配和指挥，开展医疗救治和卫生处理工作及配合街道、居委会做好本行政区域内的传染病预防控制工作。

1. 伤病员的预检分诊　社区医护人员通过预检分诊区分伤员的轻重缓急、先后救护次序，做好记录将伤员转运至救护室或医院病区。分诊常用方法是RPM初步预检分诊，其中R代表呼吸，P代表灌注量，M代表精神状态。护士在1分钟内完成对一个患者的现场预检分诊。并用红、黄、绿、黑4种颜色标记，分别代表不同处置方式和伤情。黑色代表死亡或伤情非常严重无存活希望；红色代表患者应在1小时内接受救治，伤情较重，收缩压＜60mmHg，意识丧失，随时有生命危险或其他严重外伤，现场初步救治后立即转送至大型医院救治；黄色代表患者应在4～6小时接受救治，中度损伤、轻度意识障碍，需要治疗，暂无生命危险，现场初步救治后酌情送至附近医院；绿色代表伤情较轻，患者清醒、可配合检查且反应灵敏，生命体征正常。无须优先转送，应在现场接受治疗。

2.伤病员的救护

（1）现场救护原则：突发事件现场应以救命、稳定患者病情及迅速转运为救护原则。

（2）基本救护技术：主要有心肺脑复苏（cardiac pulmonary cerebral resuscitation，CPCR）、维持气道通畅、提供有效呼吸、维持循环功能、控制外伤出血、保护伤者颈椎、骨折外固定等基本措施。但是，当事件现场有大批患者以及危重患者时，受人力、物力、时间等客观条件限制，难以进行确定性诊断和救护。目前，常用VIGCF救护程序进行处理，尽快解除威胁生命的相关因素，稳定患者生命体征，快速转运，降低伤员的死亡率和伤残率。VIGCF救护程序如下。

V（ventilation）：保持呼吸道通畅。保持患者气道通畅，必要时清理口咽分泌物、呕吐物、泥土、血凝块等。

I（infusion）：维持有效循环。输液或输血扩充血容量，防止休克及病情恶化。建立2～3条静脉通路，保证大量输液、输血通畅，维持有效循环血量，为后续专科救护争取时间。

G（guardianship）：观察病情变化。观察并记录患者意识、瞳孔、呼吸、脉搏、尿量血压、出血量、皮肤温度及病情变化。有助于判断伤情和指导救护。

C（controlbleeding）：控制外伤出血。迅速控制伤口出血，可使用指压法，压住出血伤口或者肢体近心端的主要血管，用加厚敷料包扎伤口并简易固定，抬高伤部，可减轻出血。

F（follow）：配合医生进行诊断性操作。对有手术指征的患者，护理人员应根据需要做好配血、皮试、血气分析、备皮、留置尿管等术前准备；患者如无手术指征可给予监护和观察。

3.伤病员的转运　伤病员经现场初步伤情评估、实施救护后，除暂时留置观察的部分为重伤患者外，应迅速、安全地将其余患者转运至相关医院进行进一步的专科救护。转运途中护士应加强患者的病情监护、安全保障、生命体征测量以及必要时建立双静脉通路和转运过程中的预检分诊等工作。

第二节 突发公共卫生事件的应急管理

一、应急管理体系与模式

（一）我国及部分国家公共卫生应急体系基本组成结构

1.中国 我国公共卫生应急管理体系包括五大类机构。

（1）应急指挥机构，其中最高行政领导机构是国务院，而地方各级人民政府及卫生行政部门和其他部门也按要求成立本级应急指挥机构。

（2）日常管理机构，其中最高日常管理机构是国务院卫生应急办公室（战时为突发公共卫生事件应急指挥中心），各级卫生行政部门及军队、武警系统等也需按要求设立本级日常管理机构。

（3）应急处理专业技术机构，包括疾病控制体系（各级疾病预防控制机构）、疫情防控应急医疗救治体系（包括医疗机构、基层医疗卫生机构、急救机构和采供血机构）、卫生监督体系（各级卫生监督所）和出入境检验检疫体系。

（4）基层社区组织，以街道、乡镇以及居民委员会、村民委员会为主。

（5）科研及专家咨询委员会，包括与疫情防控工作相关的各级各类和专家咨询委员会[国务院、省级卫生行政部门以及市（地）、县级突发公共卫生事件专家咨询委员会]。

2.新加坡 新加坡公共卫生应急管理体系包括三大类机构。

（1）家园危机管理系统，由内政部常务秘书主持，包括部际委员会、核心执行小组以及各部委和政府机构的高层政策决策者。

（2）部际行动委员会，包括内政部、卫生部、外交部和国防部。

（3）特别小组，主要由卫生部承担相应工作成员包括关键决策者、公共卫生从业人员、高级临床医生和传染病专家。

3.英国 英国公共卫生应急管理体系包括两大类机构。

（1）公共卫生应急管理组织系统，由英国卫生保护局承担。

（2）公共卫生应急管理执行系统，包括垂直管理系统（由中央系统、卫生部等政府职能部门和全国性专业监测机构和地方国民医疗服务体系组成）和整合型管理系统（突发公共卫生事件快速响应体系是以社区为中心、自下而上的应对），其战略层级为卫生部及其下设的“突发事件计划协作机构（EPCU）”，执行层级为国民健康服务系统（NHS）及其委托机构（卫生局、医院、紧急救护和基本社区医疗）。

4.日本 日本公共卫生应急管理体系包括两大类机构。

（1）国家突发公共卫生事件应急管理系统由厚生劳动省、派驻地区分局（8个）、检疫所

（13家）、国立大学医学系和附属医院（47家）、国立医院（62家）、国立疗养所（125家）和国立研究所（5家）组成。

（2）地方管理系统，由都道府县卫生健康局、卫生研究所、保健所、县立医院和市町村级保健中心组成。

（二）突发公共卫生事件应急管理理论体系

应对突发事件，特别是重大突发事件，需要广泛动员各种组织和力量参与，需要统一指挥、统一行动；需要各个方面相互协作、快速联动，需要有技术、物质、资金、舆论的支持和保障；还需要法律和政策的依据。应急管理体系就是通过组织整合、资源整合、行动整合等应急要素整合而形成的一体化系统。

1.应急管理理论体系总体规制为“一案三制、一系统”

（1）“一案”代指突发事件应急预案，是根据突发事件的相关特点和发生轨迹，提前制定与设置预案和计划，及时准确应对突发事件与紧急问题。突发事件应急预案主要有政府宏观预案、基层政府应对预案、专项事件突发预案、部门机构应急预案以及大型工程与活动应急预案等。

（2）“三制”是指突发事件应急体系的管理机制、运行机制以及法律机制。一是应急管理机制在突发事件中处于核心地位。权威性与专业化组织管理部门和应急指挥机构可充分发挥组织优势与资源优势，最大程度调动社会力量参与应急救援，第一时间调配卫生资源与医疗设备。政府部门可有效协调专业性的救援队伍和应急专家团队，引导区域化与部门化协作（人民解放军、公安消防、武警部队的相互联动），在突发事件事前预案预警、事中应急处理、事后监控反馈中发挥主导和关键作用。二是完善的应急运行机制在突发事件处于关键环节。应急运行机制主要包括监测预警机制、决策调控机制、协调参与机制、信息报告机制、应急响应机制以及资源调配机制等，各项机制在良性运转中层层相扣，密切相连，在不断优化中推动突发事件的效能化解决。三是健全的法律机制贯穿于突发事件应急管理的始终。要不断加强应急管理工作的法治化进程和步骤，只要按照法律规范和约束加强集约管理，突发事件应急工作才能有法可依、有法必依。法治化轨道可促使应急管理刚性规范，严格按照法律章程处理应急处理工作，保障突发事件应急过程的责任性与约束力。

（3）“一系统”是指应急保障系统。

2.突发公共事件应急管理体系的构成要素　突发公共事件应急管理体系的构成要素主要有3个：人的要素、物质要素和经济要素。

（1）人的要素：国务院是突发公共事件应急管理工作的最高行政领导机构。在国务院总理领导下由国务院常务会议和国家相关突发公共事件应急指挥机构（以下简称相关应急 指挥机构）负责突发公共事件的应急管理工作；必要时派出国务院工作组指导有关工作。

（2）物质要素：各有关部门要按照职责分工和相关预案做好突发公共事件的应对工作，同时根据总体预案切实做好应对突发公共事件的人力、物力、财力、交通运输、医疗卫生及通信保障等工作，保证应急救援工作的需要和灾区群众的基本生活，以及恢复重建工作的顺利进行。

（3）经济要素：因我国的减灾投入问题至今未能很好地解决。一方面国家财政困难拿不出更多的钱用于防灾减灾投入；另一方面由于投入不够，每年灾害造成的损失越来越大，又影响了国家的财政税收。另外，各地方政府等、靠、要思想严重，减灾投入意愿较为薄弱。这种现状使得灾害造成的损失一年比一年大，在个别地方还变成了社会的不安定因素。因此，必须构建政府应急管理的财政保障体系，以适应现代灾害管理的需要。

3.现代应急管理体系一般具有以下特征

（1）由政府和社会共同组成的应急组织系统。在现代国家，应急组织系统通常由政府部门和各种社会主体共同组成，其核心部分包括警方、消防部门、紧急医疗救助中心、救灾减灾和新闻等部门。

（2）有统一指挥、分工协作的应急管理体制。从主要发达国家情况看，现代应急管理体制具有分工明确、统一指挥、相互协作等特征。

（3）有现代化的应急信息系统。现代国家都把利用最新信息通信技术，建立信息共享、反应灵敏的应急信息系统作为应急体系建设的核心部分。

（4）有广泛的应急支持保障系统。现代应急管理体系必须有技术、物资、资金、培训等方面的支持保障。

（5）有健全的应急管理法律法规。应急管理虽然需要财政采取特殊的应对措施，但也必须有法律依据，依法实施相关的应急措施。

4.我国公共卫生应急管理体系在结构及功能层面的改进

（1）各级传染病疫情防控应急管理及指挥部门的权责设置需支撑“联防联控、群防群控”的工作模式。疫情防控是一个需要长期规划预警与短时大规模资源调动相结合的工作，在我国，疫情防控体系的最高领导机构是国务院，日常管理机构是国务院卫生应急办公室，同时各级政府都设置突发公共卫生事件日常管理机构。通过对多国的机构设置分析，发现大多数国家都设立有综合的公共卫生疫情应急指挥机构。我国目前在新冠疫情防控方面的最高组织机构是国务院应对新型冠状病毒肺炎疫情联防联控工作机制，是在党领导下中国政府为应对疫情而启动的中央人民政府层面的多部委协调工作机制平台。这一机制在本次疫情防控期间发挥积极作用，成效显著，获得多方认可。在目前新冠疫情防控进入常态化时期，且各种传染病威胁依然存在的背景下，建议我国无论是在中央层面还是在地方层面设立的常设机构，其权责范围要突破卫生体系而扩展到所有相关政府部门级机构及社区，使其能在传染病疫情暴发流行时按照既定的方案确实履行应急指挥的职能。在平时负责制定本区域的相关传染病应急预案，定期或者根据实际需要进行应急演练，并根据突发公共卫生事件应对和应急演练发现的问题等情况及时修订应急预案等工作。

（2）疫情防控应急处理专业技术机构之间应形成一个更加稳定的组织架构。我国疫情防控专业技术机构之间组织架构还应进一步调整完善。我国专业公共卫生机构和其他卫生机构在应对疫情防控相关工作时，多以任务形式承担指导各类工作。在新型冠状病毒肺炎疫情发生之前，并无专设的组织架构来组织、协调、部署专业技术机构的工作，特别是在“平时”，各类机构间业务联系非常有限，而基于疫情防控相关的工作联系更为稀少。因此，有必要对疫情防控专业技术机构之间组织架构进一步调整完善，促进工作的有序协调开展，将“联防联控”和“定期沟通”等机制固化在体系中。“战时”机构间的紧密高效的合作依赖于“平时”的沟通及磨合，有必要设立专门平台予以促成及保障。可以建立专门的平台，有计划地促进专业技术机构间工作的沟通与磨合。同时，一个完善的疫情反应专业处理系统，需要包括详细的应急响，应计划和具体实施细则，专业的突发事件应急设备，专门的医疗设备和药物储备，高效率的医疗运输和治疗能力 ，都由统一的平台更容易高效率实现。

（3）确保公共卫生实验室诊断网络系统能够在监测预警中发挥积极作用。实验室检测信息的系统性和完整性直接关系到整个疫情防控体系工作计划部署、应急反应措施的实施以及整个社会的资源调配。目前我国传染性疾病的实验室检测分布在各级医院及疾病预防控制机构中，医疗机构的病原微生物的检测结果对于传染性疾病的监测以及疫情走向的判断而言都是关键的信息源之一，但此类信息，特别是新发传染病信息的获取、整合、分析、反馈尚缺乏实质性的信息网络予以支持。此外，在疫情到来之时，整个卫生体系面临着短时激增的病原监测工作任务，如果没有良好的实验室网络信息传递体系和制度支撑，监测能力相对及绝对不足的情况都会出现。构建基于信息化建设的医防融合的公共卫生实验室诊断网络系统，助力我国疫情防控体系的高效运行。在满足病原学诊断信息共享共用的前提下，公共卫生实验室诊断网络系统还需承担在“平时”的网络内实验室检测能力培训任务，提高诊断质量，提升不同实验室检测结果的一致性；此外，针对不同规模和种类的疫情，做好应急预案，建立实验室检测服务应急梯队及能力储备，以便于“战时”能够及时有效地发挥作用。

（4）现场流行病学防控机动队伍应作为应急保障的重要力量纳入体系建设。流行病学调查与疫情防控具有专业性强、知识体系复合、工作内容及人力需求，在疫情防控不同阶段差异巨大的特点。流行病学是一门研究公共卫生问题的发生、发展和分布规律，不断总结、完善自身理论体系的医学科研方法学，同时包含了应对公共卫生事件的策略与措施。因此，流行病学调查存在多学科交叉（如逻辑学、统计学、医学、生命科学）和多种专业技术的运用，因此队伍的组成亦应囊括公共卫生、医疗、检验、统计、信息乃至外联及组织协调等多方面的人才。在疫情发生后，各级政府的应急响应关键工作内容之一就是开展流行病学调查与疫情防控工作，工作量的激增导致对人员队伍需求的激增，与“平时”常规疾病控制工作需要完成的工作负荷差距巨大。因此，非常有必要将现场流行病学防控机动队伍及其梯队建设作为应急保障的重要力量纳入体系建设。确保相关人员能够在疫情发生时，第一时间应急响应并有条不紊地开展现场流行病学调查及控制工作。同时，注意建立诸如定期培训、演练机制、上岗资质考核机制、疫情分级相应人员储备及调配机制、待遇保障机制等，以管理运行机制为纽带，以优厚的待遇为吸引，以严格的监督考评机制为约束，构建一支联系紧密的、由各类高水平人才组成的疫情流行病学调查与疫情防控专业队伍，在“平时”能够发挥流行病学调查主动出击的常规工作任务，在“战时”能够做到第一时间发挥作用，高效顺畅地服务于疫情防控。

二、突发公共事件的预警管理

（一）预警响应机制

社区突发公共卫生事件的应急预警是一种超前管理，目的是在事件发生前消除事件的诱因，将其控制在萌芽状态，包括突发公共卫生事件的风险评估、预警设施优化、应急预案制订等。

1.风险评估　风险评估是突发事件预警响应的核心，包括风险辨识、风险分析、风险评价，即量化突发事件的不确定程度和造成损失的程度。因此，风险评估要准确把握社区的风险种类和程度，为社区突发公共卫生事件预警指引方向。社区应建立、实施一个正式的、形成文件的风险评估过程，能够系统地识别、分析和评价突发事件对社区带来的风险。

2.预警设施优化　社区预警设施是突发事件预警响应的基础条件，预警信息需要通过预警设施及时传递到社区民众。因此，需要利用科学手段，针对社区的实际情况，根据地理空间、社会因素、技术因素等，对预警设施进行优化设置，提高预警信息的可达性、准确性和可接受性。

3.应急预案制订　应急预案的制订是社区突发公共卫生事件预警响应的保障，其作用是在突发事件发生时迅速按照既定程序进行处置。应急预案的制订也要从社区的实际情况出发，以风险评估的结论为依据，针对社区的典型突发事件和应对资源，有针对性地进行应急处置。

（二）应急报告

依据《突发公共卫生事件与传染病疫情监测信息报告管理办法》的规定，社区卫生服务中心（站）承担责任范围内突发公共卫生事件和传染病疫情监测信息报告任务，指定专门的部门和人员，配备专用设备，完成突发公共卫生事件和疫情监测信息的网络直接报告与按临时疫情报告制度规定的日报或零报告。责任报告人应采用最快的通信方式将《突发公共卫生事件相关信息报告卡》报送属地卫生行政部门指定的专业机构；接到报告的专业机构，应对信息进行确认，报告同级卫生行政部门。同时，尽快组织有关专家进行现场调查。

1.报告时限　要求各级医疗卫生机构（含卫生院、个体诊所）初次报告必须在核实确认发生突发公共卫生事件后24小时内上报；阶段报告可按日报告，总结报告在事件处理结束后10个工作日内上报。

发现以下情形之一的，应当在1小时内向所在地的卫生行政主管部门报告，不得隐瞒、缓报、谎报或者授意他人隐瞒、缓报、谎报。①发生或者可能发生传染病暴发、流行的。②发生或者发现不明原因的群体性疾病的。③发生传染病菌种、毒种丢失的。④发生或者可能发生重大食物和职业中毒事件的。

2.报告内容　应包括事件名称、初步判定的时间类别和性质、发生时间、发生地点、发生患者数、死亡人数、主要临床症状、可能的原因、已采取的措施、报告人员及通讯方式等，并填写《突发公共卫生事件相关信息报告卡》。

3.报告方式　获得突发公共卫生事件相关信息的社区卫生服务站和责任报告人，应先以电话或传真等方式，向属地疾病预防控制中心报告，具备网络直报条件的同时进行网络直报；不具备网络直报条件的责任报告单位和责任报告人，应以最快速度将《突发公共卫生事件相关信息报告卡》报送属地疾病预防控制中心。接到《突发公共卫生事件相关信息报告卡》的专业机构，应对信息进行审核，确定真实性，并于2小时内进行网络直报，同时以电话或传真报送同级卫生行政部门。

（三）应急反应原则

1.分级响应　发生突发公共卫生事件时，事发地的县级市（地）级省级人民政府及其有关部门按照分级响应的原则，做出相应级别应急反应。

2.及时调整　要遵循突发公共卫生事件发生发展的客观规律，结合实际情况和预防控制工作的需要，及时调整预警和反应级别，以有效控制事件，减少危害和影响。要根据不同类别突发公共卫生事件的性质和特点，注重分析事件的发展趋势，对事态和影响不断扩大的事件，应及时升级预警和反应级别；对范围局限不会进一步扩散的事件，应相应降低反应级别，及时撤销预警。

国务院有关部门和地方各级人民政府及有关部门对在学校区域性或全国性重要活动期间等发生的突发公共卫生事件。要高度重视，可相应提高报告和反应级别，确保迅速、有效控制突发公共卫生事件，维护社会稳定。

3.边调查、边处理、边抢救、边核实　突发公共卫生事件应急处理要采取边调查、边处理、边抢救、边核实的方式，以有效措施控制事态发展。

4.非发地区的应急反应　事发地之外的地方各级人民政府接到突发公共卫生事件反映情况通报后，要及时通知相应要的医疗卫生机构，组织做好应急处理所需的人员与物资准备，采取必要的预防控制措施，防止突发公共卫生事件在本行政区域内发生，并服从上一级人民政府卫生行政部门的统指一挥和调度，支援突发公共卫生事件发生地区的应急处理工作。

（四）社区突发公共卫生事件的预防

社区突发公共卫生事件的共同特点是发生急、伤亡人数多、破坏正常社会秩序，这些特点决定了医疗卫生机构在突发公共卫生事件的应急管理体系中发挥举足轻重的作用。对社区突发公共卫生事件的预防包括如下几个方面。

1.提高社会防范意识　预防突发公共卫生事件，需要增强全民防范意识，落实各项防范措施，做好人员、技术、物资和设备的应急储备工作，对各种可能导致突发公共卫生事件的因素要及时分析、预警，做到早发现、早报告、早处理。

2.制订和完善应急预案　各级部门应根据不同突发公共卫生事件的特点制订相应的应急预

案，并不断加以完善。实行突发公共卫生事件的分级管理，并在应急处理过程中坚持各级人民政府的统一领导和指挥，各部门按照预案规定各司其职，做好应急处理的相关工作。

3.加强社区风险评估　坚持环境监测，评估社区存在的环境卫生和安全隐患，确定可能存在的风险，并对风险加以识别、分析和评价。

4.动员社会广泛参与　社区突发公共卫生事件的预防需要全社会参与，各有关部门和单位要相互合作、资源共享，重视开展预防突发公共卫生事件的研究和培训，重视对社区人群进行公共卫生和自我保健的宣传与教育，广泛动员公众参与突发公共卫生事件的应急处理。

5.保护灾害易感人群　认识和确定社区中的灾害易感人群，在灾害或突发公共卫生事件发生前，采取有效措施对易感人群加以保护，从而可以减少突发事件的破坏和损失。

6.制订家庭防灾计划　根据政府或部门的突发公共卫生事件防治和应对预案，为社区家庭制订相应的预防和应对计划，以有效提高突发事件的应对能力。

7.重视社区护士的工作　社区护士是突发公共卫生事件应急预案的重要执行者，其在突发事件预防中的作用不可忽视。社区护士应根据预案要求，积极落实应急设施、设备、药品和器械等物资储备，参加突发事件应急管理的相关培训及演练，以提高自身的应对能力。

三、社区常见中毒的应急处理

社区突发公共卫生事件中，中毒事件时有发生，常见有食物中毒、有机磷农药中毒、一氧化碳中毒等，如不及时处理将会危及居民生命。

（一）食物中毒

1.食物中毒的概念　指摄入了含有生物性、化学性有毒物质的食品或者把有毒有害物质当作食品摄入后出现的非传染性的急性、亚急性疾病。可分为细菌性食物中毒、真菌毒素食物中毒、有毒动植物中毒、化学性食物中毒等。

2.应急处理　事故发生后，根据事故性质、特点和危害程度，立即组织有关部门，依照有关规定采取下列应急处置措施，最大程度减轻事故危害。社区医务护士应协助完成患者的救治、转运工作，安抚社区居民，以免居民产生恐慌，并及时上报上级部门中毒最新情况，做好小区内中毒预防的宣传工作。

（1）卫生行政部门有效利用医疗资源，组织指导医疗机构开展食品安全事故患者的救治。

（2）卫生行政部门及时组织疾病预防控制机构开展流行病学调查与检测，相关部门及时组织检验机构开展抽样检验，尽快查找食品安全事故发生的原因。对涉嫌犯罪的，公安机关及时介入，开展相关违法犯罪行为侦破工作。

（3）农业行政、质量监督、检验检疫、工商行政管理、食品药品监管、商务等有关部门应当依法强制性就地或异地封存事故相关食品及原料和被污染的食品生产工具及用具。

（4）对确认受到有毒有害物质污染的相关食品及原料，农业行政、质量监督、工商行政管理、食品药品监管等有关监管部门应当依法责令生产经营者召回、停止经营及进出口并销毁。

（5）及时组织研判事故发展状态，并向事故可能蔓延到的地方人民政府通报信息，提醒做好应对的准备。

（二）有机磷农药中毒

1.有机磷农药中毒的概念　有机磷农药中毒是当今生产和使用最多的农药，如果生产和使用不当，或者误服、自服杀虫药，食用被杀虫药污染的食物和水，均可能导致人体中毒。

如若社区发生有机磷中毒的突发事件，社区护士应配合医生及时抢救患者，遵医嘱实施护理措施及心理护理，做好记录工作。

2.应急处理

（1）迅速清除毒物：立即将患者撤离中毒现场。彻底清除未被机体吸收的毒物，如清洗皮肤、毛发、指甲等，口服中毒者，给予清水反复洗胃和硫酸镁导泻。

（2）紧急复苏：急性有机磷中毒常因肺水肿、呼吸肌麻痹、呼吸衰竭而死亡。一旦发生如上情况，应紧急采取复苏措施清除呼吸道分泌物，保持呼吸道通畅并给氧，必要时应用机械通气、心搏骤停时即刻进行心肺复苏等抢救措施。

（3）应用解毒剂：护士应遵医嘱应用抗胆碱药、胆碱酯酶复活剂、解磷注射液，并观察药物疗效，做好记录。

（4）对症治疗及护理：重在维护心、肺、脑等重要器官功能，避免肺水肿、呼吸衰竭、休克、脑水肿、心搏骤停等并发症的发生，护士应密切观察患者，预防并发症。

3.一氧化碳中毒

（1）一氧化碳中毒的概念：一氧化碳（CO）中毒，俗称煤气中毒。家庭用煤炉、热水器产生的CO以及煤气泄漏或在密闭空调车滞留时间过长均可引起煤气中毒。炼钢、炼焦、烧窑等过程中，由于炉门关闭不严、管道泄漏或通风不良，也可产生CO中毒。

如若社区发生CO中毒的突发事件，社区护士应配合医生抢救患者，遵医嘱实施护理措施及心理护理，做好记录工作。

（2）应急处理

1）现场急救：迅速脱离中毒环境，保持呼吸道通畅，注意保暖，同时观察患者的意识和生命体征，如发生心搏、呼吸骤停，应立即进行心肺脑复苏。

2）氧疗：清醒的患者应用面罩或鼻导管吸氧，氧流量5～10L/min。高压氧治疗可以降低病死率，缩短昏迷时间和病程，减少后遗症，防止脑水肿。高压氧治疗应早期应用。

3）防止脑水肿：严重中毒时，在积极纠正缺氧同时应遵医嘱给予甘露醇、呋塞米等脱水治疗。适当补充促进脑细胞代谢的药物。

（3）对症治疗及护理：昏迷者应保持呼吸道通畅，必要时行气管插管或气管切开给予呼吸机辅助呼吸，高热者给予物理降温和冬眠疗法。抽搐频繁者，可遵医嘱使用地西泮等镇静药物，并观察用药效果。纠正休克、代谢性酸中毒、水和电解质紊乱，积极防治神经系统、心脏并发症及迟发性脑病的发生。

第三节 社区突发传染病的应急管理

一、传染病的概念

传染病是由病原微生物（如病毒、细菌、真菌、立克次体、衣原体、支原体、螺旋体等，以及寄生虫如原虫、蠕虫等）感染人体后所产生的具有传染性，在一定条件下可造成流行的疾病。

二、传染病的流行特征

传染病的发生和流行必须具备3个基本环节，即传染源、传播途径和易感人群，又称感染链。缺少任何一个环节，传染病均无法得以传播。

（一）传染源

传染源是指体内有病原体生长繁殖，并能将其排出体外的人和动物。包括患者、隐性感染者病原携带者和受感染的动物。

1.引起传染病的病原体　①细菌：如破伤风杆菌、结核杆菌等。②病毒：如肝炎病毒、流感病毒等。③立克次体：如引起斑疹伤寒、恙虫病的病原体等。④寄生虫：如蛔虫、蛲虫等。⑤真菌：如引起脚癣、汗斑癣的真菌等。

2.传染源的种类与特点

（1）患者：患者是最重要的传染源，因患者体内有大量病原体，且患者的某些症状有利于病原体的排出，如腹泻、喷嚏等。患者作为传染源的危险性，主要取决于临床类型、病程阶段、是否排出病原体及排出病原体的数量、频率和患者活动范围的大小。临床症状明显者常需卧床休息或被隔离，虽排出大量病原体，但因得到及时诊断和治疗而不易漏诊，且限制了其病原体的传播；轻型和隐性感染者症状轻或无症状，往往易被误诊、漏诊，可在人群中自由活动，难以管理，是极重要的传染源：慢性或迁延型患者常间歇或持续排出病原体时间长，活动范围大，与易感者接触机会较多，也是重要的传染源。

（2）病原携带者：病原携带者无任何临床症状却能排出病原体，通过病原学检查才能发现，且行动如常，数量较多，管理较困难，也是重要的传染源。包括潜伏期病原携带者、恢复期病原携带者、健康病原携带者。

（3）受感染的动物：一些动物性传染病可传染给人，如炭疽、狂犬病、血吸虫病等。受感染的动物可作为传染源，其危害程度主要取决于人与其接触的机会亲密程度、动物的种类、数量传播条件，以及人们生产活动、生活习惯卫生条件和防护措施等。

（4）隐性感染者：在某些传染病中，隐性感染者是重要传染源，如脊髓灰质炎、流行性脑脊髓膜炎等。

（二）传播途径

传播途径指病原体自传染源排出后再侵入新的易感者体内，在外界环境中所经过的全部过程。

1.空气传播　病原体存在于空气、飞沫和（或）尘埃中，易感者吸入而引起感染，是呼吸道传染病的主要传播途径，如流行性感冒、流行性脑脊髓膜炎结核、麻疹、非典型性肺炎等。所传播的疾病多有季节性升高的特点，多发生在冬春季节：传播途径较易实现，传播迅速、广泛；流行强度多受人口密度、生活条件、易感人口比重等因素影响。

2.粪—口传播　病原体借粪便排出宿主体外，污染水、食物、食具等，易感者通过饮用或食用被病原体污染的水或食物而感染传播，如细菌性痢疾、霍乱、伤寒、甲型病毒性肝炎等；也可通过接触被某些病原体污染的疫水传播，如血吸虫病、钩端螺旋体病等。粪—口传播是肠道传染病的主要传播途径，也可传播寄生虫病。

3.接触传播　易感者与被病原体污染的水或土壤接触而引起的传播，如钩端螺旋体病、传染病的主要传播途径，人被患病动物咬伤后，动物唾液中的病毒通过伤口进入人体可引发狂犬病。接触传播分为直接接触和间接接触两种传播方式，狂犬病等为直接接触传播，很多肠道传染病通过传染的手传播，属于间接传播。

4.血液、体液传播　病原体通过使用血制品、分娩或性交等传播，使易感者获得感染。如乙型病毒性肝炎、艾滋病、梅毒等。

5.母婴传播　病原体通过胎盘、分娩产道或乳汁的方式由母体传染给子代的过程，如HIV病毒、乙型肝炎病毒可通过此方式感染胎儿或婴儿。

6.虫媒传播　病原体在节肢动物（如按蚊、人虱、鼠蚤和硬蜱等）体内繁殖，通过叮咬等方式侵入感染者体内，如疟疾、流行性乙型脑炎、鼠疫、斑疹伤寒、森林脑炎等。根据节肢动物的生活习性，往往有严格的季节性，有些病例还与感染者的职业和地区有关。

（三）易感人群

易感人群是指对某种传染病缺乏特异性免疫力的人群。人群对某种传染病易感染的程度，称为人群易感性。人群对某种传染病易感性的高低取决于易感者在该人群中所占的比例，且与传染病的发生与传播有密切关系。若易感者多，人群易感性高，传染病的发病率高；易感者少，则人群易感性低，传染病不易发生或患者人数少。计划免疫、传染病流行后、隐性感染后均可降低人群易感性，减少或终止传染病的流行。

（四）传染病发生和流行的影响因素

构成传染病流行的3个基本环节，即传染源、传播途径和易感人群能否相互连接形成流行，是一个复杂的生物和社会现象，往往受自然因素和社会因素的影响。

1.自然因素的影响　自然因素包括人们生活环境中的气候地理、土壤、动植物等，其中对流行过程影响最明显的是气候因素和地理因素。气候因素和地理因素对动物宿主生物媒介、人群活动以及外环境中病原体的存活均有显著影响。

（1）自然因素对传染源的影响：尤其以动物为传染源时，自然因素尤其是气候因素和地理因素，可通过促进或抑制传染源的活动而影响流行过程。如肾综合征出血热的传染源是黑线姬鼠，栖息在潮湿、多草地区。黄鼠有冬眠，多在春夏之交繁殖，秋季密度达到高峰，从而决定了黄鼠鼠疫及其引起的人间鼠疫流行季节为4～10月。

（2）自然因素对传播途径的影响：尤其在以节肢生物媒介作为传播途径时，自然因素的影响明显。媒介生物的地理分布、季节消长活动能力以及病原体在媒介生物体内的发育、繁殖等均受自然因素制约。因此，疟疾流行性乙型脑炎等由节肢动物媒介传播的传染病有明显的地区性和季节性。

（3）自然因素对易感人群的影响：自然因素还能影响人们的受染机会。如夏季气候炎热，人们喜食生冷食品，易发生肠道传染病：冬季寒冷，人们多在室内活动，增加了飞沫传播传染病的机会。自然因素还可对易感者非特异性免疫力产生影响。如寒冷冬季，冷空气刺激呼吸道黏膜使血管收缩造成局部缺血，致使上呼吸道抵抗力降低，易发生呼吸道疾病而夏季炎热，血液多流向体表，造成肠黏膜缺血，肠道抵抗力降低往往容易发生肠道传染病。

2.社会因素对流行过程的影响　社会因素包括人类的一切活动，如社会制度生产活动、生活条件、医疗卫生状况文化水平、人口移动宗教信仰、社会安定等。

（1）社会因素对传染源的影响：如我国由于建立了各级卫生防疫机构和传染病医院，保证了重大传染病及时得到报告隔离和治疗，极大地控制了传染病在我国的流行。严格执行国境卫生检疫，防止了境外传染病传入我国。定期对饮食行业、自来水厂有关工作人员做肠道传染病的病原体检查，以利于早期发现传染源，减少了肠道传染病的流行。对献血人员进行包括乙型肝炎表面抗原在内的常规检查，有助于防止受感者经血液或血制品感染等。

（2）社会因素对传播途径的影响：在流行过程的3个基本环节中，以传播途径受社会因素影响最为明显。居民饮用水质量的好坏可影响面乱、伤寒制疾等肠道传染病的传播。人口密度也可影响某些传染病的流行过程。如农村人口密度小，麻疹等呼吸道传染病不是经常存在，多在传入后才发生流行。相反，在城市，由于人口密度大，呼吸道传染病则经常存在，出现周期性流行。人们的卫生知识水平和风俗习惯也是传染病发生的影响因素。例如，饭前便后洗手、不饮生水、不随地大小便，都会减少传染病传播的机会。

（3）社会因素对易感人群的影响：预防接种及其质量是社会因素影响人群易感性最明显的一个方面。通过预防接种可提高人群免疫力，以控制传染病的传播和流行，最后消灭传染病。如实行计划免疫，可有效地防治麻疹、白喉、百日咳、破伤风、脊髓灰质炎和结核病等。

（五）传染病的基本特征

传染病与其他疾病的本质区别在于其有发生、发展和转归的特殊规律。掌握这些特点不仅可以用于传染病的诊断及其与非传染病的鉴别，还对传染病的预防和控制具有极其重要的作用。

1.有病原体　每一种传染病都是由特异性的病原体引起的，包括微生物与寄生虫，其中以病毒和细菌最常见。传染病的确诊，必须有病原学的证据。

2.有传染性　有传染性是传染病与其他感染性疾病的主要区别。传染性是指病原体由一个宿主排出体外，经一定途径传给另一个宿主的特性。传染病患者有传染性的时期称为传染期，在每一种传染病中都相对固定，可作为隔离患者的依据。

3.有流行病学特征　传染病的流行过程在自然和社会因素的影响下表现出各种特征，称为流行病学特征。

（1）流行性：根据发病例数的不同，有不同的流行名称。如有散发、流行、大流行和暴发流行之分。散发是指某种传染病在人群中每年都有一定数量的病例。比散发病例有明显增多时称为流行，当某传染病的流行范围超出国界或洲界时称为大流行。当传染病病例发病时间的分布高度集中于某一地区或某单位，短时期内突然有大量病例发生时称为暴发流行。

（2）季节性：有的传染病只发生于特定的季节.有明确的季节性。主要与病原体、传播媒介的各种节肢动物以及人体受到自然条件的影响有关。如乙型脑炎，常发生于北方地区每年夏秋季的7~9月内；呼吸道传染病多发生于冬春季等。

（3）地方性：有些传染病，好发于某些特定地区，与自然因素和社会因素有关。如血吸虫病只发生于有钉螺的地方；华支睾吸虫病在中国广东省多见，主要与当地居民喜食生鱼粥的生活习惯有关；恶性疟疾主要流行于热带及亚热带地区，与自然条件有关。

（4）周期性：由于某些传染病经过一定时间后，在人群中的免疫水平下降以及易感者积累等原因，表现出若干年可出现一次较大的周期性流行。

4.有感染后免疫　人体感染病原体后，无论是显性或隐性感染，都能产生针对病原体及其产物（如毒素）的特异性免疫，称为感染后免疫。感染后免疫属于主动免疫，由于病原体的种类不同，感染后免疫持续时间和强弱也有很大差异。一般而言，病毒性传染病感染后免疫时间较长，但少数例外（如流行性感冒）；细菌、螺旋体、原虫性传染病感染后免疫时间较短，但也有例外（如伤寒）；蠕虫感染后一般不产生保护性免疫。

三、传染病的报告制度

1.建立传染病报告制度的目的　传染病疫情报告制度是依据《中华人民共和国传染病防治法》《突发公共卫生事件应急条例》《突发公共卫生事件与传染病疫情监测信息报告管理办法》《传染病信息报告工作管理规范》《传染病监测信息网络直报工作技术指南》制定的。传染病疫情报告是为各级政府提供传染病发生、发展信息的重要渠道。只有建立起一套完整的传染病报告制度，并且保证其正常运转，才能保证信息的通畅。这是政府决策者准确掌握事件动态、及时正确进行决策与有关部门及时采取预防控制措施的重要前提。

2.报告单位及报告人　各级各类医疗机构、疾病预防控制机构、采供血机构、卫生检疫机构、学校、托幼机构、农场、林场、煤矿、劳教及其所有执行职务的医护人员、医学检验人员、卫生检疫人员、疾病预防控制人员、社区卫生服务人员、乡村医生、个体开业医生均为疫情责任报告人。

3.报告病种

（1）甲、乙、丙类传染病。

（2）国务院卫生行政部门决定列入乙类、丙类传染病管理的上述规定以外的其他传染病（非淋菌性尿道炎、尖锐湿疣、生殖器疱疹、水痘、森林脑炎、结核性胸膜炎、人感染猪链球菌、不明原因肺炎、不明原因其他传染病）。

（3）省级人民政府决定按照乙类、丙类管理的其他地方性传染病。

（4）执行职务的医务人员发现其他传染病暴发、流行以及原因不明的传染病后、应及时向当地疾病预防控制机构报告。

4.报告内容　报告内容包括常规疫情报告（法定传染病报告），特殊疫情报告（暴发疫情、重大疫情、灾区疫情、新发现的传染病、突发原因不明的传染病），传染病菌种、毒种丢失的报告。

（1）甲、乙、丙类传染病，按照《中华人民共和国报传染病告卡》的要求填报。报告卡统一用A4纸印制，使用钢笔或圆珠笔填写，项目完整、准确、字迹清楚，填报人签名。传染病报告病例分为实验室确诊病例、临床诊断病例和疑似病例。对鼠疫、霍乱、肺炭疽、脊髓灰质炎、艾滋病以及卫生部规定的其他传染病，按照规定报告病原携带者。炭疽、病毒性肝炎、梅毒、疟疾、肺结核分型报告。炭疽分为肺炭疽、皮肤炭疽和未分型3类；病毒性肝炎分为甲型、乙型、丙型、戊型和未分型5类；梅毒分为一期、二期、三期、胎传、隐性5类；疟疾分为间日疟、恶性疟和未分型3类；肺结核分为涂阳、仅培阳、菌阴和未痰检4类。

未进行发病报告的死亡病例，在填写报告卡时，应同时填写发病日期（如发病日期不明，可填接诊日期）和死亡日期。

（2）传染病专项监测、专项调查信息的报告：对于开展专项报告的传染病（性病、结核、艾滋病及HIV感染者），除专病报告机构外，其余各级各类医疗机构发现诊断病例同时进行网络直报。

（3）医务人员发现原因不明传染病或可疑的新发传染病后，应及时向当地疾病预防控制机构报告。疾病预防控制机构立即电话报告上级疾病预防控制机构与同级卫生行政部门，同时做好认真记录与调查核实。

（4）各级疾病预防控制机构或者医疗机构接到任何单位和个人报告的传染病患者或者疑

似传染病患者后，要认真做好疫情记录，登记报告人、报告电话、报告事件、疫情发生时间、地点、发患者数、发病原因等，并立即电话报告上级疾病预防控制机构与同级卫生行政部门，同时进行调查核实。

（5）传染病菌种、毒种丢失的报告：传染病菌种、毒种丢失属于《突发公共卫生事件应急条例》规定的突发公共卫生事件的内容之一，各级疾病预防控制机构接到疫情后要在1小时内报告上级疾病预防控制机构与同级卫生行政部门。

5.报告程序与方式　传染病报告实行属地化管理。实行首诊医生负责制，医院内诊断的传染病病例的报告卡由首诊医生负责填写，由医院预防保健科的专业人员负责进行网络直报。暴发疫情现场调查的院外传染病病例报告卡由属地疾病预防控制机构的现场调查人员填写，并由疾病预防控制机构进行报告。

（1）乡镇卫生院与城镇社区卫生服务站负责收集和报告本行政区域内传染病信息。有条件的实行网络直报，没有条件实行网络直报的，应按照规定时限以最快方式，将传染病报告卡报告给本行政区域内县级疾病预防控制机构。

（2）县级及以上医疗机构要实行网络直报。要建立预防保健科，要有专人负责网络直报工作。

（3）交通、民航、厂（场）矿所属的医疗卫生机构，以及非政府举办的医疗机构按照传染病防治法规定的报告方式、报告程序进行报告。

（4）部队的医疗卫生机构接诊地方居民传染病患者时，按照传染病防治法规定向属地的县级疾病预防控制机构报告。

6.报告时限　责任报告单位和责任疫情报告人发现甲类传染病和乙类传染病中的肺炭疽、传染性非典型肺炎等按照甲类管理的传染患者或疑似患者时，或发现其他传染病和不明原因疾病暴发时，应于2小时内将传染病报告卡通过网络报告。

对其他乙、丙类传染病患者、疑似患者和规定报告的传染病病原携带者在诊断后，应于24小时内进行网络报告。

不具备网络直报条件的医疗机构及时向属地乡镇卫生院、城市社区卫生服务中心或县级疾病预防控制机构报告，并于24小时内寄送出传染病报告卡至代报单位。

四、传染病的分类管理

根据《中华人民共和国传染病防治法》（2013年修正本）规定的传染病分为甲类、乙类和丙类。①甲类传染病：为强制性管理的传染病，包括鼠疫、霍乱。②乙类传染病：为严格管理的传染病，包括传染性非典型肺炎（严重急性呼吸综合征）、艾滋病、病毒性肝炎、脊髓灰质炎、人感染高致病性禽流感、麻疹、流行性出血热、狂犬病、流行性乙型脑炎、登革热、炭疽、细菌性和阿米巴性痢疾、肺结核、伤寒和副伤寒、流行性脑脊髓膜炎、百日咳、白喉、新生儿破伤风、猩红热、布鲁菌病、淋病、梅毒、钩端螺旋体病、血吸虫病、疟疾、人感染H7N9禽流感。③丙类传染病：为监测管理的传染病，包括流行性感冒、甲型H1N1流感，流行性腮腺炎风疹急性出血性结膜炎、麻风病、流行性和地方性斑疹伤寒黑热病棘球蚴病、丝虫病，除霍乱细菌性和阿米巴性痢疾、伤寒和副伤寒以外的感染性腹泻病。国务院卫生行政部门根据传染病暴发、流行情况和危害程度，可以决定增加、减少或者调整乙类、丙类传染病病种并予以公布。

五、传染病管理中社区护士的职责

社区护士作为基层卫生机构的重要成员，对辖区内的幼托机构、学校、机关团体、餐饮服务业、娱乐场所较为熟悉，有利于通过日常护理干预措施帮助居民提高对传染病防治的认识。

1.开展健康教育　通过健康教育可以改变人们的不良卫生习惯和行为，切断传染病的传播途径。加强社区传染病的护理管理，社区护士应根据不同的季节，有计划、有目的宣传常见传染病的症状及防治方法，改变人们的不良习惯，增强社区居民的自我防范意识与能力。督促社区内公共场所从业人员定期到相应卫生机构进行体检。在家庭访视或执行各种护理活动时，及时发现传染病的危险因素并予以去除。

2.实施社区预防接种和（或）开展全面、有效的人群免疫是预防、控制和消灭传染病的基础。社区护士必须明确社区内传染病的易感人群，应根据不同季节、不同人群实施预防接种，如督促儿童家长及时到社区卫生服务中心，为适龄儿童接种疫苗。在传染病流行期间建议年老体弱等重点人群接种疫苗，进行人工免疫，有效降低人群易感性，防止传染病的发生。

3.社区传染病疫情和突发公共卫生事件的处理在疾病预防控制机构和其他专业机构指导下，社区卫生服务中心（站）协助开展传染病疫情和突发公共卫生事件风险排查、收集和提供风险信息，参与风险评估和应急预案制（修）订。突发公共卫生事件是指突然发生，造成或者可能造成社会公众健康严重损害的重大传染病疫情、群体性不明原因疾病、重大食物和职业中毒以及其他严重影响公众健康的事件。

（1）社区传染病患者的管理：按照有关规范要求，对传染病患者、疑似患者采取隔离、医学观察等措施；书写医学记录及其他有关资料并妥善保管，按规定做好个人防护和感染控制，严防疫情传播。

（2）传染病密切接触者和健康危害暴露人员的管理：协助开展传染病接触者或其他健康危害暴露人员的查找、追踪，对集中或居家医学观察者提供必要的基本医疗和预防服务。

（3）流行病学调查：协助对本辖区患者、疑似患者进行的流行病学调查，收集和提供患者、密切接触者、其他健康危害暴露人员的相关信息。

（4）疫点疫区处理：做好医疗机构内现场控制、消毒隔离、个人防护、医疗垃圾和污水的处理工作。协助对被污染的场所进行卫生处理，开展杀虫、灭鼠等工作。

（5）应急接种和预防性服药：协助开展应急接种、预防性服药、应急药品和防护用品分发等工作。

（6）宣传教育：根据辖区传染病和突发公共卫生事件的性质和特点，开展相关知识技能和法律法规的宣传教育。

六、社区突发传染病的防控和应急管理

传染病的社区管理应积极遵循三级预防的原则，针对传染病流行的环节，采取措施管理传染源、切断传播途径、保护易感人群，以减少传染病的发病率、死亡率、并发症和致残率。

（一）一级预防

即病因预防。是在疫情未出现前，对社区易感人群、存在的病原体（传染源）及其传播途径所采取的措施；或通过健康促进、健康教育、免疫接种等手段，降低发病率；通过宣传普及有关传染病的基本知识，提倡摄入营养均衡饮食，锻炼身体，增强体质，提高抗病能力。

1.开展社区传染病预防的健康教育　社区护士在传染病预防中扮演重要的角色，社区护士与居民接触广泛且时间长，容易早期发现社区传染病的发生因素和可疑的传染病患者。社区护士可以利用各种手段，在多种场合进行传染病预防的健康教育，例如，在工厂、机关等宣传传染病的发生和发展、典型症状和体征、预防传染病的方法、如何减少疾病的传播，对儿童宣传洗手的重要性，提醒父母按时带孩子去接种疫苗，同时督促居民养成良好的卫生习惯与生活习惯。

2.改善环境卫生　协助创建卫生社区，改造社区公共卫生设施，加强污水、垃圾、粪便的无害化处理，改善社区居民的居住环境、食品卫生、饮水卫生和公共场所卫生，保持环境通风，减少传染病的发生率。

3.发动居民消灭传播媒介　全民参与做好环境消毒、杀虫和灭鼠工作，消毒可杀灭外环境中存活的病原体及传播疾病的昆虫媒介，有计划地消除各种病媒昆虫滋生地，降低社区媒介昆虫密度，切断传染病传播途径。

4.完善医疗规章制度　建立健全的医疗保健机构、卫生防疫机构和微生物实验室消毒、隔离和出入等规章制度，并严格执行，可防止传染病的医源性感染、实验室感染和致病微生物的扩散。

5.筛检服务行业中的病原携带者　通过对社区中的托幼机构、饮食行业、食品加工、宾馆、理发、旅游、销售等服务行业的人员开展定期体检，及时发现病原携带者，并调离该服务行业，同时要加强这些行业的生产、经营过程的卫生监督和检查。

6.加强社区传染病监测　对社区特定环境、人群进行流行病学、血清学、临床症状及其有关因素的调查分析，可及早发现传染源，预测相应传染病的发生、流行，有效防止传染病的传入、传出和流行，减少传染病的发生率，以保障社区居民健康。

7.计划免疫　通过免疫接种保护易感人群，广泛地应用疫苗大大降低传染病的发生，免疫接种是预防传染病最有效的措施，包括以下2种。

（1）预防接种：预防接种是指将人工制备的抗原或抗体输入机体，使机体获得对传染病的特异免疫力，提高免疫水平，降低人群易感性，从而预防和控制传染病的发生和流行。有计划的预防接种是预防传染病非常重要的措施，包括人工主动免疫和人工被动免疫。

1）人工主动免疫：是指有计划地将减毒或灭活的病原体、纯化的抗原和类毒素制成菌（疫）苗接种到人体内，使人体在接种后1～4周产生抗体，称为人工自动免疫。主动免疫制剂有：活菌苗，如卡介苗；死菌苗，如百日咳菌苗；活疫苗，如麻疹、脊髓灰质炎、流感疫苗等；死疫苗，如乙脑、狂犬病疫苗等；类毒素，如破伤风、白喉类毒素等。活菌（疫）苗是由无毒或减毒活菌（病毒）体制成的，它们具有接种剂量小、接种次数少、免疫效果好、维持时间长等优点。死菌（疫）苗是死菌体或灭活后的病毒制成，它们的抗原刺激时间短，免疫效果差，维持时间一般较短，需要多次注射才能获得较好免疫。

计划免疫是根据规定的免疫程序，对易感人群有计划地进行有关生物制品的预防接种，以提高人群的免疫水平。卫生部于2007年12月29日印发了《扩大国家免疫规划实施方案》，扩大了计划免疫范围，可预防的传染病已包括：乙型肝炎、结核病、脊髓灰质炎、百日咳、白喉、破伤风、麻疹、甲型肝炎、流行性脑脊髓膜炎、流行性乙型脑炎、风疹、流行性腮腺炎、流行性出血热、炭疽和钩端螺旋体病等15种传染病。儿童计划内免疫接种种类及接种细则详见表6-3-1。

表6-3-1　儿童计划免疫接种种类及接种细则

序号	疫苗种类	接种对象月（年）龄	接种次数	预防疾病种类
1	卡介苗	出生时	1	肺结核
2	乙肝疫苗	0、1、6月龄	3	乙型肝炎
3	脊髓灰质炎疫苗	2、3、4月龄，4周岁	4	脊髓灰质炎
4	百白破疫苗	3、4、5月龄和8～24月龄	4	百日咳、白喉、破伤风
5	白破疫苗	6岁和16岁	2	白喉、破伤风
6	麻疹疫苗	8月龄	1	麻疹
7	麻腮风疫苗	18～24月龄和4岁	2	麻疹、风疹、腮腺炎
8	乙脑疫苗	8月龄，2周岁	2	流行性乙型脑炎
9	A群流脑疫苗	6～18月龄	2	流行性脑脊髓膜炎
10	A+C群流脑疫苗	3周岁、6周岁	2	流行性脑脊髓膜炎
11	甲肝疫苗	18月龄和2岁	2	甲型肝炎

2）人工被动免疫：是指以含有抗体的血清或制剂接种人体，使人体获得现成抗体的免疫方法。由于现成抗体半衰期短，难以保持有效的免疫水平，故而只能在有疫情时应用。人工被

动免疫制剂有：免疫血清，如白喉抗毒素，它主要用于治疗；免疫球蛋白：包括丙种球蛋白和胎盘球蛋白，可作为麻疹、甲型肝炎等特殊需要的预防接种。

（2）暴露后预防：暴露后预防是有效预防传染病发生的重要措施，通过预防使个体或群体避免出现症状，通常能减少他们把疾病传播给他人的机会。社区应该建立起接触确认的机制，也就是医务人员应该通过与患者的交谈问清患者接触的人群，以便根据传染病特点对接触者采取相应的预防措施。社区护士因此可以帮助追踪到暴露者居住地，通知暴露者，并使居住地的护士能进行随访。暴露后预防通常根据所制订的方案进行处理，或是通过预防接种，免疫球蛋白、抗毒素、抗生素和抗病毒药物。

（二）二级预防

早发现、早诊断、早报告、早隔离、早治疗。控制传染源是防止传染病在社区传播与流行的重要措施。

1.早发现、早诊断　一些传染病在发病早期传染性最强，如流行性感冒、病毒性肝炎和细菌性痢疾等。早发现和早诊断患者是控制传染病传播的重要步骤，也是实施隔离、治疗和采取防疫措施的前提。社区工作人员应有高度的责任心，开展社区卫生宣教，普及、提高社区人群的卫生知识及对传染病识别能力；有计划地对集体单位人员进行健康检查，是早期发现和诊断传染病的关键。

2.早报告　全面、迅速、准确的传染病报告是各级医疗保健人员的重要职责，也是防疫部门掌握疫情、作出判断、制定控制疫情的策略及采取控制措施的基本依据。因此做好传染病报告也是社区护士的一项法定职责，一旦发现传染病要按照我国《传染病防治法》的有关规定及时报告疫情。

3.早隔离、早治疗

（1）隔离传染病患者：是切断传播过程，防止疫情扩散的有效方法。隔离的期限应根据各种传染病的最长潜伏期及检查结果而定，有条件时，应在临床症状消失后做2～3次病原学检查，结果阴性时方可解除隔离。隔离的方式应因时、因地、因病而定，如麻疹患者可在家隔离，急性乙肝患者应住院隔离。社区护士应同时教会患者及家属预防传染病的护理技术。早期治疗不仅能使患者早日治愈，降低病死率，减少后遗症的发生，也能尽早隔离传染源，防止传染病传播扩散。

（2）管理病原携带者：病原携带者在一定条件下能引起传染病流行，须检出与管理。其措施是：按病种进行有目的的检查、治疗、教育、建立健康登记卡、调整工作岗位及随访观察，重点是服务行业人员，疾病主要是病毒性肝炎、细菌性痢疾、伤寒、流脑等。

（3）管理接触者：接触者是指曾接触过传染源或受污染的环境而可能感染的人。对密切接触者采取登记和检疫，在检疫期间根据所接触的传染病的性质、特点，分别进行医学观察、隔离观察、卫生处理、预防服药或预防接种。

（4）管理动物传染源：对有经济价值的非烈性传染病的动物，应分群放牧或分开饲养，并予以治疗；对无经济价值或危害性大的病畜，如鼠疫、患高致病性禽流感的家禽、有传播非典型肺炎危险的果子狸、患疯牛病和炭疽病的家畜、患狂犬病的狗等要捕杀、焚烧或深埋。在流行地区对患病动物的分泌物、排泄物要彻底消毒；对家畜进行预防接种和检疫，可减少发病率。

（5）保护易感人群：易感者在传染病发生后能否被感染患病，决定于对病原体防御能力的大小。保护易感人群可以提高人体对传染病的抵抗力和免疫力，从而降低传染病的发病率。其措施有：①预防接种；②药物预防；③增强机体抵抗力。

第四节　社区突发灾害性事件的应急管理

一、社区突发灾害性事件现场救护

在事件发生后4小时内的阶段。社区工作人员根据突发事件应急处理的需要，社区卫生服务中心站应当提供伤病员的检伤分类、伤病员的安置与救护、伤病员的转送护理等工作。社区卫生服务中心（站）应当采取防护措施，防止交叉感染和污染并按国家规定做好污水、医疗废物的处理工作。服从市、区（市）及应急指挥部的调配和指挥，开展医疗救治和卫生处理工作及配合街道、居委会做好本行政区域内的传染病预防控制工作。

预检分诊，也称检伤分类，是指评估伤员身体状况的紧急与严重程度，确定同时处理多名伤员时的先后顺序。预检分诊的目的是在有限的人力资源情况下，使尽可能多的受灾者在最短时间得到有效救护，包括伤病员的预检分诊和心理问题的预检分诊2个部分。

（一）伤病员的预检分诊

预检分诊可以将众多的伤病员分为不同等级，按伤势轻重有条不紊地开展现场医疗急救和梯队顺序后送，从而提高灾害救援效率，积极改善伤者预后。

1.预检分诊的等级与标记　国际上惯用的分类标准是使用不同颜色将伤员分为4类。

（1）第一优先：红色标记，代表有生命危险但有救治希望，需立即救治。如肢体大动脉出血、张力性气胸等。

（2）第二优先：黄色标记，代表伤员有严重损伤但目前稳定，可暂缓治疗。如肢体单纯性骨折等。

（3）第三优先：绿色标记，代表伤员伤势轻微，可以组织他们自救互救。如体表擦伤、挫伤，出血较少的创口等。

（4）第四优先：黑色标记，代表已死亡或伤情过重无存活希望者，后者可给予姑息处理。如重型颅脑损伤、95%以上的Ⅲ度烧伤等。

2.预检分诊的常用方法

（1）START处置程序：中文译为简单分类与快速治疗系统（simple triage and rapid treatment triage，START），是1983年美国建立的应用于较大灾害时医疗救援的快速检伤分类系统，是目前世界上运用最广泛地预检分诊方法。START通评估伤员的行走能力、呼吸、循环和意识4个方面进行预检分诊，具体内容见表6-4-1，其操作流程如图6-4-1所示。

表6-4-1 START处置程序内容

优先等级	分诊结果	症状表现	颜色标记
第一优先	立即	呼吸呼吸＞30次/分：桡动脉搏动不能触及，或毛细血管充盈红色；时间＞2秒：不能遵从指令	红色
第二优先	延迟	不能行走，且不符合红色和黑色标准	黄色
第三优先	轻伤	可自行行走至指定的安全地点进一步评估	绿色
第四优先	死亡	尝试开放气道也无呼吸	黑色

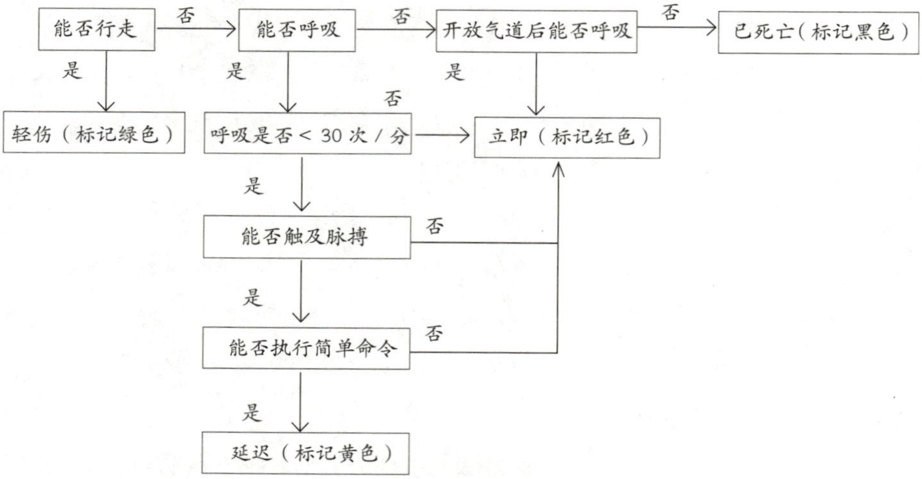

图6-4-1 START处置流程

（2）MASS预检分诊法：该方法以START处置程序为基础，采取不同的评估方式，在对每一个伤员进行检查前即将其分入某一类别。MASS分别代表move（运动）、assess（评估）、sort（分类）、send（转运）。首先观察“运动”能力，指导能自己行走的伤员到指定区域，并为其佩戴绿色标记，不能自己行走的伤员要求他们移动一侧上肢或下肢，能任意移动肢体者挂黄色标记，不能遵嘱移动肢体者，将进入下一步“评估”，并分入“立即”组或“等待”组。评估参照START程序进行，同时实施主观判断，将致命伤伤员分入“等待”组，而不是直接挂黑色标记，包括100%面积的烧伤者等。“分类”是根据客观指标进行，并根据“分类”安排“转运”。

（3）分筛与分类法：分筛与分类法是一种流行于英国的预检分诊法，同样把伤病员分为4类，但包含了2个层次的评估分类工作。分筛主要在灾害现场使用，需要评估伤员是否能走动、是否能自主呼吸、呼吸频率、毛细血管充盈时间或者心率来进行分类；分类则是在现场临时救治站使用修订的创伤指数对伤病员进行再次评估分检，如具体解剖生理信息等。

3.伤病员的救护

（1）现场救护原则：突发事件现场应以救命、稳定患者病情及迅速转运为救护原则。

（2）基本救护技术：主要有心肺脑复苏、维持气道通畅、提供有效呼吸、维持循环功能、控制外伤出血、保护伤者颈椎、骨折外固定等基本措施。但是，当事件现场有大批患者以及危重患者时，受人力、物力、时间等客观条件限制，难以进行确定性诊断和救护。目前，常用VIGCF救护程序进行处理，尽快解除威胁生命的相关因素，稳定患者生命体征，快速转运，降低伤员的死亡率和伤残率。VIGCF救护程序如下。

V（ventilation）：保持呼吸道通畅。保持患者气道通畅，必要时清理口咽分泌物、呕吐物、泥土、血凝块等。

I（infusion）：维持有效循环。输液或输血扩充血容量，防止休克及病情恶化。建立2～3条静脉通路，保证大量输液、输血通畅，维持有效循环血量，为后续专科救护争取时间。

G（guardianship）：观察病情变化。观察并记录患者意识、瞳孔、呼吸、脉搏、尿量血压、出血量、皮肤温度及病情变化。有助于判断伤情和指导救护。

C（control bleeding）：控制外伤出血。迅速控制伤口出血，可使用指压法，压住出血伤口或者肢体近心端的主要血管，用加厚敷料包扎伤口并简易固定，抬高伤部，可减轻出血。

F（follow）：配合医生进行诊断性操作。对有手术指征的患者，护理人员应根据需要做好配血、皮试、血气分析、备皮、留置尿管等术前准备；患者如无手术指征可给予监护和观察。

（二）灾害现场伤病员的转运

伤病员的转运：伤病员经现场初步伤情评估、实施救护后，除暂时留置观察的部分为重伤患者外，应迅速、安全地将其余患者转运至相关医院进行进一步的专科救护。转运途中护士应加强患者的病情监护、安全保障、生命体征测量以及必要时建立双静脉通路和转运过程中的预检分诊等工作。

1.转运的一般要求

（1）争分夺秒：快速转运是提高救援效率的重要环节，迅速及时地转运应在保障伤病员安全的前提下进行。

（2）按序转运：伤病员转运顺序的安排应根据预检分诊的结果，既保证各类伤员都能得到相应救治，又使优质资源用到最需要的伤员身上。

（3）持续监护：转运工作是救援工作的一部分，在转运过程中要由医护人员持续监护伤者的病情，保持治疗和护理的持续性。

（4）做好交接：将伤病员转送至后方医院时，随行护士应即刻向迎接的医护人员汇报伤者的基本情况和转运途中的情况，做好交接并登记。

2.常见转运方式

（1）担架转运：是最常见、对设备要求最低、机动性最好、最基础的转运方式，但对转运人员的体力要求高、速度慢，不适合长途转运。

（2）汽车转运：是一种常用的快速转运方式，也是目前最普遍的转运方式。

（3）火车转运：转运速度快、舒适平稳度高，但受技术及硬件条件限制，只能作为伤病员从第一现场转运出来之后的后续转运措施。

（4）飞机转运：是目前大型灾害救援中使用越来越多的转运工具，速度快、效率高，可以直接进入灾区现场进行伤员转运，但对资金、技术、设备等要求比较高。

（5）轮船转运：易受风浪影响，且速度较慢，也易受技术和条件限制，一般较少应用于伤员转运。

（三）灾害救护现场护士的职责

护士是灾害救护现场的主力之一，充分发挥护士的救援作用，可以提高救援效率，有效降低伤亡率。灾害救护现场护士的主要职责如下。

1.快速有序的预检分诊　护士来到伤员身边的最初60秒内要完成对伤员的快速检伤，同时注意其紧急治疗需要，排除或解除威胁生命的因素后，进行系统检查，以防漏诊或在搬运途中加重损伤。

2.现场基本的创伤救治　护士配合医生以抢救生命、稳定病情、迅速转运为工作目标，于现场救护的各个环节中发挥专业优势，实施专业救护。

3.组织群众转移与撤离　在特定情况下，护士还要承担起组织受灾群众转移和撤离的任务，需要保障人员健康、安全，同时做好撤离后的环境卫生工作，降低风险。

4.受灾群众的心理护理　灾害现场救护中不仅要救治伤病员的躯体外伤，还应注意受灾群众的心理创伤，对心理问题加以疏导，逐步减轻其恐惧、紧张等心理应激反应，必要时遵医嘱给予精神类药物。

5.协调沟通及现场管理　社区护士通常是受灾现场的第一批救援者和应急预案的实施者，需要承担起灾情报告、评估、干预、记录等诸多工作任务，同时与相关部门进行有效协调，保证救护工作的顺利实施。

6.灾害应对与自我调节　社区护士奋战在灾害救援的第一现场，巨大的工作量和紧张的工作氛围易导致其身心疲劳，身体和精神都处于极限状态，救援过程中护士也要对自己身心健康状态予以了解，并适当进行自我调节，必要时可寻求专业帮助。

二、社区突发灾害性事件恢复期管理

在灾难后重建阶段，居民生活环境及条件变化巨大，容易引起疫情的发生流行。居民精神和心理状态容易受灾害影响，产生诸多生理及心理健康问题。为了避免灾后疫情发生，帮助居民恢复健康的身体和心理状态，社区护士肩负着重要的责任和义务。

灾后公共卫生管理是灾后重建的重中之重，内容包括重建公共卫生设施与职能，做好灾后卫生防疫工作、安全食品与饮用水供应、疾病防控、免疫接种等工作。公共卫生管理是灾后重建顺利实施的重要保证。

1.公共卫生设施管理　灾害经常导致灾区公共卫生设施毁坏，受灾群众缺乏相应的卫生防护而致使生存脆弱性增强。因此重建灾区公共卫生设施，尽量恢复其卫生防护功能，保证受灾群众的生活安全，如排泄物和垃圾处理站、污水处理系统、安全饮用水供应系统的重建等。

2.灾后卫生防疫管理　灾后卫生防疫工作是避免大灾之后出现大疫的重要手段，主要从控制传染源、阻断传播途径、保护易感人群3个方面着手，如移走污染源、对环境进行消毒灭菌、隔离和治疗感染者、控制传播媒介、强调个人卫生和提供预防药物等。

3.安全食品和饮用水管理　城市社区受灾后，安全食品供应体系的重建是最紧急任务之一，食品供应的中断、就餐场所的毁坏、饮食类型及方式的改变，直接使受灾群众暴露在高风险的食品卫生环境中，甚至导致二次危害。同样，安全饮用水供应属于基础设施的生命线工程，也是灾后急需恢复和保障的主要公共服务。

4.疾病防控管理　预防控制传染病，做好疫情监测、保证疫情信息渠道畅通，同时对重点疾病或临床症候群加以持续监测，如痢疾、霍乱、疟疾、乙脑等，在临时避难所等人群聚集区，重点监测呼吸道传染病，如百日咳、流感、手足口病等。

5.预防接种管理　在灾后易感人群的预防接种中，应重点做好婴幼儿及儿童的免疫接种，如麻疹疫苗、白百破三联疫苗的预防接种。

6.母婴保健管理　产妇是临时避难所中育龄妇女死亡的主要人群。产妇与婴儿的健康管理可以从健康教育和知识传授，产前、分娩和出生后健康管理，营养补充，鼓励母乳喂养，婴儿免疫接种和体重监测等方面进行。

7.人群健康教育管理　向受灾人群进行灾后防疫、免疫接种、食品卫生、环境卫生等方面的健康宣传，尤其要做好防灾减灾的教育宣传，预防灾后的次生灾害和衍生灾害。

三、灾后重建期人群的心理干预

（一）心理问题预检分诊

心理问题的预检分诊对象主要是受灾人员、受灾者的陪护人员以及救灾人员，目的是对其精神损伤进行检伤分类后，安排其进一步接受心理干预。通常心理问题的表现包括以下几点。

1.正常反应　表现为不安、寒战、恶心、呕吐，对简单命令可以执行。

2.过度反应　表现为语言行为过当，如讲恐吓性故事、到处乱窜等过分反应。对此类患者应尽快将其隔离现场。

3.转换反应　多出现听力障碍、视力障碍、癔症性昏迷、麻痹等躯体症状。对此类患者应及时给予相应护理。

4.惊吓　表现为判断力丧失。此类患者可能引发“群体恐惧心理”，应对其采取相应隔离措施。

5.外伤性抑郁　常为呆坐状态，表现类似“正常反应”，但能参与简单的救助活动。

（二）常见心理健康问题

1.心理应激反应　在应对突发灾难性事件时，人们通常缺乏心理准备，只能依赖于既往生活经验、思维模式和行为方式的惯性应对，但这种应对能力往往低于灾害产生的心理压力，于是出现一系列心理应激反应。

（1）灾后心理应激反应的分期：灾后心理应激反应可分为休克期、反应期和修复期3个阶段。

1）休克期：一般出现在灾后48小时内，表现为否认、恐慌、回避、害怕、怀疑、自制力丧失等负性反应。

2）反应期：发生于灾后48小时至2周内，除了休克期的表现外，还可能出现绝望、易怒、失眠、家庭暴力等过度反应。

3）恢复期：出现于灾后2周至6个月内，表现为个人的自制力逐渐恢复，家庭功能恢复并开始新的生活。

（2）心理应激反应的一般表现：个体产生的一般性心理应激反应可分为生理、认知、情绪、行为4个方面的表现。

1）生理反应：表现为失眠、噩梦、易醒、疲倦、呼吸困难、窒息感、发抖、容易出汗、呕吐、腹泻、食欲下降、口干等。

2）认知反应：表现为否认、自责、罪恶感、自怜、不幸感、无助感、敌意、多疑等。

3）情绪反应：表现为悲观、愤怒、痛苦、焦虑、抑郁、沮丧、失落、惊慌、麻木等。

4）行为反应：表现为注意力不集中、逃避、强迫、坐立不安、举止僵硬、拒绝进食或暴饮暴食、酗酒、反复回忆、过度依赖、自伤等，儿童也可能出现反常的成熟表现，如退行性行为或言语减少等。

（3）心理应激反应的影响因素

1）灾害事件的性质、强度和对个体生活的影响程度。

2）个体的易感性和心理承受能力，包括个体的性格特征、应对方式、教育水平、观念、生活信仰、健康状况等。

3）社会支持系统的强度和个体对可利用资源的利用能力。

2.心理应激障碍　灾害产生的心理应激反应随着心理的调整与适应多在灾后一段时间后消失，人们生活逐渐恢复常态。但也有部分受灾者的心理应激状态持续存在，甚至发展为心理应激障碍。常见心理应激障碍有急性应激障碍、创伤后应激障碍和适应障碍3种。

（1）急性应激障碍（acute stress disorder，ASD）：是以急剧、严重的创伤性生活事件为直接原因的一过性精神障碍。ASD一般于受刺激后几分钟至几小时发病，症状表现为一系列生理心理反应，包括强烈的恐惧、警觉性增高、回避、易激惹、盲目行为、精神运动抑制甚至木僵等。上述症状一般持续数小时至1周，多于4周内缓解。及时进行心理干预对ASD的治疗非常重要，若没有得到及时干预，20%～50%的人会转变为创伤后应激障碍。

（2）创伤后应激障碍（postraumatic stress disorder，PTSD）：又称延迟性心因性反应，是指遭受强烈的或灾难性精神创伤事件后，数目至半年内出现的精神障碍。临床主要出现三大核心症状，分别是再体验、回避、高度警觉性。

1）再体验：表现为以多种形式反复重新体验创伤性事件，有挥之不去的闯入性回忆，频频出现痛苦梦境。部分患者似又重新经历了创伤性事件，出现事件发生时所伴有的各种情感，持续数秒至几天，称为“闪回”。

2）回避：表现为对创伤相关刺激存在持续的回避，回避对象包括具体的场景和情境、有关的想法、感受及话题等。对创伤性事件的失忆也是回避的表现之一。

3）高度警觉性：表现为持续焦虑和警觉性过高，如难以入眠或不能安眠，易受惊吓，做事无法专心等。

（3）适应障碍：指具有易感性的个体，在应激性事件后出现的反应性情绪障碍、适应不良性行为障碍，引起个体社会功能受损。一般在事件发生后1个月内起病，病程一般不超过6个月。适应障碍主要表现为情绪障碍，也可出现某些适应不良行为和生理功能障碍。成年人多以抑郁心境为主，青少年可表现为品行障碍和社会适应不良行为，如破坏公物、逃学、打架，甚至暴力犯罪等。

（三）灾后不同群体的心理行为反应

（1）幸存者的心理行为反应：心有余悸是幸存者的普遍反应。灾害发生后的初始阶段，幸存者会产生一种“不真实感”，宛若梦境，不相信眼前发生的一切是真实的；在意识到残酷的现实之后，便会转入消沉阶段，对周围事物变得麻木，其应对能力仍处于较低水平；当心理应激继续升高后便可出现ASD或PTSD，甚至产生自杀倾向。

（2）罹难者家属的心理行为反应：亲人遇难后，家属会陷入巨大悲痛中，内疚、自责是常见的心理反应，同时出现不同程度的生理、情绪、认知、行为异常，甚至出现精神崩溃、自伤、自杀等应激障碍表现。

（3）救援人员的心理行为反应：救援人员夜以继日地投入救灾，除了睡眠不足、工作强度大、体力严重透支外，目睹越来越多的伤亡者，惊骇、悲哀、无能为力和挫折感是最突出的心理反应，焦虑、茫然、悲观是常见的情绪反应。

（4）一般公众的心理行为反应：每一个见证灾难的人都会出现或多或少的心理行为反应，震惊、恐惧、忧郁、哀恸、悲伤、焦虑、失落等是常见的情绪反应；行为上可能出现躲避、失眠、酗酒、过度行为（如反复洗手）等。

（四）心理干预

1.受灾成年人的心理干预　常用心理干预措施包括陪伴与支持、情绪管理、认知-行为疗法等。

（1）陪伴与支持：陪伴受灾者，以理解的心态倾听其倾诉，并做适当回应，不将自身的想法强加给对方；通过积极关注、支持、解释等方式帮助受灾者建立安全感，消除其不确定感；帮助受灾者与其社会支持系统取得联系，并与相关社会部门或组织进行沟通，尽可能帮助受灾者解决实际困难。

（2）情绪管理：可通过放松训练、适度情绪释放（如放声大哭）、转移注意力、适度安排工作任务等方式减轻其负性情感体验，帮助其恢复心里平静。

（3）认知-行为疗法：是一组通过改变思维和行为来改变不良认知，达到消除不良情绪和行为的短程心理治疗方法。主要包括建立咨询关系、确定咨询目标、确定存在的问题、检验表层错误观念、纠正核心错误观念、改变认知、巩固新观念等步骤，是一种专业的心理干预方式。

2.受灾儿童的心理干预　儿童对灾害现实的接受能力差，相对容易出现心理伤害，从而出现各种行为异常，所以对儿童的心理保护尤其重要。儿童心理干预除了可采用部分成人干预方法外，还应注意如下方面。

（1）鼓励表达：鼓励儿童表达自己的心理感受，同时采取共情的方式认真倾听其诉说，允许他们采取哭泣、嚎叫等正常的情绪宣泄方式，不强求他们勇敢或镇静。

（2）适当解释：告诉孩子他们所有的担心、害怕、委屈都是正常的，对孩子不理解、不明白的事情要用他们能够理解的方式加以解释，同时适当鼓励，帮助其看到未来生活的希望。

（3）积极应对：及时发现、积极应对孩子的心理问题，必要时寻求精神科医生的帮助。儿童的照顾者应尽量稳定自己的情绪，用坚强的意志、坚定的信心和积极的生活态度正面影响儿童。

3.救援人员的心理干预　救援人员的心理危机不容忽视，灾后1～2周内即应开展救援人员的心理健康教育。此外，还应建立健康档案进行长期随访，发现问题后及时开展心理疏导和心理治疗。常用的干预方法如下。

（1）开展心理健康教育：通过健康教育帮助救援人员学习心理健康的相关知识、正确认识所经历的应激事件，帮助其掌握基本的心理压力应对方法和自我放松训练法，辅助其进行心理调节。

（2）个体心理咨询：常用非语言交流技术、倾听技术、提问技术、语言交流技术、共情技术等咨询技术对灾后救援人员开展心理咨询服务。

（3）团体心理咨询：指在团体情境下提供心理帮助与指导。由于救援人员共同承担了灾害救援的某项任务，具有共同的经历和共同的情感体验。因此，采用团体心理咨询法，通过共同探讨、训练、引导，促使团体成员了解自己与他人心理的异同，然后彼此启发、相互支持，共同促进心理康复。

案例回顾

本章节教学案例中涉及突发公共卫生事件—自然灾害应急处理，通过学习本章节的内容，相信同学们已经能够掌握常见的突发公共卫生事件的现场救护和理解应急管理流程。近年来，全球范围内各种灾害事件频发，给人类生命财产安全、区域经济发展、社会安定等造成了重大损失和严重威胁。我国是世界上自然灾害最为严重的少数国家之一，灾害种类多、分布地域广、造成损失大，且突发公共卫生事件也同样威胁着人们的健康生活。社区通常是灾害事件发生的第一现场，快速高效地应急处理可以防止灾害损失的进一步扩大，减轻或避免次生灾害及衍生灾害的发生。对于这样的环境背景就要求社区护理人员能够熟练运用突发公共卫生事件的应急处理措施，提供及时、专业、有温度的救护。

第七章
社区安宁疗护与管理

上智云图

数字资源素材

章前引言

生、老、病、死是人类的自然规律，追求优逝、获得善终是每个人的基本权利。中国是世界上老龄人口最多、增长速度最快的国家，加之恶性肿瘤和慢性病高发等因素，平均每年有500万人处于生命末期状态，由于无法医治且花销巨大，导致很多家庭 “人财两空”。因此，帮助临终患者得到善终的安宁疗护变得越来越迫切、越来越重要。由于医院安宁疗护床位有限，同时受中国传统 “落叶归根” 思想影响，越来越多的终末期患者及家属更倾向于在家中或社区医院接受安宁疗护服务，既节省了医疗资源，又缓解了晚期患者 “无院可收” 的尴尬状况，因此在社区卫生服务中心内提供安宁疗护服务成为必然之举，值得积极探索和大力推广。

学习目标

1. 了解安宁疗护的起源和概念。
2. 了解临终患者的生理、心理变化。
3. 掌握安宁疗护的服务内容。
4. 掌握社区临终患者及家属的护理。

思政目标

1. 培养学生对待临终患者的爱心、细心、耐心与责任心。
2. 运用临终关怀的理念提升对死亡观、临终关怀的认识，提升学生对临终患者，临终关怀服务的素质和能力。
3. 培养学生高尚的职业道德和人道主义精神。

案例导入

李女士，女性，79岁，宫颈癌术后2年，多器官衰竭，现患者沉默寡言，对任何事情都不关心，应用止痛药物，但不规律使用，因受到风俗习惯的影响，坚决要求从社区卫生服务中心回家。经医生评估，KPS：57分，姑息功能量表（PPS）评估预期生存期不超过6个月。早期家属不同意，担心照顾不好患者，但为了满足患者强烈要求回家的愿望，同意带其回家。请分析该患者属于临终患者的哪个阶段？如何为患者及家属提供相适宜的护理措施？

思考题

1. 该患者现属于临终患者的哪个阶段？
2. 请列出3个主要护理诊断及护理措施。

第一节 概述

生老病死是人类自然发展的客观规律，死亡是人生旅途的终点，也是生命过程的最后一个阶段，而在我国传统观念的制约下，人们往往“乐生畏死”，避谈死亡话题。但是，死亡却是每个人都要面临的终点，而身为亲属照顾者，其身心健康同样经受不同程度的影响。因此，在患者及家属身、心、社、灵等诸多层面错综交织的需求下，满足患者的善终诉求，正是安宁疗护实施发展的价值所在。我国老年人口在“十四五”期间将突破3亿，从而由轻度老龄化迈入中度老龄化。加之近年来我国恶性肿瘤、心脑血管疾病等慢性病的发病率居高不下，健康临终（healthy dying）问题成为当前社会各界关注的重大现实问题。

一、安宁疗护的起源和概念

（一）起源

安宁疗护起源于英国的临终关怀（hospice care）。1967年英国桑德斯博士在伦敦开设了当时世界上唯一的一个疗养院——“圣克里斯多福临终关怀院”，预示着现代临终关怀事业的建立，此后，临终关怀服务遍布世界60多个国家。

20世纪80年代起，在中国台湾地区和中国香港地区就已引入安宁疗护理念，经过40多年的发展已建立起较为成熟的安宁疗护体系。我国天津医科大学于1988 年7月成立了内地第一家临终关怀中心，同年10月在中国上海建立了第一所临终关怀机构，目前全国各地已经建立临终关怀护理机构达100多家。

（二）概念

WHO定义　安宁疗护（hospice）是指针对治愈性治疗无反应之终末期或老年患者在临终前，通过控制痛苦和不适症状，提供生理、心理、社会等方面的整体照护和人文关怀等服务；以临终患者和家属为中心，通过多学科协作模式进行，使临终患者的生命得到尊重，症状得到控制，生命质量得到提升，家属的身心健康得到维护和增强，让患者在临终时能够无痛苦、安宁、舒适地走完人生的最后旅程。

2017年7月7日，国家卫健委“对十二届全国人大五次会议第8274号建议的答复”，我国将临终关怀、舒缓医疗、姑息治疗等统称为安宁疗护，是指为疾病终末期或老年患者在临终前提供身体、心理、精神等方面的照料和人文关怀等服务，控制痛苦和不适症状，提高生命质量，帮助患者舒适、安详、有尊严地离世。其有“四全照顾”的特色宗旨，具体包括：①全人照顾，即对患者的身体、心灵及精神进行全面护理；②全家照顾，即不仅护理患者，更要关怀患者家属；③全程照顾，即安宁护理持续到患者临终，包括患者离开后对家属的抚慰，帮助度过低潮期；④全队照顾，即医生、护士、理疗师、心理师、社工及宗教人员对患者和家属的共同照顾安宁护理符合现代社会的生死观要求，是医学人道主义精神的一种体现。

在实施安宁疗护时应遵循“维护生命，把濒死认作正常过程，不加速也不拖延死亡，控制疼痛及心理精神问题，提供支持系统以帮助家属处理丧事并进行抚慰”的原则。目前基本建立了“住院–门诊–居家”的安宁疗护服务多元提供模式，有综合医院临终病房模式、宁养院模式、社区医院模式、家庭病床模式等。

二、社区安宁疗护的服务内容

2017年国家卫计委发布《安宁疗护实践指南（试行）》中明确：“安宁疗护”是以临终患者和家属为中心，以多学科协作模式进行，对患者开展针对性评估的基础上提供症状控制、安宁护理、人文关怀等服务。安宁疗护服务流程包括登记、识别、收治、评估、照护和转归等，其主要内容包括疼痛及其他症状控制，舒适照护、心理、精神及社会支持等。规定了疼痛等症状控制的诊疗护理要点、舒适照护要点，以及对患者及家属的心理支持和人文关怀等服务要求。住院安宁疗护服务对象：①诊断明确且病情不断恶化；②现代医学不能治愈，属不可逆转的慢性疾病终末期；③4个以上重要器官持续衰竭；④卧床1年以上的丧失生活自理能力的高龄（≥80岁）临终者；⑤其他疾病失代偿期临终患者，主要为晚期恶性肿瘤患者，预计生存期为3～6个月。

第二节　社区临终患者及家属的护理

国内民众对于安宁疗护的概念很陌生，甚至有些民众认为安宁疗护就是放弃治疗，常将“临终关怀”和“安乐死”的概念混淆。在我国传统的孝文化背景下，很多人认为安宁疗护是一种不孝的行为，导致民众对其接受度低。想要发展安宁疗护，必须加强宣教和社会舆论导向，向社会广泛普及安宁疗护的理念及基本知识，使越来越多的人认识它、接受它。有研究表明，患者对于安宁疗护的认知度越高，对安宁疗护的态度也越好。所以应该多渠道多维度地普及生命教育和死亡教育，并将死亡教育纳入义务教育中，动员全社会参与优死教育，使人们逐渐树立起与时代相适应的“优死观”，使民众建立生前预嘱，显示自己对生命末期的意愿及要求。

一、临终患者的生理变化与护理

（一）临终患者的生理变化

1.感觉、知觉、意识改变　表现为视觉逐渐减退，最后视力丧失。眼睑干燥、分泌物增多。听觉是最后消失的一个感觉。意识改变可出现嗜睡、意识模糊、昏睡、昏迷等。

2.呼吸功能减退　表现为呼吸浅慢、费力、鼻翼扇动、张口呼吸及潮式呼吸等呼吸困难症状，最终呼吸停止。由于分泌物潴留，出现痰鸣音以及鼾声呼吸。

3.循环功能衰竭　表现为皮肤苍白、湿冷、四肢发绀、脉搏细弱不规则、血压下降或测不出。

4.疼痛　疼痛被列入第五大生命体征。消除疼痛是患者的基本人权，然而疼痛是晚期癌症患者的常见症状。表现为烦躁不安，血压及心率改变，呼吸变快或减慢，不寻常的姿势，疼痛面容，如五官扭曲、眉头紧锁、眼睛睁大或紧闭、双眼无神、咬牙等。

5.胃肠道功能减弱　表现为恶心、呕吐、口干、食欲不振、腹胀、便秘，严重者出现脱水、体重减轻。

6.肌张力丧失　表现为大小便失禁，吞咽困难，无法维持良好舒适的功能体位，肢体软弱无力，不能进行自主躯体活动，脸部外观改变呈希氏面容，即面肌消瘦、面部呈铅灰色、眼眶凹陷、双眼半睁、下颌下垂、嘴微张等。

（二）生理方面护理措施

1.减轻感觉、知觉改变的影响　提供安静、整洁、舒适的环境，定时开窗通风，保持室内空气新鲜，有一定的保暖设施，适当的照明以避免恐惧、增加安全感；及时用湿纱布拭去眼部分泌物，眼睑不能闭合者涂红霉素眼膏或盖凡士林纱条，以保护角膜；可应用语言和触摸方法与患者保持沟通，护士不要在患者床前讨论病情、安慰家属等，以避免不良刺激。

2.改善呼吸功能　保持室内空气新鲜，定时通风换气；神志清醒者采用半坐卧位，昏迷者采用仰卧位，头侧向一边；呼吸困难者可给氧气吸入；及时吸痰，保持呼吸道通畅。

3.改善血液循环　注意观察患者末梢皮肤的颜色、温度和湿度，如果出现四肢冰冷，应加强保暖，必要时给予热水袋。

4.减轻疼痛　观察疼痛的性质、部位、程度与持续时间；帮助患者采用最有效的止痛方法，如为药物止痛，可采用WHO推荐的三阶梯疗法（非麻醉性镇痛药–弱麻醉性镇痛药–强麻醉性镇痛药）；还可采用非药物控制方法止痛，如与患者沟通交谈、稳定情绪、转移注意力、松弛术、音乐疗法、催眠疗法、针灸疗法、生物反馈法等。

5.营养支持　鼓励患者进食清淡、易消化、低脂低盐类食物，多摄入富含蛋白质及维生素的新鲜食物，注意饮食的合理搭配与烹调方法，坚持少食多餐的基本原则。

6.皮肤护理　卧床患者根据体质情况制订翻身次数，翻身时避免拖、拉、擦等动作，告知患者家属减压器材的使用方法及翻身技巧。

7.促进患者舒适　维持良好舒适的体位；加强口腔、会阴、皮肤等生活护理；保持床单位的清洁干燥；预防并发症的发生。改善营养状态了解患者饮食习惯；注意食物种类与色、香、味的搭配；适量喂食、喂水；必要时采用鼻饲法或完全胃肠外高营养；需要时监测患者电解质指标及营养状况。

8.睡眠护理　指导家属给患者准备一间安静、整洁、温馨、舒适的朝阳卧室，有利于患者休息和睡眠。

二、临终患者的心理变化与护理

（一）临终患者心理变化

分为5个不同阶段，即否认期、愤怒期、协议期、抑郁期、接受期，给予相应的心理护理。

（二）心理护理措施

1.否认期　患者表现否认、生气与愤怒。社区护士与患者进行沟通，但是不要强迫与其交谈，认真听取患者的心理感受。

2.愤怒期　患者表现为烦躁易怒、气愤、斥责护理人员和家属。社区护士应倾听患者的心理感受，允许患者发怒、抱怨、不合作等发泄行为，做好家属的安抚工作，给予患者宽容、关爱和理解，注意说话要谨慎，帮助患者正确面对死亡的态度，使其接受现实。

3.协议期　患者表现能够接受现实，配合护士治疗。社区护士应耐心倾听患者的诉说、宣泄，给予语言上的理解关爱和健康教育，使患者更好地配合治疗，控制症状。

4.抑郁期　患者表现沉默、消极悲观、情绪低落。不愿意与亲人接触。社区护士要安抚患者，给予患者精神支持，经常陪患者聊天、谈论一些患者感兴趣的事，转移其注意力。多陪伴患者，预防自杀，尽量满足患者的合理要求。

5.接受期　患者表现疲惫、沉默，已做好死亡的准备。社区护士应帮助患者完成未了的心愿，尊重患者，减少外界干扰，不要过多的打扰，给予患者一个安静、舒适、祥和的环境。

三、临终患者家属的护理

临终患者家属的反应主要表现为失落与悲哀。在他们感觉到自己的亲人即将离去时，他们也可能出现和患者相似的心理反应过程。他们在感情上难以接受即将失去亲人的现实，在行动上四处求医，以求奇迹出现。当看到亲人死亡不可避免时，他们心情十分沉重、苦恼和烦躁不安。

护理人员有责任照顾患者的家属，关注患者家属的需要，提供患者与家属交流和保护隐私的环境。护理措施如下：①满足家属照顾患者的需要；②鼓励家属与患者在一起表达情感；③倾听患者家属的感觉；④向家属介绍患者情况；⑤指导家属对患者的生活照料；⑥满足家属本身的生理需求，尽量帮助解决实际困难。护士耐心、关怀的态度和支持性行为将有利于家属面对自己的失落和悲哀过程，使其内心感到平静。

第三节 社区安宁疗护管理规范

为贯彻落实《国务院关于促进健康服务业发展的若干意见》（国发〔2013〕40号）和《关于推进医疗卫生与养老服务相结合指导意见的通知》（国办发〔2015〕84号），进一步推进安宁疗护发展，满足人民群众健康需求，国家卫计委制定了《安宁疗护中心基本标准（试行）》和《安宁疗护中心管理规范（试行）》。

一、机构管理

（一）制定并落实管理规章制度

安宁疗护中心应当制定并落实管理规章制度，执行国家制定公布或者认可的技术规范和操作规程，明确工作人员岗位职责，落实各项安全管理和医院感染预防与控制措施，保障医疗质量和患者安全。

（二）设置独立医疗质量安全管理部门

应当设置独立医疗质量安全管理部门或配备专职人员，负责质量管理与控制工作，履行以下职责。

1.对规章制度、技术规范、操作规程的落实情况进行检查。

2.对医疗质量、医院感染管理、器械和设备管理、一次性医疗器具管理等方面进行检查。

3.对重点环节和影响患者安全的高危因素进行监测、分析和反馈，提出控制措施。

4.监督、指导安宁疗护中心的医院感染预防与控制，包括手卫生、消毒、一次性使用物品的管理和医疗废物的管理等，并提出质量控制改进意见和措施。

（三）医疗质量安全管理人员资质

医疗质量安全管理人员应当由具有中级以上职称的卫生专业技术人员担任，具备相关专业知识和工作经验。

（四）医疗费用的控制

财务部门要对医疗费用结算进行检查，并提出控制措施。

（五）后勤安全工作

后勤管理部门负责防火、防盗、医疗纠纷等安全工作。

二、质量管理

安宁疗护中心应当按照以下要求开展医疗质量管理工作。

（一）建立质量管理体系

建立质量管理体系保证质量管理体系运行有效，健全并执行各项规章制度，遵守相关技术规范和标准，落实质量控制措施、诊疗护理相关指南和技术操作规程，体现人文关怀。

（二）严格遵守诊疗护理操作规范

开展相关工作，建立合理、规范的诊疗护理服务流程，施行患者实名制管理。

（三）建立逐级报告的机制

出现较多或明显的质量问题时，应当及时组织集体分析研究、协调解决。

（四）质量管理和控制

科室负责人定期组织质量评价，及时发现问题，提出改进意见，对评价结果进行分析并提出持续改进措施。

（五）规范使用医疗用品

按照规定使用和管理医疗设备、医疗耗材、消毒药械和医疗用品等。对医疗设备进行日常维护，保证设备正常运行。

（六）建立患者登记及医疗文书管理制度

医疗文书书写及管理应当符合国家有关规定。

（七）建立良好的患者沟通机制

按照规定对患者及家属进行告知，加强沟通，维护患者合法权益，保护患者隐私。

三、感染防控与安全管理

（一）加强医院感染预防与控制工作

建立并落实相关规章制度和工作规范，科学设置工作流程，降低医院感染的风险。

（二）遵循环境卫生学和感染控制的原则

做到布局合理、分区明确、洁污分开、标识清楚等基本要求。

（三）严格执行医疗器械、器具的消毒技术规范

应当按照《医院感染管理办法》，严格执行医疗器械、器具的消毒技术规范，并达到以下要求。

1.进入患者组织、无菌器官的医疗器械、器具和物品必须达到灭菌水平。

2.接触患者皮肤、黏膜的医疗器械、器具和物品必须达到消毒水平。

3.使用的消毒药械、一次性医疗器械和器具应当符合国家有关规定。一次性使用的医疗器械、器具不得重复使用。

（四）手卫生

医务人员的手卫生应当遵循《医务人员手卫生规范》。

（五）医疗废物管理

应当按照《医疗废物管理条例》及有关规定对医疗废物进行分类和处理。

（六）患者应急安全管理

应当加强患者安全管理，制定各类突发事件应急预案和处理流程，并定期进行应急处理能

力培训和演练，提高防范风险能力。

（七）身份识别制度

应当严格执行查对制度，正确识别患者身份。

（八）特殊药品管理

严格执行麻醉药品、精神药品等特殊管理药品的使用与管理规定，保障用药安全。

（九）风险评估

应当加强对有跌倒、坠床、自杀、压疮等风险的高危患者的评估，建立跌倒、坠床、自杀、压疮等报告制度、处理预案等，防范并减少患者意外伤害。

（十）消防安全

应当按照国家有关法规加强消防安全管理。

四、人员培训

（一）岗位培训

应当制定并落实工作人员岗前培训和在岗培训计划，使工作人员具备与本职工作相关的专业知识，落实相关管理制度和工作规范。

（二）专业提升

应当定期组织工作人员参加培训，及时掌握和更新专业知识，不断提高服务质量。

五、监督与管理

（一）卫生行政部门的监督管理

各级卫生计生行政部门应当加强对辖区内安宁疗护中心的监督管理，发现存在质量问题或者安全隐患时，应当责令其立即整改。

（二）卫生行政部门监督检查措施

各级卫生计生行政部门履行监督检查职责时，有权采取下列措施。

1.对安宁疗护中心进行现场检查，了解情况，调查取证。

2.查阅或者复制质量和安全管理的有关资料。

3.责令违反本规范及有关规定的安宁疗护中心停止违法违规行为。

4.对违反本规范及有关规定的行为进行处理。

（三）行政部门对违规行为的处理

安宁疗护中心出现以下情形的，卫生计生行政部门应当视情节依法、依规、从严、从重处理。

1.使用不具备合法资质的专业技术人员从事诊疗护理相关活动的。

2.质量管理和安全管理存在重大纰漏，造成严重后果的。

3.其他违反有关法律法规的情形。

案例回顾

本章前案例中出现的李女士确诊罹患妇科恶心肿瘤。相信同学们经过学习后对临终照护有了新的认识和理解，能依据评分和患者状况分析出李女士目前临终状态、依据相应阶段所需结合患者自身及家庭文化背景为制定临终照护计划，通过对终末期癌症患者进行生理、心理方面的护理，使其身心得到舒缓，提高临终患者的生命质量，同时使家属的身心得到了增强和维护，让患者舒适且有尊严地走好最后一段路。社区卫生服务中心开展临终关怀服务是一项长远发展的重要任务，需要我们认真学习临终关怀相关知识，为有需要的患者提供专业的临终服务，促使临终关怀事业持续发展。

参考文献

[1]徐国辉.社区护理学[M].4版.北京：人民卫生出版社，2021.

[2]王利群，刘琼玲.社区护理学[M].北京：科学出版社，2017.

[3]姜丽萍.社区护理学[M].5版.北京：人民卫生出版社，2021.

[4]崔焱，张玉侠.儿科护理学[M].7版.北京：人民卫生出版社，2021.

[5]郑修霞.妇产科护理学[M].5版.北京：人民卫生出版社，2019.

[6]陈长香，侯淑肖.社区护理学[M].2版.北京：北京大学医学出版社，2015.

[7]刘薇群，杨颖华.社区护理[M].上海：复旦大学出版社，2015.

[8]陈雪萍.社区护理学[M].杭州：浙江大学出版社，2014.

[9]葛均波，徐永建.内科学[M].8版.北京：人民卫生出版社，2016：257−263，226−256.

[10]郑彩娥，李秀云.康复护理技术操作规程[M].北京：人民卫生出版社，2018.

[11]刘纯艳.社区康复护理[M].北京：北京大学医学出版社，2007.

[12]燕铁斌，尹安春.康复护理学[M].4版.北京：人民卫生出版社，2017.

[13]郑彩娥，李秀云.实用康复护理学[M].2版.北京：人民卫生出版社，2018.

[14]孙建萍.老年护理学[M].3版.北京：人民卫生出版社，2014.

[15]张阳晴，龙颜芳，叶慧铭.护理实习生社区就业意愿及其影响因素分析[J].全科护理，2020，18（33）：4671−4675.

[16]关于进一步规范社区卫生服务管理和提升服务质量的指导意见[J].中华人民共和国国家卫生和计划生育委员会公报，2015（11）：20−23.

[17]戴卫东.中国家庭老年照料的功能变迁与价值转向[J].安徽师范大学学报（人文社会科学版），2021，49（01）：64−73.

[18]中国高血压防治指南修订委员会.中国高血压防治指南2018年修订版[J].心脑血管病防治杂志，2019，19（1）：1−44.

[19]国家心血管病中心.国家基层高血压防治管理指南（2020版）[J].中国循环杂志，2021，36（3）：209−220.

[20]中华医学会.高血压基层合理用药指南[J].中华全科医师杂志.2021，20（1）：21−28.

[21]中华医学会糖尿病学分会，国家基层糖尿病防治管理办公室.国家基层糖尿病防治管理指南（2022）[J].中华内科杂志，2022，61（03）：249-262.

[22]中国医师协会内分泌代谢科医师分会，国家代谢性疾病临床医学研究中心.糖尿病分型诊断中国专家共识[J].中华糖尿病杂志，2022，14（02）：120-139.

[23]邓明群，潘琦，肖新华，郭立新.《中国老年糖尿病诊疗指南（2021年版）》解读[J].中华内科杂志，2021，60（11）：954-959.

[24]莫一菲，包玉倩.《中国血糖监测临床应用指南（2021年版）》解读[J].中华糖尿病杂志，2021，13（10）：926-929.

[25]许樟荣.学习国际糖尿病足工作组2019版糖尿病足临床指南，规范糖尿病足的诊治[J].中华糖尿病杂志，2021，13（08）：753-757.

[26]中华医学会糖尿病学分会微血管并发症学组.中国糖尿病肾脏病防治指南（2021年版）[J].中华糖尿病杂志，2021，13（08）：762-784.

[27]中华医学会糖尿病学分会.中国2型糖尿病防治指南（2020年版）[J].中华糖尿病杂志，2021，13（04）：315-409.

[28]中华医学会心血管病学分会.稳定性冠心病诊断与治疗指南（2018版）[J].中华心血管病杂志.2018，9，46（9）：680-694.

[29]中华医学会心血管病学分会.急性ST段抬高型心肌梗死诊断和治疗指南（2019）[J].中华心血管病杂志，2019.47（10）：766-783.

[30]中国医师协会心血管内科医师分会，中国医师协会心脏康复管理抓行业委员会.慢性冠状动脉综合征患者运动康复分级诊疗中国专家共识[J].中国介入心脏病学杂志，2021，29（7）：361.

[31]中华医学会.稳定性冠心病基层合理用药指南[J].中华全科医师杂志，2021，20（4）：423-434.

[32]王楠楠，朴雪莲，孙辉，等.Ⅲ期心脏康复现状与发展[J].天津护理杂志.2021，28（6）：745-747.

[33]王陇德，彭斌，张鸿祺，等.《中国脑卒中防治报告2020》概要[J].中国脑血管病杂志，2022，19（02）：136-144.

[34]黄婉琳，廖晓琴，方雪娥.脑卒中后抑郁相关临床实践指南的质量评价与护理实践内容分析[J].中国护理管理，2020，20（10）：1570-1576.

[35]倪小佳，陈耀龙，蔡业峰.中西医结合脑卒中循证实践指南（2019）[J].中国循证医学杂志，2020，20（08）：901-912.

[36]张先卓，吕萌，罗旭飞，等.脑卒中康复临床实践指南推荐意见研究[J].中国康复理论与实践，2020，26（02）：170-180.

[37]钟迪，张舒婷，吴波.《中国急性缺血性脑卒中诊治指南2018》解读[J].中国现代神经疾病杂志，2019，19（11）：897-901.
[38]王志秋.应急管理理论体系构建探析[J].中国应急救援，2021（6）：4-9.
[39]王红漫.突发公共卫生事件应急管理体系和能力及其评价体系研究进展[J].卫生软科学，2020，34（11），3-10.
[40]杨蓬勃，靳辉，张建水，等.结合医药院校浅谈我国高等院校专业课与思政课的融合改革[J].医学教育研究与实践，2018，26（03）：416-418.
[41]郭轩荧，乔学斌.基于危机管理理论的公共卫生应急管理体系构建和思考[J].江苏卫生事业管理，2021，32（11），1553-1557.
[42]岳远雷.重大疫情依法防控的公共卫生法治保障研究[J].医学与社会，2020，33（12）：113-118.
[43]陆宇晗.我国安宁疗护的现状及发展方向[J].中华护理杂志，2017，52（6）：659-664.
[44]中华人民共和国国家卫生和计划生育委员会.安宁疗护中心基本标准和管理规范（试行）.中国护理管理，2017，17（3）：289-290.
[45]陈静，王笑蕾，安宁疗护的发展现状与思考[J].护理研究，2018，32（7）：1004-1007.
[46]吴玉苗，奉典旭，施永兴，等.社区安宁疗护服务实践与思考[J].中国护理管理，2019，19（6）：811-814.
[47]陈芷谦，郭巧红.新冠疫情对安宁疗护工作的影响及应对策略[J].医学与哲学.2020，41（23）：29-31.
[48]宫芳芳，孙喜琢.安宁疗护发展的“罗湖模式”现状与展望[J].现代医院管理，2021，19（4）：9-11.
[49]靳妍，乔艳华.我国社区安宁疗护现状及发展策略[J].医学研究与教育，2022，39（01）：54-60.